# 過労性構造体医学

― 新しい固定理論でからだを治す ―

著：笠原　巖

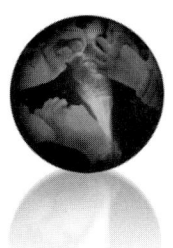

医道の日本社

# はじめに

### ■「過労性構造体医学」は臨床治療医学の基礎理論

　今までの診断法や治療法は主に原因のはっきりしている新鮮な損傷を前提とした医療であった。そしてこれらの内容はすでに医学部でハイレベルの理論や優秀な人材を数多く輩出している。

　しかし、その医学部でさえもひとつだけ重要な理論を見落としてしまっているために、その治療が一定の水準で止まり、今限界に達している。その重要な理論とは「亜急性疾患」「慢性疾患」「神経不調」に対する正確な診断法・治療法であり、そしてその裏付けとなる基礎理論である。確かに現代医学は負傷の瞬間がはっきりしている新鮮な損傷に対しては正確に解明しているが、これとは逆に全患者の80％以上を占めている、負傷の瞬間を特定できない、または自覚できない亜急性・慢性的な損傷・神経不調に対しては解明していないばかりか、その基礎理論さえも確立できていないのである。その理論こそ、人体と重力とのバランスを科学した「過労性構造体医学」なのである。

　今まで、この「過労性構造体医学」を中心に根本理論に基づいた診断や治療ができなかったために、正しい診断法や正しい治療法に結びつかず、医療の矛盾が起こっていたといえる。「使い過ぎ」「運動のし過ぎ」「齢のせい」「太り過ぎ」といって、隠れている本当の原因を読み取れない落ち度や怠慢、つまり正しく診断できない落ち度を患者に責任転嫁してきたのだ。しかし、オーバーユース（使い過ぎ症候群）では説明がつかないし、矛盾が起こる。なぜなら、同じことつまり、「同じ運動量」「同じ種目」「同じ年齢」「同じような体型」であっても、損傷を起こす者と何でもない者とに分かれるからだ。この差を追求したり、はっきりと解明しなかったからこそ正しい診断法と正しい治療法に結びつかなかったといえる。そのため、治療法においても「固定」の意義やその必要性も甘くなり、治療行為が色あせ、対処療法・気休め・慰安的行為で終わり、治癒率も30年前と比べても進歩していないばかりか、低下さえしているように思えてしまう。その結果、医師や治療家への信頼度が薄れ、患者の病院離れ、

治療院離れが起こっているのも確かである。

　自然界のすべての出来事には因果関係があり、運動器系・神経系に発生する亜急性・慢性疾患・神経の不調にも必ず隠れている原因、つまり重力とのアンバランスに時間経過と環境条件が伴う反復性の介達外力が存在している。その因果関係を統計的な見地から立証しているのが、第3の医学「過労性構造体医学」である。

　「過労性構造体医学」は「亜急性」・「慢性疾患」・「神経不調」に対し、この新しい理論で力学的に実験や観察が可能であり、そしてそれは再現性に伴う因果関係を重力とのバランス「8方向の診断」（8通りのアンバランス）で証明や裏付けることができる。

　「重力とのバランス」とは自然界における力学の法則を人間に当てはめた根本理論であり、本書の重要性はこの部分にある。どんな有能な医師や治療家または科学者であっても自然界の法則をくつがえすことはできないため、自然界の法則に基づいた根本理論というものは普遍的だ。そしてこの理論を一度理解したら医師であろうと治療家であろうと、また一般の人であっても人間として人間を治したい、助けたいという魂の叫びが必ず起こり、また自然とそのような方向に心が向かうことだろう。

## ■ すべてに優先して重力とのアンバランスを考える

　負傷の瞬間を特定できないまま、自覚できないまま、また原因がはっきりしないまま亜急性・慢性疾患および神経の不調が発生している割合は、運動器系・神経系疾患においては、全体の約80％も占めている。それに比例して、整形外科を訪れる患者の約80％、接骨院や治療院を訪れる患者の約90％以上が同じような症状を持つ人たちだ。

　今までこの負傷の瞬間をはっきりと特定できないまま発生した痛み、つまり亜急性・慢性・神経不調の損傷が、なぜ同じことをしても発生する者としない者とに分かれるのかを曖昧にし、また臨床治療においてもこの問題を曖昧にしたりタブー視したり、また深く追求する作業をしなかったため、この分野の解明や新しい基礎理論の確立が遅れてしまっていたのである。確かにDNA（遺伝子）も関係しているが、これらは損傷の事実や割合、そして理論に照らし合わせても最大で1割（10％）以内にしかすぎない。なぜならそのDNAよりも深く関係している因果関係や共通点を重力とのアンバランスの中に80～90％の割合で見つけることができ、そしてそれは統計を根拠とした数値で立証や再現

ができるからだ。

　結論として負傷の瞬間をはっきり特定できないまま発生した痛みや損傷は、すべてに優先して重力のアンバランスを考えた上で診断と治療をしていかなければならない。なぜなら、人間は2本の足で直立し、重力とのバランスを効率的に保つことを本能の中で最優先しているからだ。その基礎理論になっているのが、「過労性構造体医学」であり、これこそ負傷の瞬間を特定できない損傷に対しての診断法や治療法、固定法そして予防医学なのだ。その裏付けとなるのが重力に伴う足と健康との因果関係の確立である。

| 自然界5次元構造の法則 | 1次元構造 | 縦× | 前のアンバランス | 構造医学 |
|---|---|---|---|---|
| | | | 後のアンバランス | |
| | 2次元構造 | 横× | 左のアンバランス | |
| | | | 右のアンバランス | |
| | 3次元構造 | 高さ× | 上下のアンバランス | |
| | 4次元構造 | 時間× | 衝撃のアンバランス | 過労医学 |
| | | | ねじれのアンバランス | |
| | 5次元構造 | 環境× | 体環境のアンバランス | 環境医学 |

**自然界5次元構造の法則**

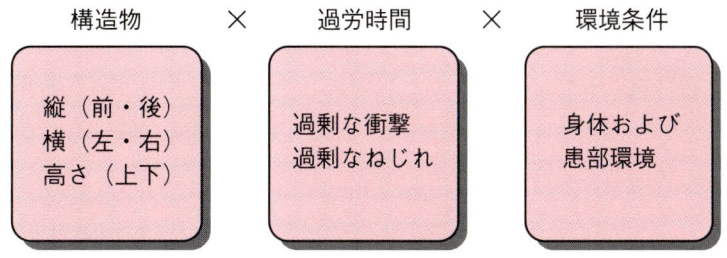

地球上では重力を中心にこのような構造になっている。
（構造物）には、（過労時間）と（環境）が伴う、という理論であり、
人間も力学的には同じ構造なのである。

**過労性構造体理論に基づく診断と治療**

「自然界5次元構造の法則」の表からわかるように、治療には構造医学だけでは不十分であり、「構造医学」に「過労医学」と「環境医学」が必要なのである。患部に対して、この3つを同時に行うことで初めて医療と呼べる行為となる。「過労性構造体医学」は自然界の法則を基礎とした理論から成り立ち、西洋医学の矛盾をなくしたり、混乱する臨床治療医学、さらにはすべての医学を統一するための根本理論なのである（本来医学には西洋医学も東洋医学もまた、その他の医学もなく、最も効果的な医学はひとつしかないはずなのである）。

　簡単に説明すると、「人間もひとつの力学的構造体として捉えた上でその『構造』には時間経過、つまり『過労時間』と『環境条件』が伴う」という考え方が不可欠である。（構造＝縦×横×高さ）には（過労時間＝衝撃波・ねじれ波）と（環境条件＝体環境）が伴う、という理論である。

　これを人体に当てはめた理論が「過労性構造体医学」だ。過労性構造体医学は運動器系・神経系における亜急性・慢性疾患・および神経不調を力学的に解明し、「8方向の診断」と「治療の3原則」その中にある「固定学」そして「足と健康の理論」を用いて行う医療行為から成り立っている。

## ■ 足の異常により低下する3つの力学的機能

　人は地球上において、重力と戦い、同時に絶妙なコントロールでバランスを保とうとしている。そして、重力とのバランスが保たれたところに「健康」と「美」が生まれ、進化や発展が促されているのである。逆に、重力とのバランスが崩れたところに「亜急性・慢性・神経不調」などの負傷の瞬間を特定できない過労性の損傷が発生し、破壊や退化が促されている。人間は2本の足で立って歩くようになったときから、足が重力とのバランスを最も多くコントロールするようになり、一時も休むことなく重力と戦っている。その結果、人間の体はすでにどこをとってもすべて重力との調和が効率的に保てるよう精巧な構造で造られている。しかし、その足、人間の土台にあたる足に異常（足裏の不安定）があると、次のような3つの力学的機能が低下し、健康を害してしまうのである。

①安定機能の低下…（前）・（後）・（左）・（右）・（上下）の安定機能を低下させ、構造学的歪みを発生させる。
②免震機能の低下…過剰な（衝撃）と（ねじれ）による破壊のエネルギーが免震機能の低下により、過労学的損傷を発生させる。

③運動機能の低下…足裏の不安定は片寄った歩行とともに運動機能を低下させ、肉体に対し体環境学的条件を発生させる。

以上、3つの有害な機能低下を体に伝え、その機能低下の影響が大きい箇所

| 自然界の法則 | | | | 足の異常と健康との関係 |
|---|---|---|---|---|
| | ① | 縦×横×高さ× | 前・後、左・右、上・下 | 異常＝安定機能の低下（構造学的歪みの発生） |
| | ② | 時間× | 過剰な衝撃、過剰なねじれ | 異常＝免震機能の低下（過労学的損傷の発生） |
| | ③ | 環境× | 片寄った身体環境条件 | 異常＝運動機能の低下（体環境学的条件の発生） |

←―――足の役割―――→

**足の異常と健康との関係図**

から破壊されていく。これが「足」と「健康」との関係であり、亜急性・慢性・神経不調を発生させる根本原因だったのである。この3つの機能低下は、時間をかけて伝わり蓄積されるので、負傷の瞬間を特定できない損傷となっていた。しかし問題なのは、足裏の不安定と亜急性・慢性・神経不調とを関係づけることができず、「使い過ぎ」「運動のし過ぎ」「歳のせい」「太り過ぎ」などと誤った診断がなされていることである。その結果、正しい治療にも結びつかず、気休め・対処的・慰安的行為で終わってしまう場合が多い、という事実なのである。

このように足の異常（足裏の不安定）が、亜急性・慢性・神経の不調など負傷の瞬間を特定できない約80％の過労性損傷をどのようなメカニズムで発生させているか、足から「力学的」または「科学的」に知らなければならない。なぜなら、「足」と「健康」との基礎理論が未だに確立されていないからであり、また「足」と「健康」との関係を知ることが予防医学の根本理論となり、さらには予防医学の基礎理論の確立にもつながるからである。「過労性構造体医学」は、「足」と「健康」との関係を力学的あるいは科学的に証明し、基礎理論を確立している。そして今後、臨床治療医学の矛盾や予防医学の欠点を補足し、「より効果的で質の高い、かつ安全な医療」へと導く指針になる理論であると確信している。

## 過労性構造体医学とは

　繰り返し説明しているが、負傷の瞬間を特定できない損傷、あるいは原因のはっきりしない損傷を追求しないのは、空論であり怠慢である。この曖昧にしてきた部分、グレーゾーンの部分を解明した理論が、第3の医学「過労性構造体医学」なのである。過労性構造体医学では、それらの損傷に対して重力とのアンバランスを力学的に診断し治療を行う。

　新しい言葉なので、「過労性」「構造」「体」、医学は何かをわかりやすく説明すると下図のようになる。

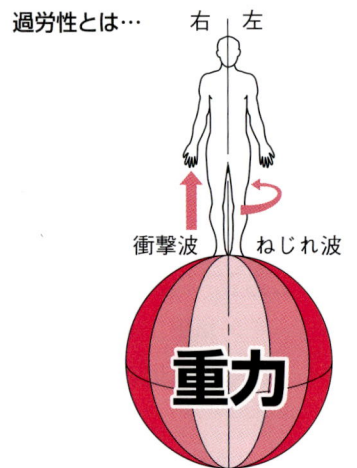

時間経過に伴う「過剰な衝撃波とねじれ波」が最大原因となる過労学的損傷をいう。

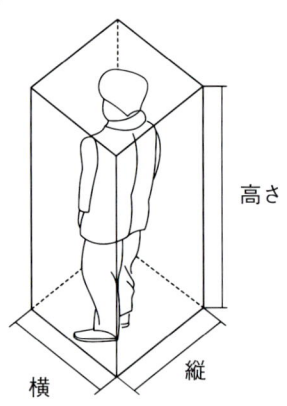

重力に対し、縦・横・高さのいずれかの構造学的歪みが最大原因となる損傷をいう。

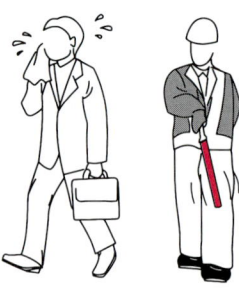

片寄った生活環境学的条件により、患部に及ぼしたストレスの影響が最大原因となる損傷をいう。

●「過労性」…主に足裏からの過剰な「衝撃波とねじれ波」が最大原因となる過労学的損傷をいう

　重力には必ず時間が伴い、時間経過の中には過労時間が伴う。この過労時間つまり「過労性」を発生させる最大の破壊のエネルギーが、過剰な「衝撃波とねじれ波」という免震機能の低下した足裏からの介達外力のことである。

●「構造」…重力に対する構造学的歪みが最大原因となる損傷をいう

　構造には必ず重力が伴い、人間特に身体も１つの「力学的構造物」つまり(縦)×(横)×(高さ) から成る構造体として捉えた考え方である。

●「体」…片寄った肉体環境が最大原因となる損傷をいう

　体環境には必ず重力が伴い、身体つまり「肉体」および「精神」が生活環境条件の中でどのような影響を受けているかを判断する考え方で、ここでいう体とは肉体、主に患部に対して足裏からの介達外力を反復させてしまう環境学的条件のことである。

　自然界の構造物と人間とは力学的に同じ構造であるが、ビルや仏像などの「力学的構造物」と、人間を対象とする「力学的構造体」との大きな違いは、「歩く」ということだ。その歩くための足の異常（足裏の不安定）があると、その異常に比例した力学的アンバランスや損傷を発生させる。これが足と健康との関係であるが、詳しくは「第５章　足と健康との基礎理論」で説明する。

　「過労性構造体医学」の幹（根幹）となる理論や法則は以下の６項目からなる。

　　第１章　自然界５次元構造の法則
　　第２章　「８方向の診断」と「10方向の診断」
　　第３章　各部における「８方向の診断」
　　第４章　治療の３原則
　　第５章　足と健康との基礎理論
　　第６章　過労性構造体医学における固定学

## 目 次

### はじめに
「過労性構造体医学」は臨床治療医学の基礎理論／I
すべてに優先して重力とのアンバランスを考える／II
足の異常により低下する3つの力学的機能／IV
過労性構造医学とは／VI

## PART I 理論編

### 第1章　自然界5次元構造の法則／2
自然界5次元構造の法則／2　「衝撃波」と「ねじれ波」／6
5次元構造は「精神」でなく「環境」／8

### 第2章　「8方向の診断」と「10方向の診断」／9
8方向の診断／9　10方向の診断／11
医学は5つに分類される／13

### 第3章　各部における「8方向の診断」／15
足部における「8方向の診断」／15　膝部における「8方向の診断」／23
腰部における「8方向の診断」／31　背部における「8方向の診断」／39
頸部における「8方向の診断」／47

### 第4章　治療の3原則／55
「治療の3原則」で治療法の根本を知る／55　治療の3原則の裏づけ／57

### 第5章　足と健康との基礎理論／60
足裏から全身を診る／60　足の健康と異常の定義／61
足裏の機能低下と障害発生メカニズム／62
足裏の最大役割は免震機能である／66　「指上げ足」による「指上げ歩き」／70
外反母指と指上げ足の原因／73　足裏にある4つのアーチ／77
正しい歩行ラインと悪い歩行ライン／80
足裏の不安定を整えるメカニズム／81

## 第6章　過労性構造体医学における固定学／84

固定学の理論／84　固定学の定義／86　固定力の定義／87
固定量の定義／87　固定期間の定義／88
固定による自然治癒力の定義／89
固定による安心感の定義／89　固定優先の定義／90
固定による原因療法の定義／91　日常における固定時間の定義／91
固定と栄養との定義／92　固定と神経不調との定義／93
破壊のエネルギーとなる「過剰な衝撃波とねじれ波」／93
固定により改善しなかった場合／94
「動く包帯ギプス」サラシ包帯の作り方／95

## 第7章　過労性構造体医学の基礎知識／96

「衝撃波」と「ねじれ波」は自然界に存在している／96
重力とのバランスを保つ身体の構造／97
身体の役割は左右で異なる／99　「あそび」の理論／100
「衝撃波」を多く受けるのは右半身／101
「ねじれ波」を多く受けるのは左半身／103　「ねじれ波」とテコの原理／109
「指上げ歩き」に伴う「重心の踵移動」／112　足と健康との関係を過労医学で知る／113
「90％の潜在的損傷」を見分ける目／115

## 第8章　スポーツ障害は「過労医学」で解明／117

スポーツ障害は「過労医学」で解明／117
衝撃のアンバランスカテゴリー／118
ねじれのアンバランスカテゴリー／124
スポーツ障害を引き起こす「指上げ足」と「外反母指」／130

## PART II　実技編

## 第9章　施術法とその手順／144

カイロプラクティックに対するカサハラ理論／144
施術法とその実際の手順／147

## 第10章　足部の施術法／149

痛みを伴う外反母指／149　痛みを伴わない外反母指／152
示指付け根の痛み／154　中指・環指付け根の痛み／157

第1・2中足骨間の痛み／160　母指のしびれ感や痛み／163
　　　足背部の痛み(中足骨疲労骨折)／166　足の甲の痛み／169
　　　小指の付け根の痛み(内反小指)／172　足関節の慢性的な痛み／175
　　　足底部の痛み(足底筋膜炎)／178　指間と小指のタコ／181
　　　指の付け根の分厚いタコ／184　足指の疲労骨折及び変形／187
　　　すねのはり・痛み・しびれ／190　踵の痛み(骨底棘)／193
　　　アキレス腱部の痛み／196　外果の腫れ／199　舟状骨の出っ張りと痛み／202

## 第11章　膝部の施術法／205
　　　オスグッド病／205　反張膝／208　変形性膝関節症／211　膝外側部痛／214
　　　ジャンパー膝／217　半月板損傷／220　十字靱帯損傷／223
　　　環境条件痛／226　ベーカー嚢腫／229　成長痛／232　O脚／235
　　　XO脚／238　すねが太くなる／241

## 第12章　腰部の施術法／244
　　　反り腰／244　曲がり腰／247　左側重心痛／250　右側重心痛／253
　　　弯曲消失の腰痛／256　衝撃による腰痛／259　ねじれによる腰痛／262
　　　環境条件痛／265　ぎっくり腰／268　慢性腰痛／271　朝方に足がつる／274
　　　猫背／277

## 第13章　自律神経失調症と固定による施術法／280
　　　自律神経失調症の原因と外的な施術法／280
　　　神経不調に固定が必要な理由／282

## 巻末付録／285
　　　痛みを伴わない場合の外反母指テーピング法手順／286
　　　痛みを伴う場合の外反母指テーピング法手順／287
　　　カサハラ式グーパーリハビリ運動／288
　　　カサハラ式バランステクニック／289
　　　カサハラ式腰痛体操／290

## あとがき／293

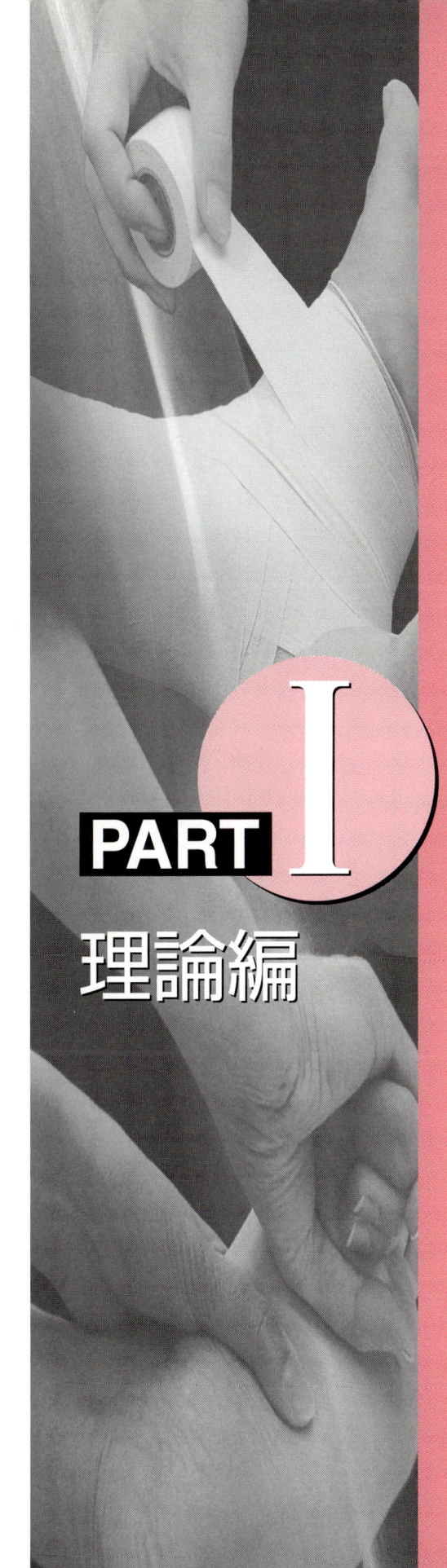

# PART I

## 理論編

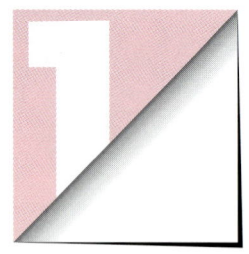

# 第1章

## 自然界5次元構造の法則

### 自然界5次元構造の法則

　地球は1～5次元の構造、1次元(縦)×2次元(横)×3次元(高さ)×4次元(時間)×5次元(環境)で構成されている。そして今、われわれは3次元的な診方を中心に診断したり治療しているが、ここに矛盾や説明づけられない部分があることに気づき始めた。そこで、負傷の瞬間を特定できない損傷を解明するにあたり、その診断法や治療法をこの「次元」に置き換えて整理していくと、自然と正しい診断法（最も効率的な診断法）や正しい治療法（最も効率的な治療法）が見えてくるようになる。「次元」での説明は、これから「過労性構造体医学」を正確に理解するための手引書となるばかりか、混乱する臨床医学や健康医学、さらには予防医学を正し、新しい基礎理論を確立させるための根本的な考えとなるものである。

　自然界の法則を細かく説明すると、図1のような次元構造の図式に分けることができる。

| 1次元 | 点と線　イコール　縦 |
| --- | --- |
| 2次元 | 縦に対する　横 |
| 3次元 | 縦と横に対する　高さ |
| 4次元 | 縦と横と高さに対する　時間 |
| 5次元 | 縦と横と高さと時間に対する　環境 |

**図1　自然界の法則**

　また、自然界の法則を力学的構造物に置き換えてみると図2のようになる。縦×横×高さ×時間×環境＝重力の支配下にある地球、その中にある肉体も力学的には同じ構造であるので、これは人間にもあてはまる。

　地球は重力の絶対的支配下の中で、力学的に上記のような公式で構成されて

# 第1章 自然界5次元構造の法則

| 1次元構造 | 縦× |
| --- | --- |
| 2次元構造 | 横× |
| 3次元構造 | 高さ× |
| 4次元構造 | 時間× |
| 5次元構造 | 環境× |

**図2 自然界5次元構造の法則**

いるのだから、その中にいる人間、その肉体もこの公式（法則）にのっとって造られていると考えるのが当然である。つまり、「自然界の構造物と人間の肉体は、重力のもとでは同じ構造で造られている」という考え方を持つべきなのだ。5次元での診断方法をそれぞれわかりやすく説明すると次のようになる。

## (1) 1次元の診断

1次元の診断とは、打撲とか単純骨折、切り傷、主に直達外力による新鮮な損傷で、目に見え誰にでも簡単に原因が見分けられる単純な診断である。この段階では1方向、あるいは点と線しか見ることができず、素人でもわかるような診断法だ。

ここまでの診断法を「過労性構造体医学においては、縦（＝前・後）のアンバランスとして捉える」。つまり、面積を表す縦に当てはまるのである。

## (2) 2次元の診断

2次元の診断とは足を強く突いたら腰が痛くなった、あるいは転倒して手をついたら肩や鎖骨を骨折したというような介達外力による損傷で、少し複雑になり医学的な知識や経験が必要とされるが、まだこの段階では原因を特定できる新鮮な損傷である。このような損傷に対して側面から、あるいは2通りの診断ができるということだ。

「過労性構造体医学においては、横（＝左・右）のアンバランスとして捉える」。ちょうど、面積を表す横に当てはまり、縦と横つまり面積を表す2方向がやっと見えてきたわけである。

## (3) 3次元の診断

3次元の診断とは、縦・横に高さが加わり初めて体を「体積」として表す3方向、つまり人間を立体像として構造的に診断できる知識が必要な診断である。

X線やMRIによる診断もその1つに当てはまる。

「過労性構造体医学においては、高さ（＝上下）のアンバランスとして捉える」。上下の標準的なバランスから逸脱した体形的特徴つまり、生理的弯曲の消失状態をいう。今われわれは、「縦×横×高さ」における3次元の世界で新鮮な損傷を前提として診断したり、治療したりしている場合が多い。そして人体も力学的構造体として捉えるようになり、「前・後のアンバランス」「左・右のアンバランス」、そしてここで説明する「上下のアンバランス」の影響もわかってきたのである。X線像を参考にした骨折の整復、カイロプラクティックなどもこの3次元的な見方と処置方法だ。このように、立体的あるいは統合的な診断や治療ができるようになったのが、現在行われている一般的な臨床治療医学なのである。この段階でもまだ、「症状や検査結果」と「原因」とが一致しない。それを無理やり一致させるような診断をしている場合が多いのである。そして進歩を続けている今、われわれは3次元的な診断と治療では負傷の瞬間を特定できない損傷および原因不明の痛み（非外傷性の疼痛）を診断したり、治療するには何かが足りない、矛盾とともに不十分なことに気づき始めた。それが、4次元的な診断方法である。

### (4) 4次元の診断

4次元の診断方法とは、縦・横・高さに加えて時間が診断と治療に計算される方法である。この時間とは、時間経過とともに繰り返される外力でつまり5年、10年と時間をかけ発症する過労性の損傷から腱鞘炎のように数日、数時間で発症する反復性の損傷まで含まれる。

「過労性構造体医学においては、時間経過（＝過剰な衝撃・過剰なねじれ）のアンバランスとして捉える」。つまり、時間経過には過労性が伴うということであり、その過労性となる最大の破壊エネルギーが「過剰な衝撃波とねじれ波」である。そして、その「過剰な衝撃波とねじれ波」を最も多く発生させている源が、機能低下した足だったのである。ここに初めて、足と健康との関係がわかってくる。

ここでは主に、力学的構造体(縦)×(横)×(高さ)のアンバランスに、足の退化が伴う地面から繰り返される「過剰な衝撃波」または「過剰なねじれ波」あるいはその両方の影響が、最大原因となって発生した過労性の損傷を指す。今まで「過剰な衝撃波」や「過剰なねじれ波」による破壊のエネルギーを、負傷の瞬間を特定できない疲労骨折をはじめ、亜急性・慢性・神経不調の最大原因として診断することができなかったり、また、そのメカニズムもはっきり解明

することができなかったため、診断が狂ってしまったり的確な治療に結びつかなかった。足の退化が、過労時間とともに有害なエネルギーとなって「過剰な衝撃波やねじれ波」となり負傷の瞬間を特定できない損傷や原因不明の痛みを発生させている。それが、想像以上に多い事実に目をむけ、対処しなければならない時代にすでに入ったのである。

そして、これからの診断と治療にさらに必要となってくると思われるのが、次の5次元的な診断方法である。

### (5) 5次元の診断

5次元の診断方法とは、縦・横・高さ・時間に加えて環境を診断と治療に計算していく方法である。環境は、「肉体」と「精神」とに分けられ、また逆に「肉体と精神は環境に支配されている」という考え方だ。

過労性構造体医学における「環境」とは、肉体、主に患部に対してスポーツや片寄った生活環境条件（環境学的条件）がどのようなメカニズムで反復性の負担をかけているかを、問診を通して診断する方法である。「過労性構造体医学では、環境（＝環境条件）のアンバランスとして捉える」つまり、スポーツや片寄った生活環境が最大原因となる損傷を問診から診断する方法なのである。

また、精神とは一般的に安心感・気力・充実・安らぎ・心構え・生き方・人生観などであるが、過労性構造体医学では肉体を中心とした患部を指す。このように、縦×横×高さ×時間×環境とこの5段階からなる「自然界5次元構造の法則」（図3）に従った診断と治療が、臨床治療医学の根本理論となる。さ

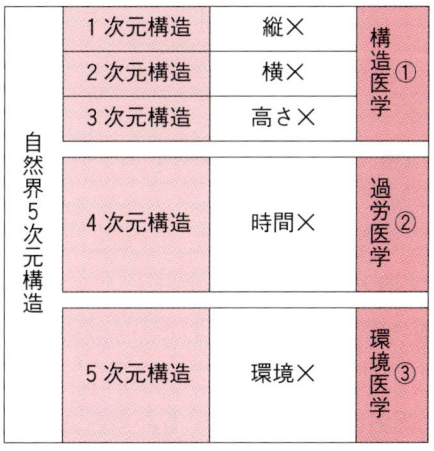

図3　自然界5次元構造の法則

らに、「過労性構造体医学」を通して負傷の瞬間を特定できない亜急性・慢性・神経の不調を知ろうとする場合、人間の土台である足の機能低下の事実も理解しなければならない。

## 「衝撃波」と「ねじれ波」

　時間を「衝撃波」と「ねじれ波」に位置づける理由として、地球は重力を中心に時間経過とともに微妙な「衝撃波とねじれ波」を伴って左回りに自転している。その重力の中で構造物が移動するときは必ず衝撃波とねじれ波のストレスが発生している。特に不安定な面での移動は過労性（破壊）につながる「過剰な衝撃波とねじれ波」が発生し、上部へ伝わる。

　これと同じように、人間も歩行移動するときは必ず微細な衝撃波とねじれ波が発生している。しかし、不安定な足での歩行移動は過労性（破壊）につながる「過剰な衝撃波とねじれ波」を発生させてしまう。これが過労時間の意味である。つまり、同じ1時間でもマイナス面が多く作用した時間をいうのである。

　重力と時間の理論をまとめると次のようになる。

【足から診る、重力と過労時間との関係】
1. 重力には「時間」が伴う
2. 時間には「時間経過」が伴う
3. 時間経過には「過労時間」（過労性）が伴う
4. 過労時間（過労性）には「過剰な衝撃波とねじれ波」が伴う
5. 「過剰な衝撃波とねじれ波」の発生には「足裏の免震機能の低下」が伴う

　このように重力が患部の運動器系や神経系に及ぼす悪影響は「過労時間」であり、「過労時間」の最大エネルギーが「過剰な衝撃波とねじれ波」である。この「過剰な衝撃波とねじれ波」の発生源が「外反母指」や「指上げ足」（指上げ反り足・指上げかぎ爪足・指上げハンマー足）などの足の異常（不安定な足裏）、つまり重心が踵へ移動したり免震機能が低下した足裏だったのである（図4）。

　ここで、「過労時間」を理解するため、さらに時間の概念を説明する。

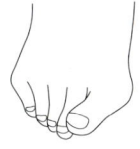 外反母指・内反小指
指に力がない
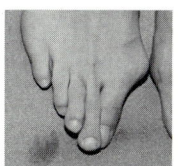

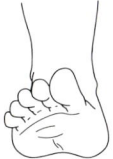 指上げ足における
指上げ反り足のパターン
指が伸ばしたままの指上げ歩き
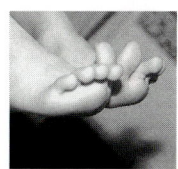

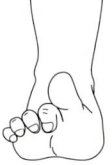 指上げ足における
指上げかぎ爪足のパターン
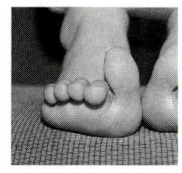

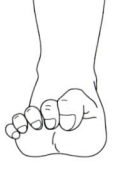 指上げ足における
指上げハンマー足のパターン
指が縮こまったままの指上げ歩き
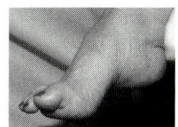

図4　足の異常の例

【時間の概念】
A．価値的時間…同じ1時間でもプラス面が多く作用した時間。（回復につながる微細な衝撃波とねじれ波）
B．時計的時間…同じ1時間でも時計（自然発生）的に過ぎた時間。（自然界にある適正な衝撃波とねじれ波）
C．過労的時間…同じ1時間でもマイナス面が多く作用した時間。（損傷につながる過剰な衝撃波とねじれ波）

　上記の説明でもわかるように、同じ衝撃波やねじれ波でも、Aの価値的時間となって活性化を起こす微細な衝撃波やねじれ波は身体にプラスのエネルギーとなり、回復や再生を促す。逆に、過剰な衝撃波やねじれ波はCの過労的時間となって破壊のエネルギーとなり身体にマイナスとなる。変形・老化・疲労骨折などの亜急性・慢性損傷や神経不調を発生させる。

微細な衝撃波とねじれ波による活性とは、電気・温熱・マッサージ・光線療法やサウナ・風呂などによる血行促進および、血行促進に伴う患部の回復力や痛みの緩和である。

## 5次元構造は「精神」でなく「環境」

これまでの考え方は、(縦×横×高さ×時間×精神)と5次元構造の部分を「精神」としてしまったところに大きな矛盾があり、理論的に説明づけられなかった。また一方においては、4次元・5次元構造を「時間」と「空間」あるいは「時空」といって、よりわかりづらくしてしまったところに問題があった。この「精神」や「空間」を5次元構造のところに位置づけたのでは、自然界の構造を力学的に説明するには不十分なのである。やはり、「環境」としなければならない（図5）。なぜなら、肉体および精神は環境に支配されているのであるから、環境の中にこそ肉体および精神が位置づけされなければならないのである。

過労性構造体医学においては、「片寄った生活環境の中でこそ肉体および精神が、それぞれのストレスを受けている」と分けて説明しているが、運動器系・神経系では肉体、主に患部を指す。以上のことから5次元構造の部分に環境を優先して位置づけている。

地球の構造に人間を照らし合わせると、「縦×横×高さ×時間の影響を受けている人間は、環境条件の中にある」といっているのであり、「精神」や「空間」を優先したのでは説明に矛盾が生じたり、わかりづらくなってしまうのだ。

| 1 | 縦× |
|---|---|
| 2 | 横× |
| 3 | 高さ× |
| 4 | 時間× |
| 5次元構造 | 精神× |

（誤り）

→

| 1 | 縦× |
|---|---|
| 2 | 横× |
| 3 | 高さ× |
| 4 | 時間× |
| 5次元構造 | 環境× |

（正しい）

図5　「精神」ではなく「環境」が正しい

# 第2章
## 「8方向の診断」と「10方向の診断」

　これまでいろいろな角度から「過労性構造体医学」の必要性を説明してきたが、その中で診断学における1本の幹（根幹）が何であるかを「8方向の診断」と「10方向の診断」で説明する。

　ニュートンは重力（引力）を発見した。過労性構造体医学においては、重力の中に、10通りのアンバランス「10方向の診断」が存在していて、この中の8通りのアンバランス「8方向の診断」が日常生活の中で自覚しにくいアンバランスとなって、負傷の瞬間を特定できない亜急性、慢性の神経不調の根本原因になっている、と解説している。

　この「8方向の診断」のほかにあと2つ「先天的アンバランス」と「後天的アンバランス」を加えた診断法を「10方向の診断」と呼んでいるが、この2つは原因や負傷の瞬間をはっきりと特定できる損傷なので「過労性構造体医学」においてはこの先天的や後天的アンバランスを外し、原因や負傷の瞬間を特定できない8通りのアンバランスを取り上げて「8方向の診断」と呼んでいる。

##  8方向の診断

　「8方向の診断」とは、「自然界5次元構造の法則」における（縦×横×高さ×時間×環境）は絶対的重力の支配下の中にあるため、その重力とのバランスで割っていくと、1（前）、2（後）、3（左）、4（右）、5（上下）、6（衝撃）、7（ねじれ）、8（環境）の8通りの自覚しにくいアンバランスが存在しているという理論なのである。

$$\frac{縦 \times 横 \times 高さ \times 時間 \times 環境}{重力とのバランス} = 8通りのアンバランス（8方向の診断）$$

　「8方向の診断」を理解するポイントは、8通りのアンバランスの中のどの

アンバランスが最大原因となって痛みや損傷を発生させているか、あるいはその中のいくつかが複合しているのかを念頭において総合的に診断していくことなのである。

> ●8通りアンバランス…
> 1（前）、2（後）、3（左）、4（右）、5（上下）、6（衝撃）、7（ねじれ）、8（環境）

このように、縦×横×高さ×時間×環境を重力とのバランスで割ると、下記のような8通りのアンバランスに分けられる（図6、図7）。

負傷の瞬間を特定できない亜急性・慢性の疾患・神経および身体不調が発生する根本原因のほとんどが、この1から8までのアンバランスの中のどれかであり、またはこの中のいくつかが複合した結果だったのである。

8通りのアンバランスは自覚できにくい、また見えにくい「静かな破壊力」として日々の生活の中に隠れている。私たちは身体を力学的構造体として捉えた上で、各人の体形的特徴である前・後・左・右・上下のアンバランス（構造学的歪み）に、時間経過を伴う衝撃やねじれのアンバランス（過労学的損傷）と、それに反復性となる生活環境条件のアンバランス（環境学的条件）がどの

| 自然界5次元構造の法則 | 縦× | 1 | 前のアンバランス | 構造医学 | 8方向の診断（負傷の瞬間を特定できない損傷に対する） |
|---|---|---|---|---|---|
| | | 2 | 後のアンバランス | | |
| | 横× | 3 | 左のアンバランス | | |
| | | 4 | 右のアンバランス | | |
| | 高さ× | 5 | 上下のアンバランス | | |
| | 時間× | 6 | 衝撃のアンバランス | 過労医学 | |
| | | 7 | ねじれのアンバランス | | |
| | 環境× | 8 | 患部環境のアンバランス | 環境医学 | |

図6　8方向の診断（8通りのアンバランス）

| | | |
|---|---|---|
| 縦<br>(前・後) | ①前の<br>アンバランス | 患部を前後に分けた場合、重心点が前方に片寄りすぎたことが最大原因となる過労性の損傷や不調。 |
| | ②後の<br>アンバランス | 患部を前後に分けた場合、重心点が後方に片寄りすぎたことが最大原因となる過労性の損傷や不調。 |
| 横<br>(左・右) | ③左の<br>アンバランス | 患部を左右に分けた場合、重心点が左方向に片寄りすぎたことが最大原因となる過労性の損傷や不調。 |
| | ④右の<br>アンバランス | 患部を左右に分けた場合、重心点が右方向に片寄りすぎたことが最大原因となる過労性の損傷や不調。 |
| 高さ<br>(上下) | ⑤上下の<br>アンバランス | 患部を上下に分けた場合、生環的弯曲の消失に伴って重心点が真中に片寄りすぎたことが最大原因となる過労性の損傷や不調。 |
| 時間<br>(衝撃・<br>ねじれ) | ⑥衝撃の<br>アンバランス | 患部を診断する場合、構造学的アンバランスに「過剰な衝撃波」が繰り返されたことが最大原因となる過労性の損傷や不調。 |
| | ⑦ねじれの<br>アンバランス | 患部を診断する場合、構造学的アンバランスに「過剰なねじれ波」が繰り返されたことが最大原因となる過労性の損傷や不調。 |
| 環境<br>(体環境) | ⑧環境条件の<br>アンバランス | 患部を診断する場合、①から⑦までのアンバランスに加え、スポーツや片寄った生活環境が最大原因となる過労性の損傷や不調。 |

図7　8通りのアンバランスの解説

ように関わっているかを力学的に読み取ってこそ正しい診断、つまり最も効率的な診断につながるのである。

　負傷の瞬間を特定できない、原因がはっきりしない1から8までのアンバランスによる損傷が運動器系・神経系において全患者の約80％を占めている。ゆえに、現代医学はこの診断法を通らなければ治療医学の発展には結び付かない。

## 10方向の診断

　負傷の瞬間を特定できない亜急性・慢性の疾患や神経・身体の不調を解明する方法を「8方向の診断」と呼んでいるのに対し、逆に痛みの原因や負傷の瞬間がはっきり特定できる2つのアンバランス「先天的アンバランス」と「後天

的アンバランス」を加えた診断方を「10方向の診断」と呼んでいる（図8）。つまり「10方向の診断」の重要性は、「8方向の診断」をする場合の前提となる診断行為なのである。「10方向の診断」の最初に「先天的アンバランス」が示してあるが、これは生まれつきや遺伝的な損傷であり、科学的な検査で原因をはっきり特定できるものである。また、「10方向の診断」の最後に「後天的アンバランス」が示してあるが、これはケガや事故・病気により新たな損傷が発生したものであり、これも原因がはっきりしていて、また検査からも原因を特定できるものであり、原因と症状が一致する新鮮な損傷である。

この2つの損傷に対する診断法は、すでに現代医学で解明しておりハイレベルの理論や人材を多く輩出している。これに対して、「過労性構造体医学」では負傷の瞬間を特定できない損傷、つまり今まで解明されていなかった部分を解明する方法として「8方向の診断」を確立してきたのである。

21世紀は、重力を中心とした新たな診断法が望まれ、また必要な時代へと変

| | | | | |
|---|---|---|---|---|
| 生まれつきの遺伝的要因 | | | 先天的アンバランス | 遺伝医学 |
| 自然界5次元構造の法則 | 縦× | 1 | 前のアンバランス | 構造医学 |
| | | 2 | 後のアンバランス | |
| | 横× | 3 | 左のアンバランス | |
| | | 4 | 右のアンバランス | |
| | 高さ× | 5 | 上下のアンバランス | |
| | 時間× | 6 | 衝撃のアンバランス | 過労医学 |
| | | 7 | ねじれのアンバランス | |
| | 環境× | 8 | 患部環境のアンバランス | 環境医学 |
| 事故・けが・病的要因 | | | 後天的アンバランス | 臨床医学 |

図8　10方向の診断

化し始めたのである。なぜなら人間は、重力とのバランスを効率よく保つことを最優先にしているからだ。そして現代の医学に取り残された最後の治療学問でもあるといえる。

## 医学は5つに分類される

現在いろんな治療法や健康法が氾濫し混乱しているが、医学として学問づける場合、幹（根幹）となる理論は次の5つに分類される。①遺伝医学　②構造医学　③過労医学　④環境医学　⑤臨床医学の5つである（図9）。

この理論のように、それぞれの医学を理論の基に区分けしてから研究すると、その先にあるそれぞれの療法も区別することができるようになる。さらに研究の方向や目的もはっきりと見えてきて、より質の高い高度で効率的な医療へとつながっていく。ただし、幹（根幹）となる理論と枝葉になる療法を混同してはならない。

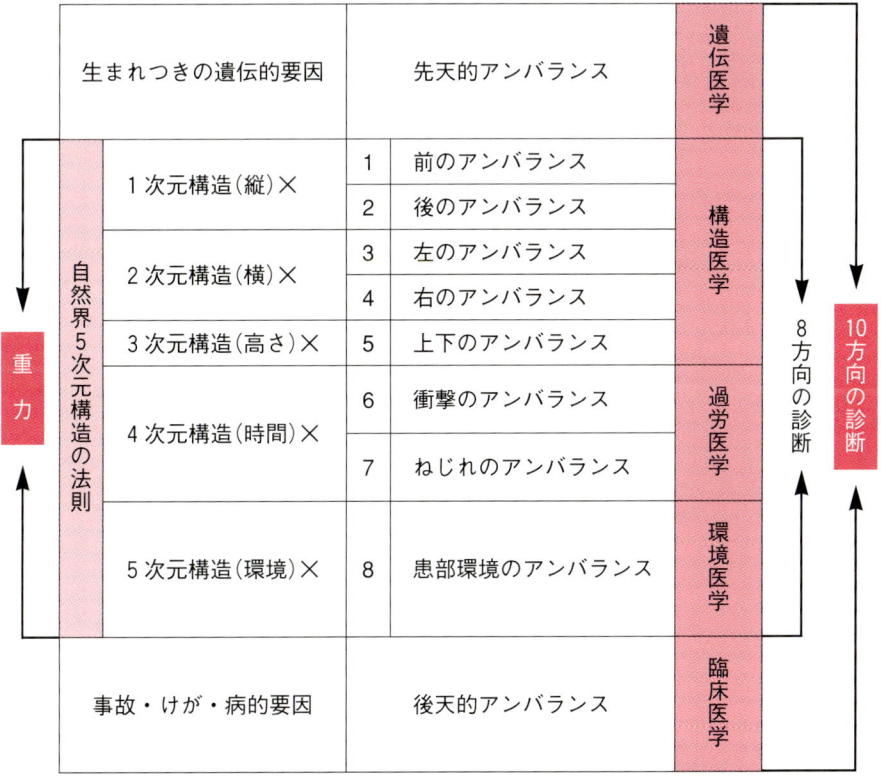

図9　医学は5つに分類される

さて亜急性、慢性の疾患および神経不調が発生するその根本原因を「8方向の診断」を使い、具体的な例を用いて「過労性構造体医学」における診断学の幹（根幹）が何であるかを説明しよう。

　何回も説明しているように、身体は重力とのバランスを最優先して本能的に保とうとする「力学的構造体」なのである。そして重力とのバランスを他の生物より、一層効率的に保ってきた結果、健康と美とともに脳が発達し、進化が促されてきたといえる。そして重力とのバランスが崩れたところに原因不明の痛みや不調が発生しているのであるから、この重力とのアンバランスを診断する「8方向の診断」によって治療医学が行われなければならない。どんなに優秀な科学者や医師であっても、自然の法則に勝る者はいないのであるから。

　「8方向の診断」を理解するポイントは、8通りのアンバランスのうち、どのアンバランスが最大原因になっているか、またそのうちのいくつが複合しているかを念頭において患部を診断していく。原因がはっきりしない痛みや不調のほとんどが、この8通りのアンバランスの中にある。治療医学の基本は患部の力学的アンバランスを読み取ってこそ、正しい診断ができ、そして正しい治療へとつながるのである。

　それでは第3章で、足部・膝部・腰部・背部・頚部と順に説明していこう。

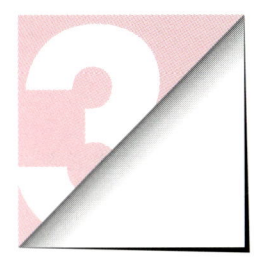

# 第3章
## 各部における「8方向の診断」

### 足部における「8方向の診断」

**（1）足部における前のアンバランス**

> 8方向の診断の1番目である「前のアンバランス」とは…
> 　足部を診断する場合、前・後に分け、重心点が前方へ片寄りすぎたことが最大原因となる構造学的歪みから発生する痛みや不調。

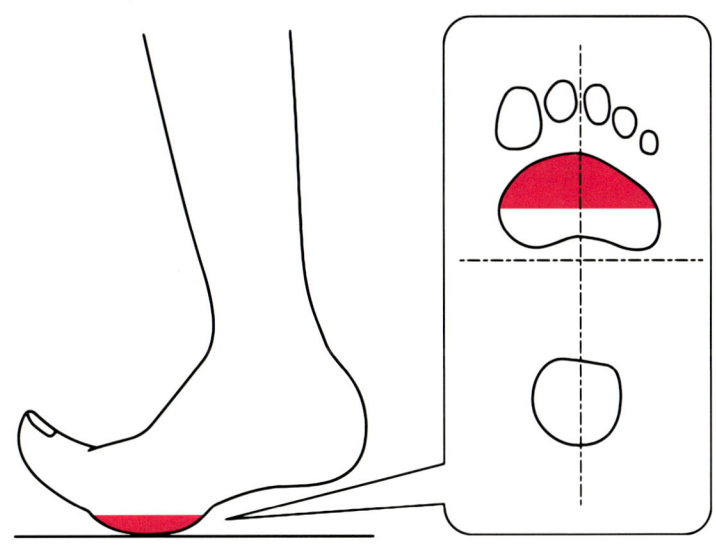

「指上げ足」とボールストライク

例）つま先への重心移動によるつま先のつき過ぎ（ボールストライク）によって発生する損傷、中足骨骨頭痛、中足骨骨頭部の疲労骨折・仮骨性外反母指、モートン病、タコ（中足骨胼胝腫）など。

## （2）足部における後のアンバランス

> 8方向の診断の2番目である「後のアンバランス」とは…
> 　足部を診断する場合、前・後に分け、重心点が後方へ片寄りすぎたことが最大原因となる構造学的歪みから発生する痛みや不調。

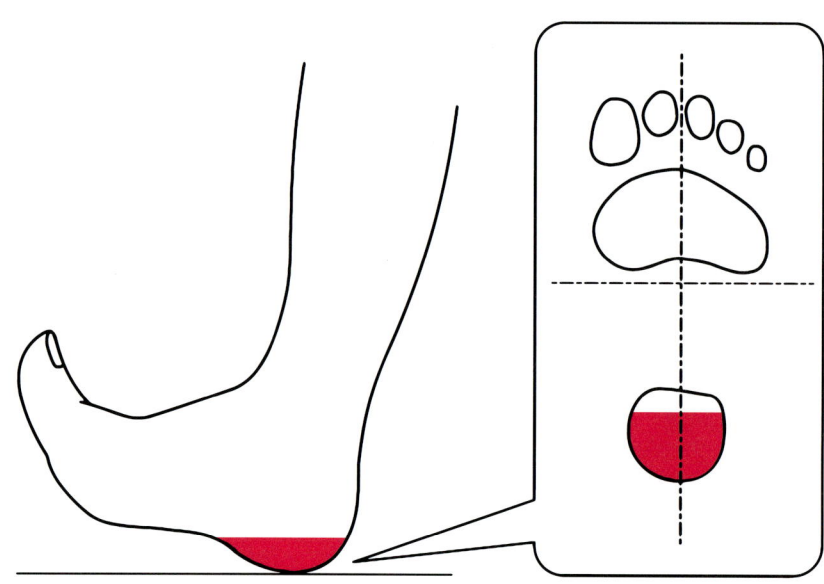

「指上げ足」とヒールストライク

例）踵への重心移動による踵のつき過ぎ（ヒールストライク）によって発生する損傷、踵骨部の痛み、踵骨骨底棘・踵骨骨端炎など。

第3章　各部における「8方向の診断」

## (3) 足部における左(右)のアンバランス

> 8方向の診断の3番目である「左(右)のアンバランス」とは…
> 　足部を診断する場合、左・右に分け、重心点が内側である左方向（右方向）へ片寄りすぎたことが最大原因となる構造学的な歪みから発生する損傷や不調。

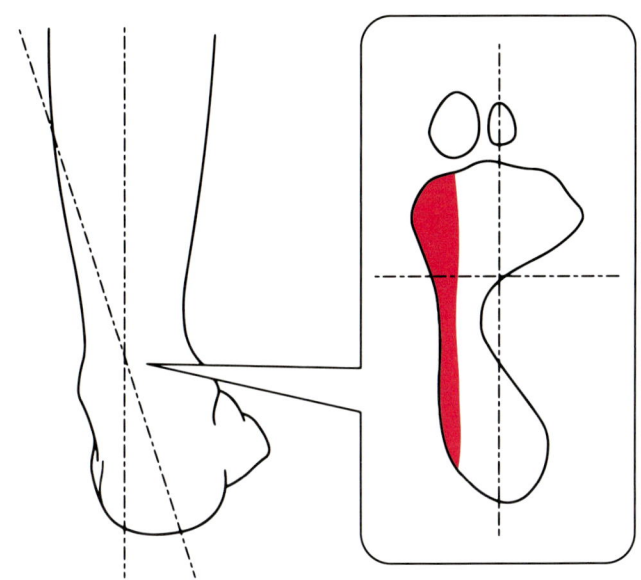

「外反母指・指上げ足」と外反足

例）内側への重心移動による内側の踵のつき過ぎ（外反足）によって発生する損傷。舟状骨の隆起や痛み、内果周囲の痛み、外反偏平足など。

## (4) 足部における右(左)のアンバランス

> 8方向の診断の4番目である「右(左)のアンバランス」とは…
> 足部を診断する場合、左・右に分け、重心点が外側である右方向（左方向）へ片寄りすぎたことが最大原因となる構造学的歪みから発生する痛みや不調。

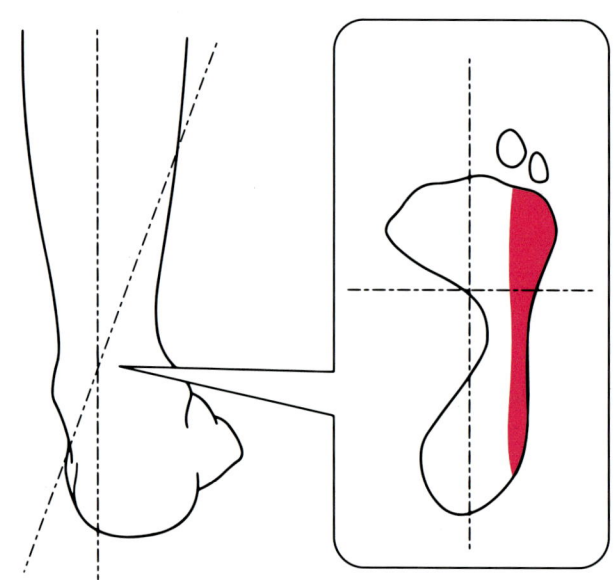

「外反母指・指上げ足」と内反足

例) 外側への重心移動による外側の突き過ぎ（内反足）によって発生する損傷。第5中足骨基底部周囲の痛み、第4・第5中足骨間部の痛み、外果周囲の痛みなど。

## （5）足部における上下のアンバランス

> 8方向の診断の5番目である「上下のアンバランス」とは…
> 　足部を診断する場合、上・下に分け、重心点が上部または、下部へ片寄りすぎたこと（生理的弯曲またはアーチの消失）が最大原因となる構造学的歪みから発生する痛みや不調。

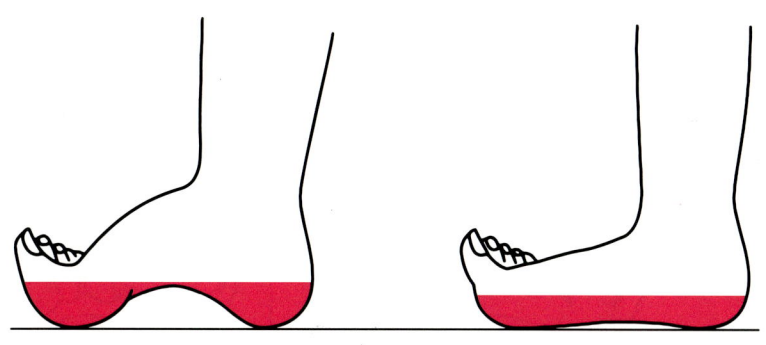

「指上げ足」とハイアーチ　　　　　「扁平足」とアーチの消失

例）上部または、下部への重心移動により生理的弯曲の消失または標準的なアーチの消失によって発生する損傷。ハイアーチに伴う損傷（足底筋膜炎）、扁平足に伴う損傷（リスフラン関節亜脱臼）など。

### (6) 足部における衝撃のアンバランス

> 8方向の診断の6番目にあたる「衝撃のアンバランス」とは…
> 　足部を診断する場合、(前)・(後)・(左)・(右)・(上下)のアンバランスに足裏の不安定(免震機能の低下)とともに、過剰な衝撃波が繰り返されたことが最大原因となる過労学的損傷から発生する痛みや不調。

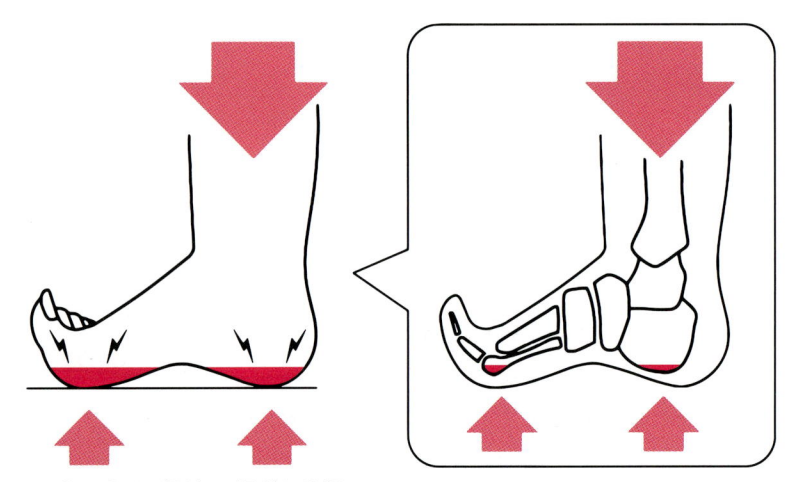

「外反母指・指上げ足」と過剰な衝撃

例)外反母指や指上げ足により過剰な衝撃波が(前)・(後)・(左)・(右)・(上下)のアンバランスの中のどれかに反復されることによって発生する損傷。中足骨骨頭部の疲労骨折、および足根骨の骨棘、および踵骨骨底棘など。

診断例)過労学的損傷(過剰な衝撃波)＋構造学的歪み(前・後・左・右・上下)＋環境学的条件(スポーツ)

## （7）足部におけるねじれのアンバランス

> 8方向の診断の7番目にあたる「ねじれのアンバランス」とは…
> 　足部を診断する場合、（前）・（後）・（左）・（右）・（上下）のアンバランスに足裏の不安定（免震機能の低下）とともに、過剰なねじれ波が繰り返されたことが最大原因となる過労学的損傷から発生する痛みや不調。

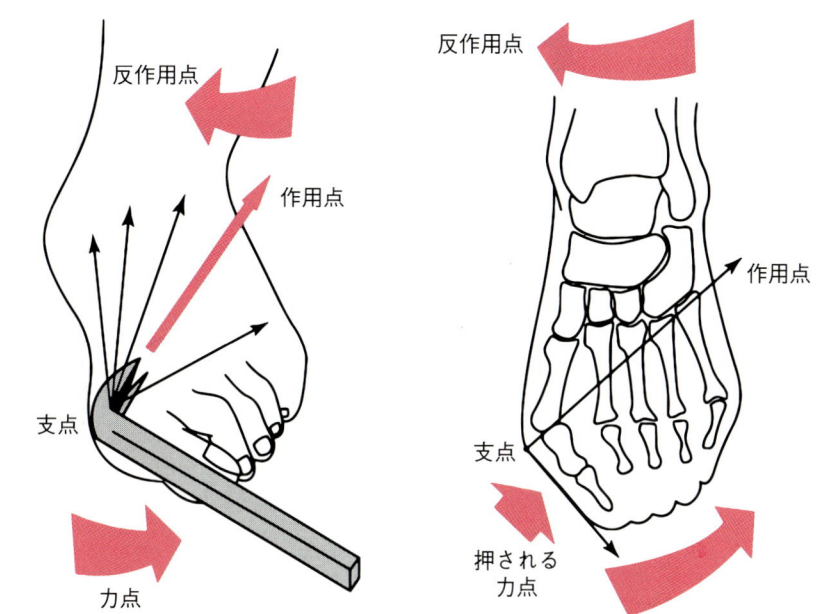

「外反母指・指上げ足」と過剰なねじれ

例）外反母指や指上げ足により過剰なねじれ波が（前）・（後）・（左）・（右）・（上下）のアンバランスの中のどれかに反復されることによって発生する損傷。靭帯性外反母指、第1・第2中足骨間部の痛み、中足骨骨幹部の疲労骨折、足関節の慢性痛、足関節脂肪腫など。

診断例）過労学的損傷（過剰なねじれ波）＋構造学的歪み（前・後・左・右・上下）＋環境学的条件（スポーツ）

### (8) 足部における環境のアンバランス

> 8方向に診断の8番目にあたる「環境のアンバランス」とは…
> 　足部を診断する場合、(1)から(7)までのアンバランスに加え、スポーツや片寄った生活環境が最大原因となる環境学的条件から発生する痛みや不調。

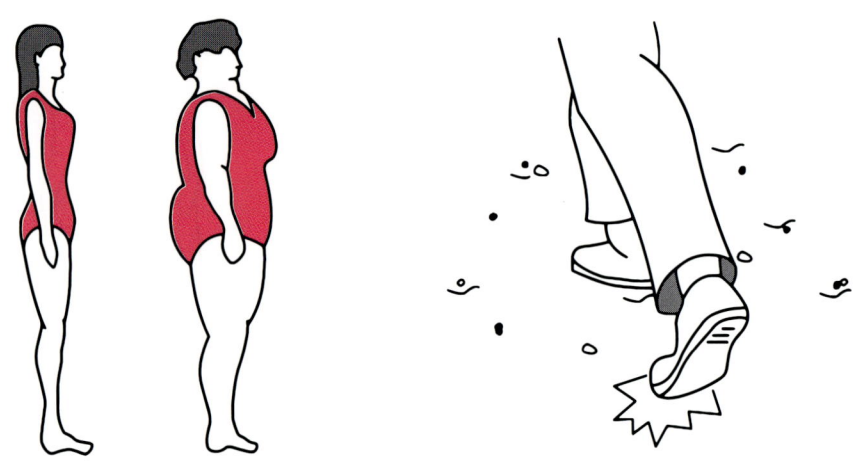

スポーツや片寄った生活環境条件

例）スポーツや生活環境条件が（前）・（後）・（左）・（右）・（上下）・（衝撃）・（ねじれ）のアンバランスのどれかに反復されることによって発生する損傷。安全靴を履くこと、立ち仕事、片寄った生活習慣、片寄った姿勢、スポーツなどが原因で発生する損傷。

診断例）過労学的損傷（過剰な衝撃波とねじれ波）＋構造学的歪み（前・後・左・右・上下）＋過労学的損傷（衝撃波・ねじれ波）

# 膝部における「8方向の診断」

## （1）膝部における前のアンバランス

> 8方向の診断の1番目にあたる「前のアンバランス」とは…
> 　膝部を診断する場合、前・後に分け、重心点が前方へ片寄りすぎたことが最大原因となる構造学的歪みから発生する痛みや不調。

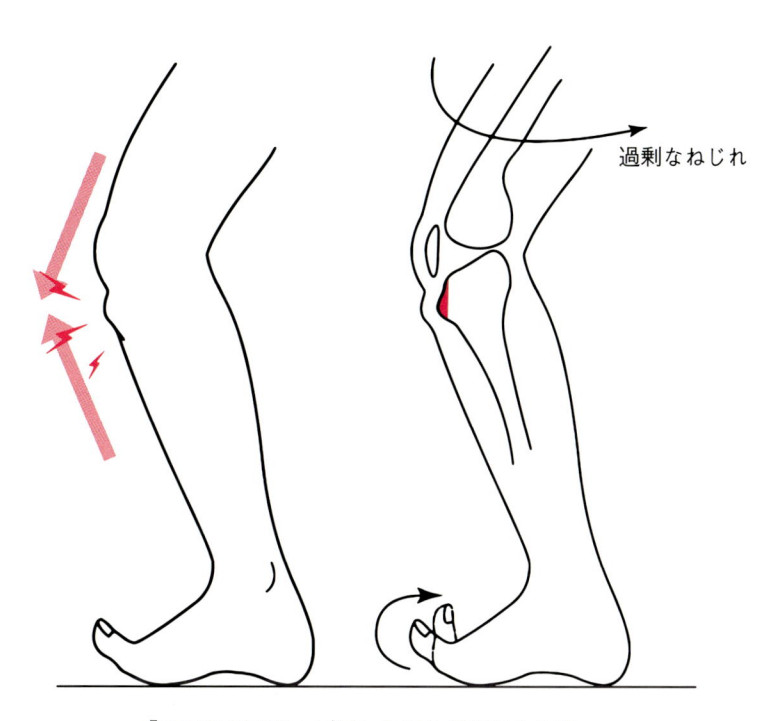

過剰なねじれ

「外反母指の指上げ足」と屈曲傾向にある膝

例）屈曲傾向にある膝で、膝の前面や脛骨粗面への重心移動によって発生する損傷。「指上げ足と屈曲傾向にある膝」に「過剰なねじれ」とスポーツなどの「環境条件」による反復性の介達外力が加わると、オスグット病、鵞足炎などを発症する。

## （2）膝部における後のアンバランス

> 8方向の診断の2番目にあたる「後のアンバランス」とは…
> 　膝部を診断する場合、前・後に分け、重心点が後方へ片寄りすぎたことが最大原因となる構造学的歪みから発生する痛みや不調。

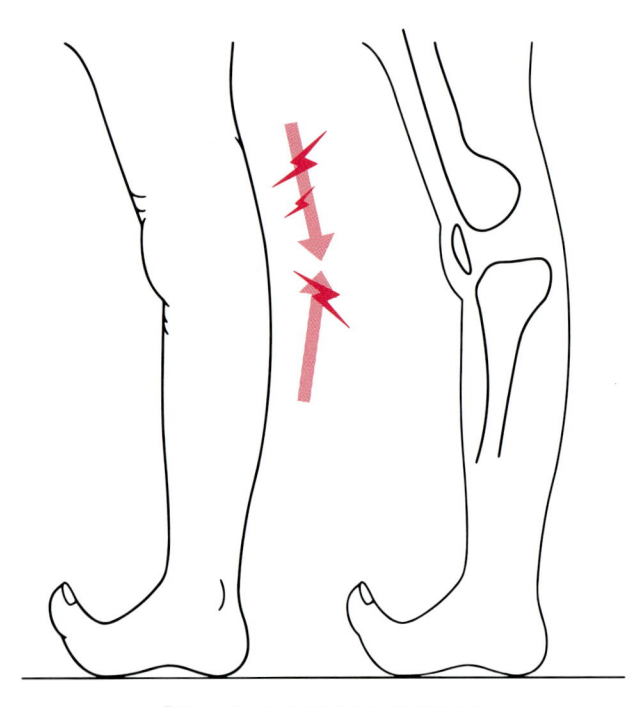

「指上げ足」と過伸展、膝反張痛

例）過伸展傾向にある膝で、膝の後面への重心移動によって発生する損傷。膝反張痛、成長痛、ベーカー膿腫、膝裏の痛みなど。

## （3）膝部における左(右)のアンバランス

> 8方向の診断の3番目にあたる「左(右)のアンバランス」とは…
> 　膝部を診断する場合、左・右に分け、重心点が内側である左方向（右方向）へ片寄りすぎたことが最大原因となる構造学的歪みから発生する痛みや不調。

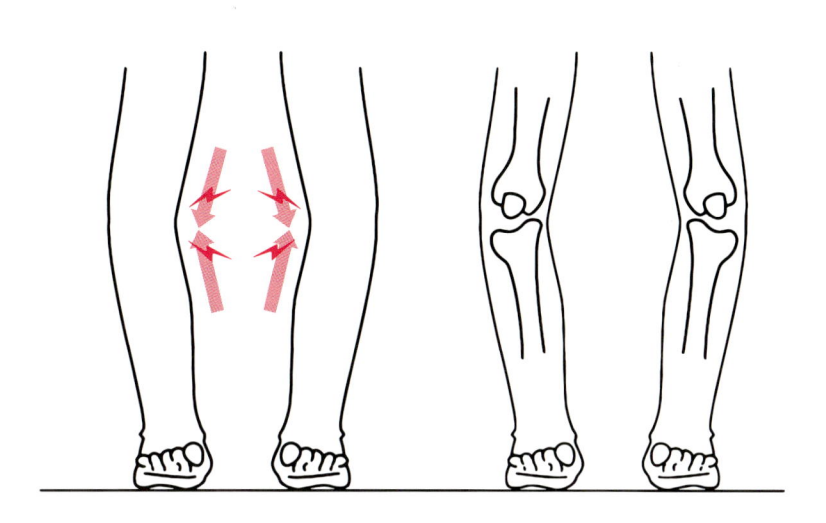

「外反母指・指上げ足」とO脚

例）O脚傾向にある膝で、内側への重心移動によって発生する損傷。変形性膝関節症、内側関節裂隙痛など。

## （4）膝部における右(左)のアンバランス

> 8方向の診断の4番目にあたる「右のアンバランス」とは…
> 膝部を診断する場合、左・右に分け、重心点が右側（外側）へ片寄りすぎたことが最大原因となる構造学的歪みから発生する痛みや不調。

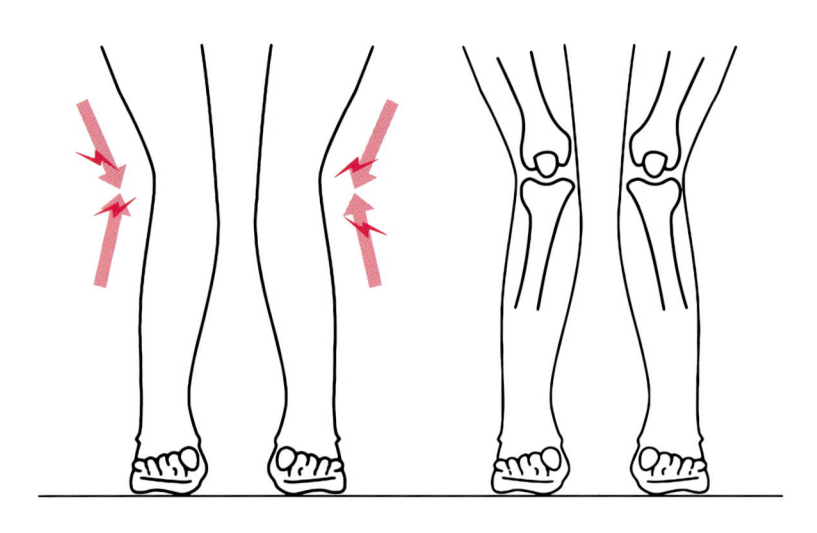

「外反母指・指上げ足」とX脚

例）X脚傾向の膝で、外側への重心移動によって発生する損傷。膝外側部痛、脛骨外側部痛など。

## （5）膝部における上下のアンバランス

> 8方向の診断の5番目にあたる「上下のアンバランス」とは…
> 膝部を診断する場合、上・下に分け、重心点が中心部へ片寄りすぎたこと（生理的弯曲の消失）が最大原因となる構造学的歪みから発生する痛みや不調。

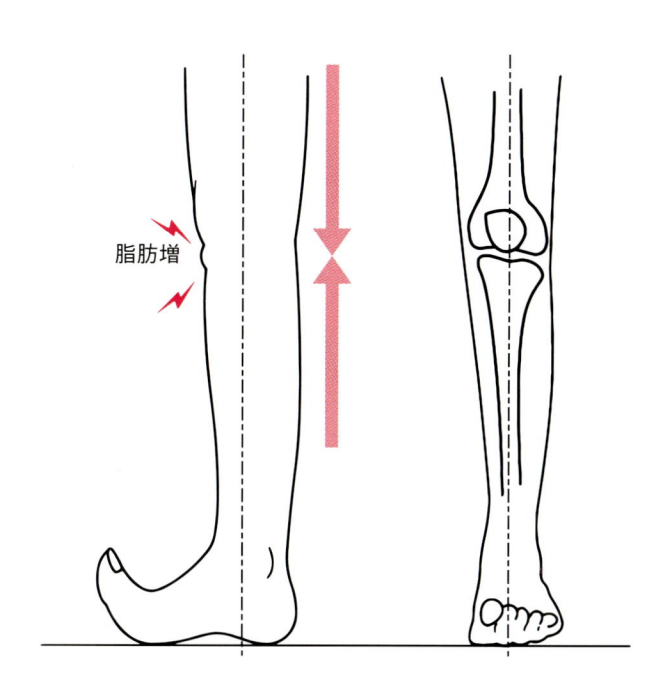

脂肪増

「指上げ足」と生理的弯曲の消失した膝

例）真っ直ぐで長い脚の膝に多く、生理的弯曲の消失に伴い重心点が中心部へ移動または集中することによって発生する損傷。ジャンパー膝、膝内部の軟骨や軟部組織の炎症、棚障害など。

### (6) 膝部における衝撃のアンバランス

> 8方向の診断の6番目にあたる「衝撃のアンバランス」とは…
> 　膝部を診断する場合、(前)・(後)・(左)・(右)・(上下) のアンバランスに、足裏の不安定（免震機能の低下）とともに過剰な衝撃波が繰り返されたことが最大原因となる過労学的損傷から発生する痛みや不調。

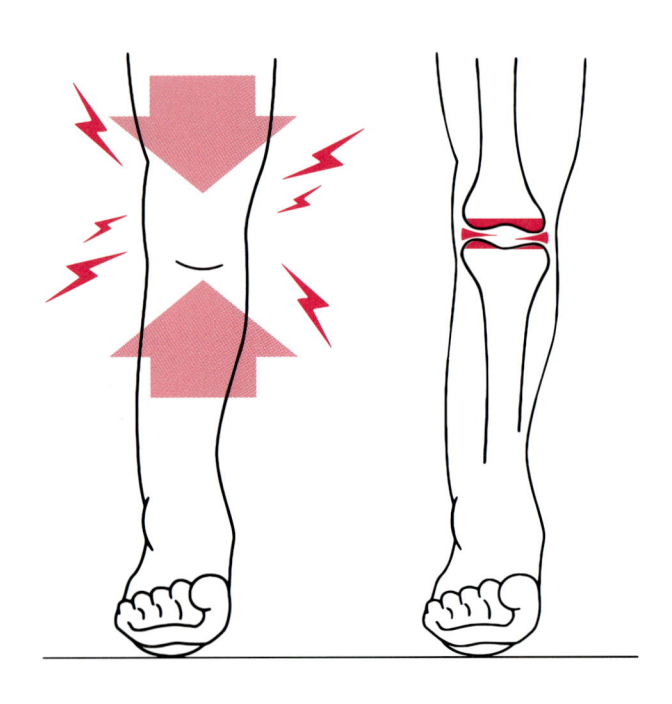

「外反母指・指上げ足」と過剰な衝撃

例）外反母指や指上げ足による過剰な衝撃波のストレスが（前）・（後）・（左）・（右）・（上下）のアンバランスの中のどれかに反復されることによって発生する損傷。半月板損傷、膝関節内部の骨損傷、変形性膝関節症等の衝撃性の疲労骨折など。

診断例）過労学的損傷（過剰な衝撃波）＋構造学的歪み（前・後・左・右・上下）＋環境学的条件（スポーツ）

第3章　各部における「8方向の診断」

## (7) 膝部におけるねじれのアンバランス

> 8方向の診断の7番目にあたる「ねじれのアンバランス」とは…
> 　膝部を診断する場合、(前)・(後)・(左)・(右)・(上下)のアンバランスに、足裏の不安定（免震機能の低下）とともに、過剰なねじれ波が繰り返されたことが最大原因となる過労学的損傷から発生する痛みや不調。

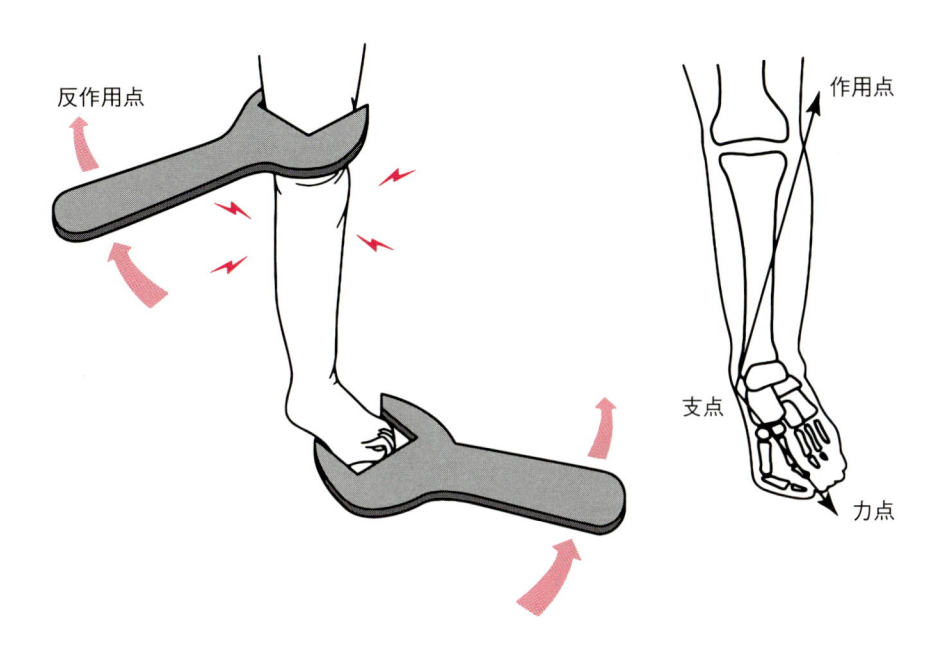

「外反母指・指上げ足」と過剰なねじれ

例）外反母指や指上げ足により過剰なねじれ波のストレスが（前）・（後）・（左）・（右）・（上下）のアンバランスの中のどれかに反復されることによって発生する損傷。腓骨小頭部の痛み、すね外側部の痛み、十字靭帯の損傷、シンスプリント、下腿部の疲労骨折、オスグット病、ねじれによる疲労骨折、疲労性の靭帯損傷、断裂など。
診断例）過労学的損傷（過剰なねじれ波）＋構造学的歪み（前・後・左・右・上下）＋環境学的条件（スポーツ）

## （8）膝部における環境のアンバランス

> **8方向の診断の8番目にあたる「環境のアンバランス」とは…**
> 膝部を診断する場合、(1)から(7)までのアンバランスに加え、スポーツや片寄った生活環境が最大原因となる環境学的条件から発生する痛みや不調。

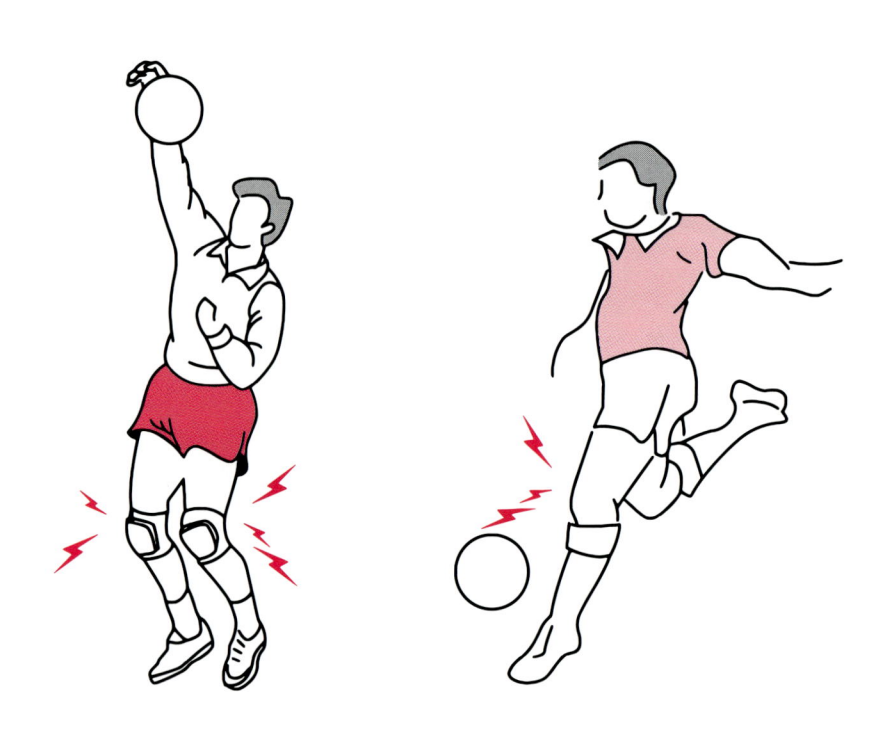

スポーツや片寄った生活環境条件

例）スポーツや生活環境条件が（前）・(後)・(左)・(右)・(上下)・(衝撃)・(ねじれ)のアンバランスのどれかに反復されることによって発生する損傷。ジョギング、ウォーキング、立ち仕事、片側体重、片寄った生活習慣が最大原因。

診断例）過労学的損傷（衝撃波・ねじれ波）＋構造学的歪み（前・後・左・右・上下）＋環境学的条件（スポーツ）

# 腰部における「8方向の診断」

## （1）腰部における前のアンバランス

> 8方向の診断の1番目にあたる「前のアンバランス」とは…
> 腰部を診断する場合、前・後に分け、重心点が前方へ片寄りすぎたことが最大原因となる構造学的歪みから発生する痛みや不調。

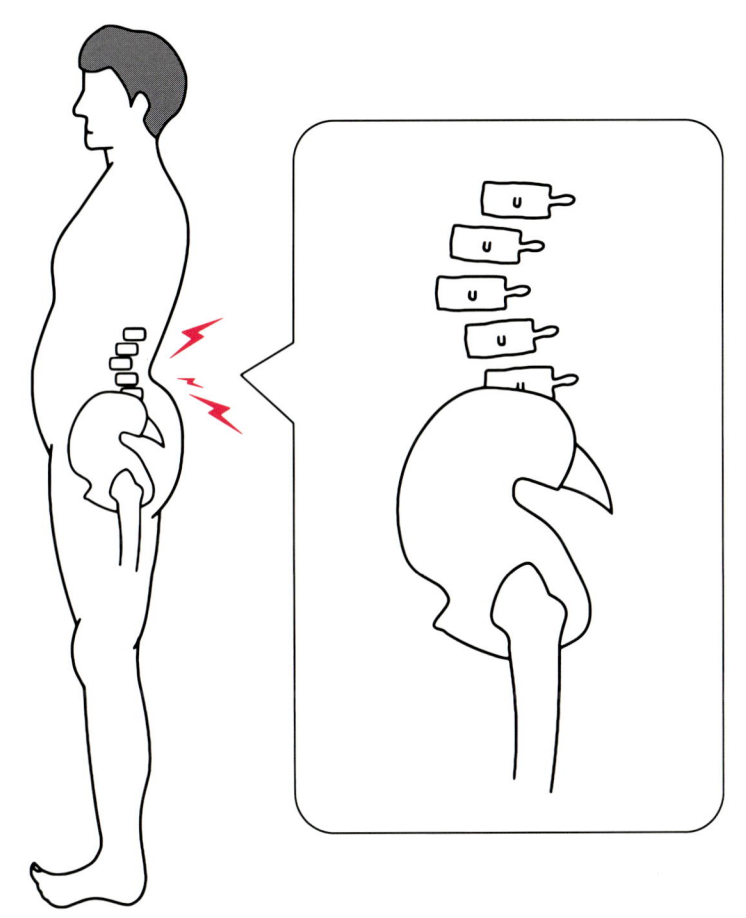

「外反母指・指上げ足」と反り腰

例）反り腰傾向にある腰で、腰の前面への重心移動によって発生する損傷。反り腰、出腹、ビール腹、妊婦などの腰痛、腹筋力の低下による腰痛など。

## （2）腰部における後のアンバランス

> 8方向の診断の2番目にあたる「後のアンバランス」とは…
> 腰部を診断する場合、前・後に分け、重心点が後方へ片寄りすぎたことが最大原因となる構造学的歪みが発生する痛みや不調。

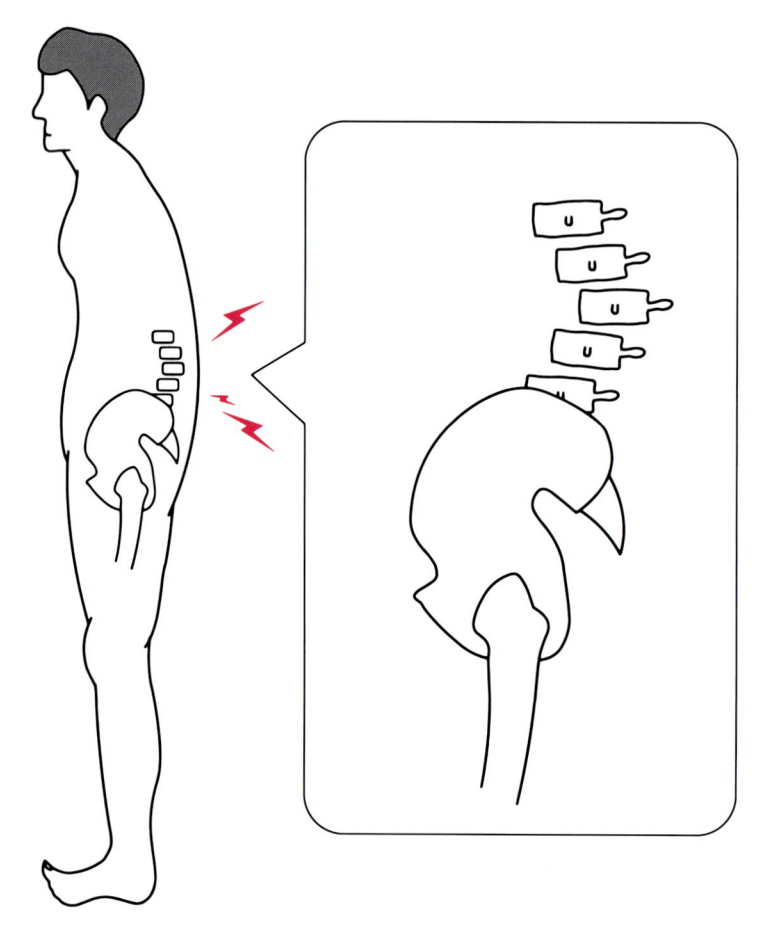

「外反母指・指上げ足」と曲り腰

例）曲がり腰傾向にある腰で、腰の後面への重心移動によって発生する損傷。曲がり腰、デスクワーク、畑仕事や車の運転などによる腰痛など。

## （3）腰部における左のアンバランス

> 8方向の診断の3番目にあたる「左のアンバランス」とは…
> 　腰部を診断する場合、左・右に分け、重心点が左側へ片寄りすぎたことが最大原因となる構造学的歪みから発生する痛みや不調。

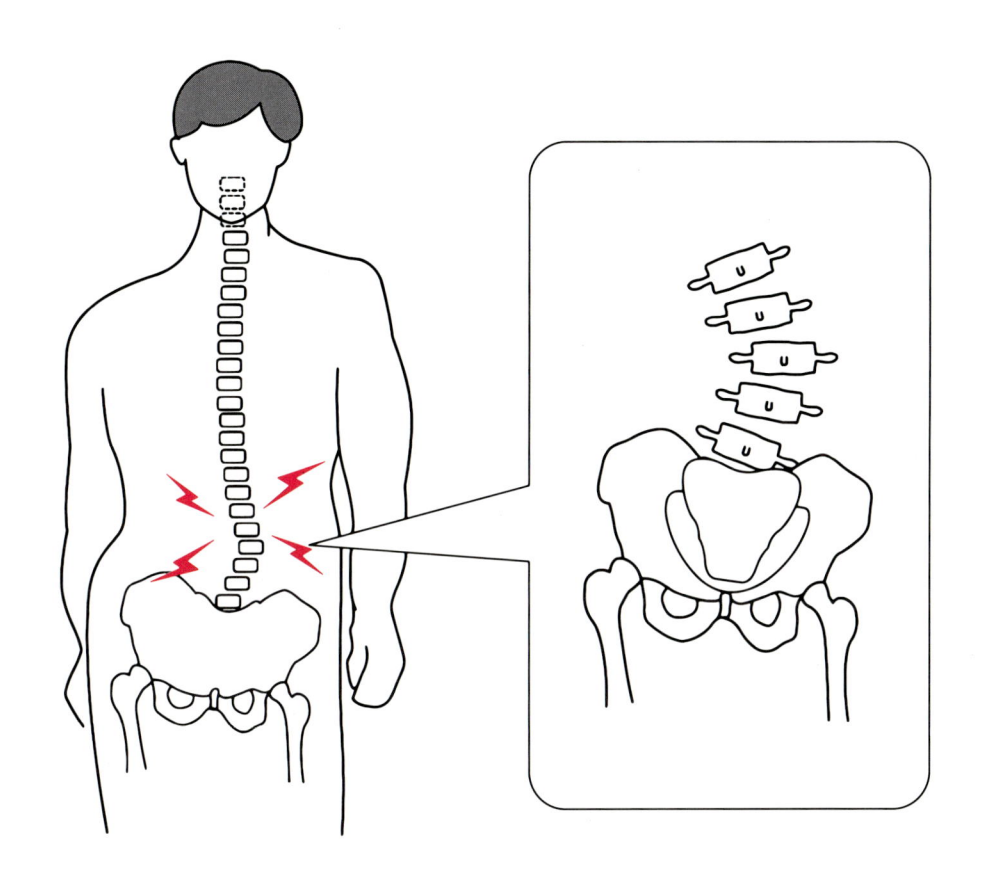

「外反母指・指上げ足」と片側重心・片側体重

例）片側重心、片側体重などで左側への重心移動によって発生する損傷。左側の腰痛、左仙腸関節の痛み、左側のリチャード氏病など。

## （4）腰部における右のアンバランス

> 8方向の診断の4番目にあたる「右のアンバランス」とは…
> 腰部を診断する場合、左・右に分け、重心点が右側へ片寄りすぎたことが最大原因となる構造学的歪みから発生する痛みや不調。

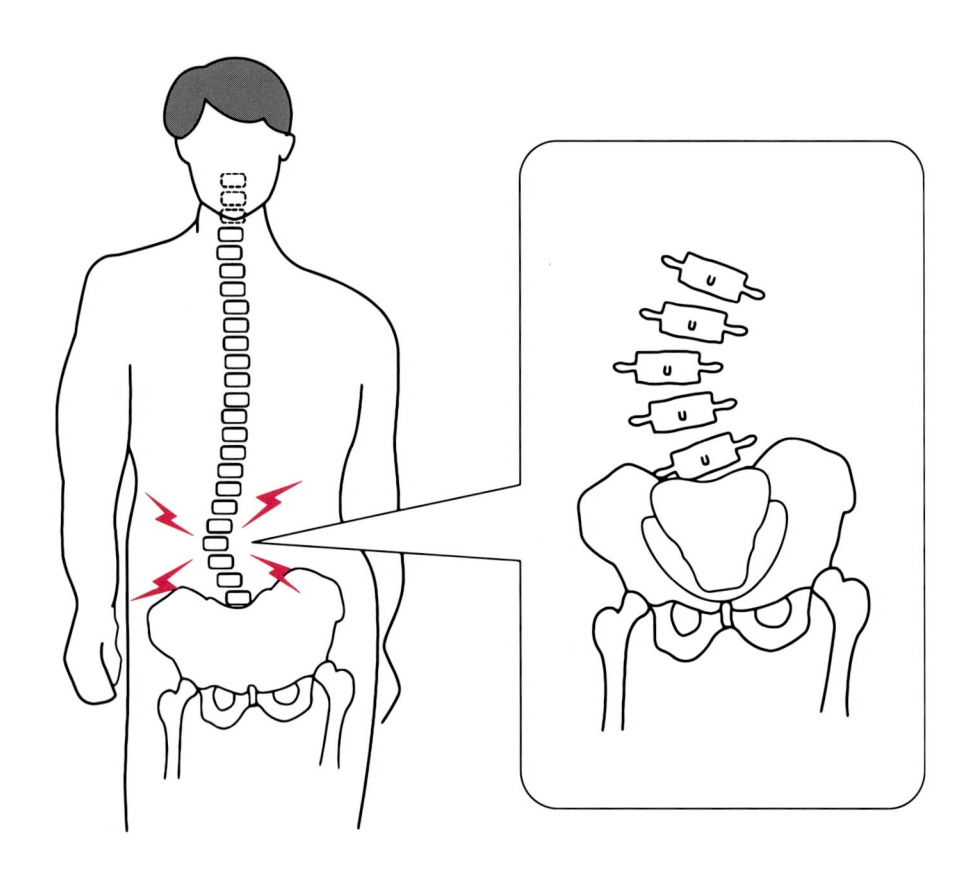

「外反母指・指上げ足」と片側重心・片側体重

例）片足重心、片側体重などで右側への重心移動によって発生する損傷。右側の腰痛、右仙腸関節の痛み、右側のリチャード氏病など。

## (5) 腰部における上下のアンバランス

> 8方向の診断の5番目にあたる「上下のアンバランス」とは…
> 　腰部を診断する場合、上・下に分け、重心点が中心部へ片寄りすぎたこと（生理的弯曲の消失）が最大原因となる構造学的歪みから発生する痛みや不調。

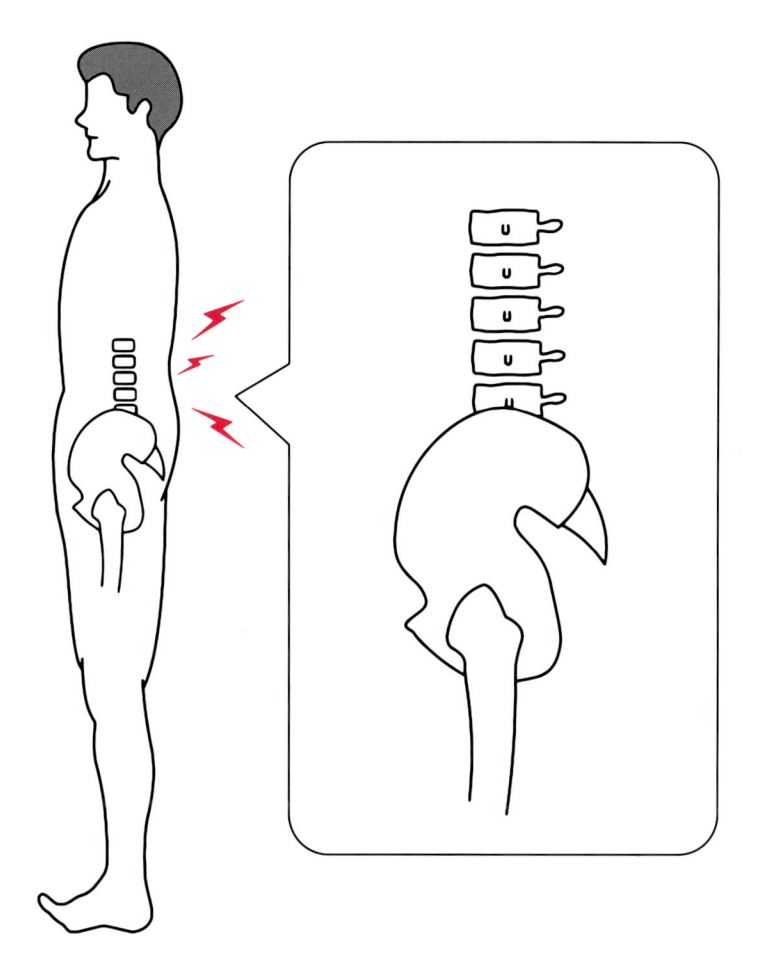

「外反母指・指上げ足」と生理的弯曲の消失した腰椎

例）腰椎の生理的弯曲の消失に伴い重心点が中心部へ移動することによって発生する損傷。腰痛、変形性腰椎狭窄症、ギックリ腰など。

## （6）腰部における衝撃のアンバランス

> 8方向の診断の6番目にあたる「衝撃のアンバランス」とは…
> 　腰部を診断する場合、（前）・（後）・（左）・（右）・（上下）のアンバランスに、足裏の不安定（免震機能の低下）とともに、過剰な衝撃波が繰り返されたことが最大原因となる過労学的損傷から発生する痛みや不調。

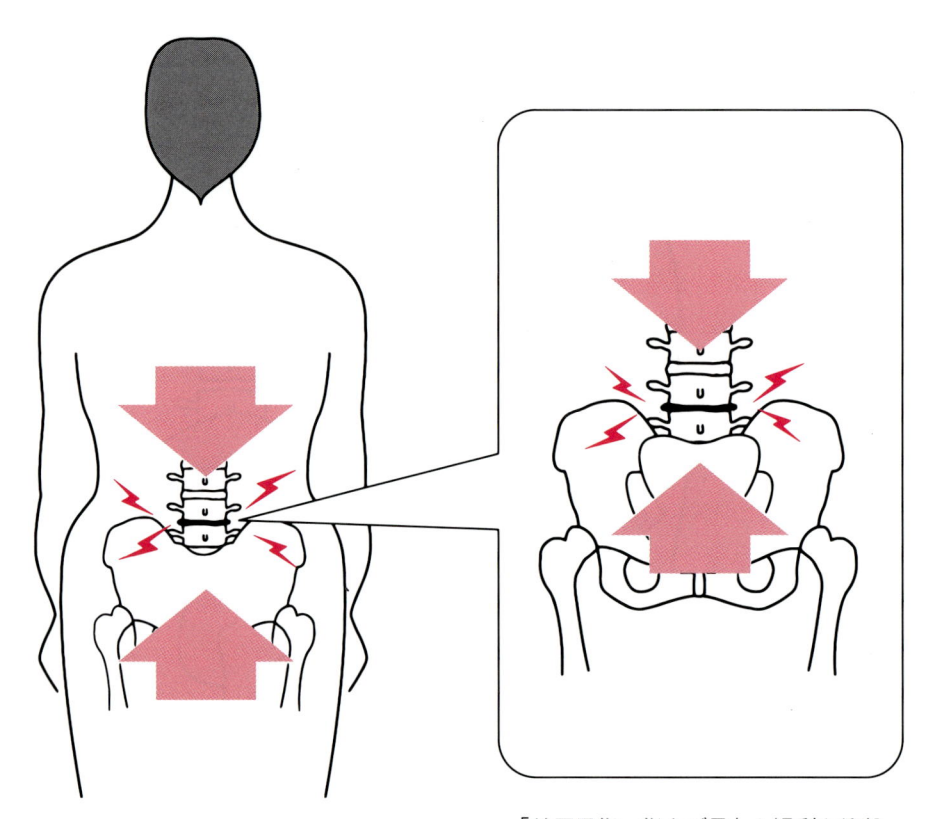

「外反母指・指上げ足」と過剰な衝撃

例）外反母指や指上げ足による過剰な衝撃波のストレスが（前）・（後）・（左）・（右）・（上下）のアンバランスの中のどれかに反復されることによって発生する損傷。腰椎ヘルニア、腰椎分離症、腰椎すべり症、ギックリ腰、腰椎疲労性圧迫骨折、変形性腰椎狭窄症などの疲労骨折など。
診断例）過労学的損傷（過剰な衝撃波）＋構造学的歪み（前・後・左・右・上下）＋環境学的条件（スポーツ）

## （7）腰部におけるねじれのアンバランス

8方向の診断の7番目にあたる「ねじれのアンバランス」とは…
　腰部を診断する場合、（前）・（後）・（左）・（右）・（上下）のアンバランスに、足裏の不安定（免震機能の低下）とともに、過剰なねじれ波が繰り返されたことが最大原因となる過労学的損傷から発生する痛みや不調。

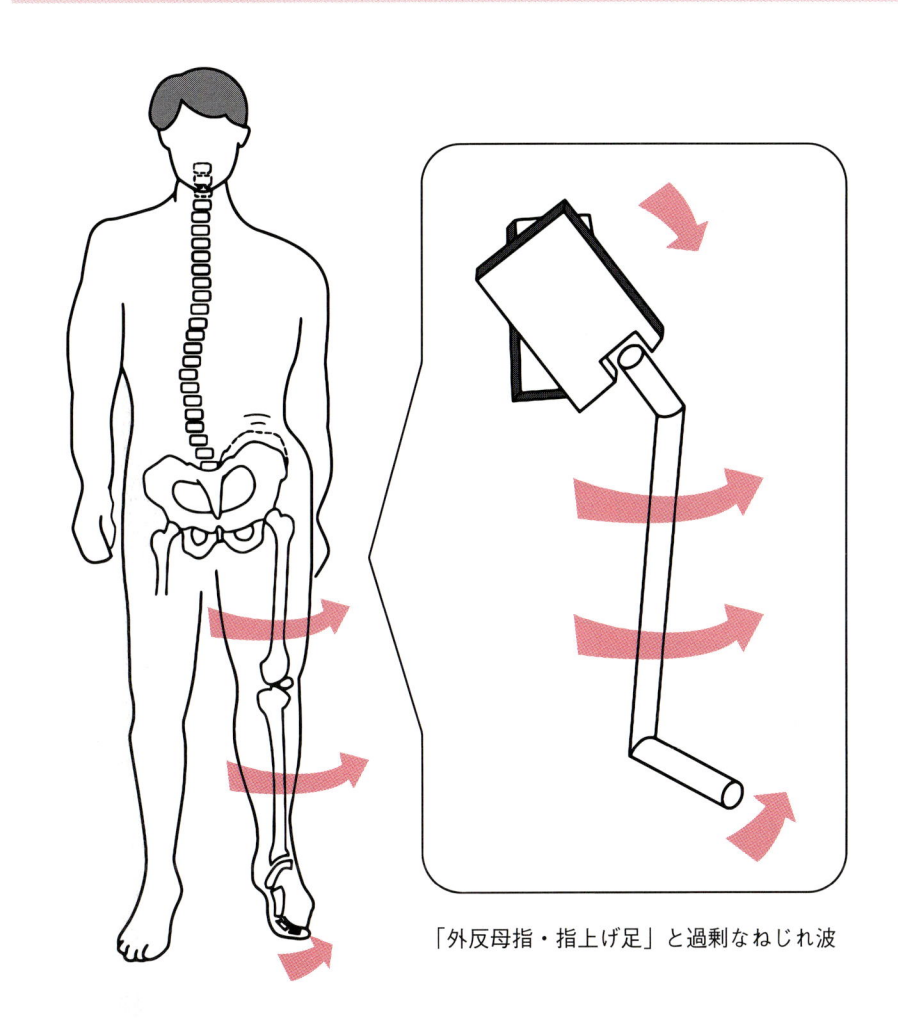

「外反母指・指上げ足」と過剰なねじれ波

例）外反母指や指上げ足による過剰なねじれ波のストレスが（前）・（後）（左）（右）・（上下）のアンバランスの中のどれかに反復されることによって発生する損傷。骨盤の歪み、仙腸関節の歪み、下肢の長短差の発生など。
診断例）過労学的損傷（過剰なねじれ波）＋構造学的歪み（前・後・左・右・上下）＋環境学的条件（スポーツ）

## (8) 腰部における環境のアンバランス

> 8方向の診断の8番目にあたる「環境のアンバランス」とは…
> 　腰部を診断する場合、(1)から(7)までのアンバランスに加え、スポーツや片寄った生活環境が最大原因となる環境学的条件から発生する痛みや不調。

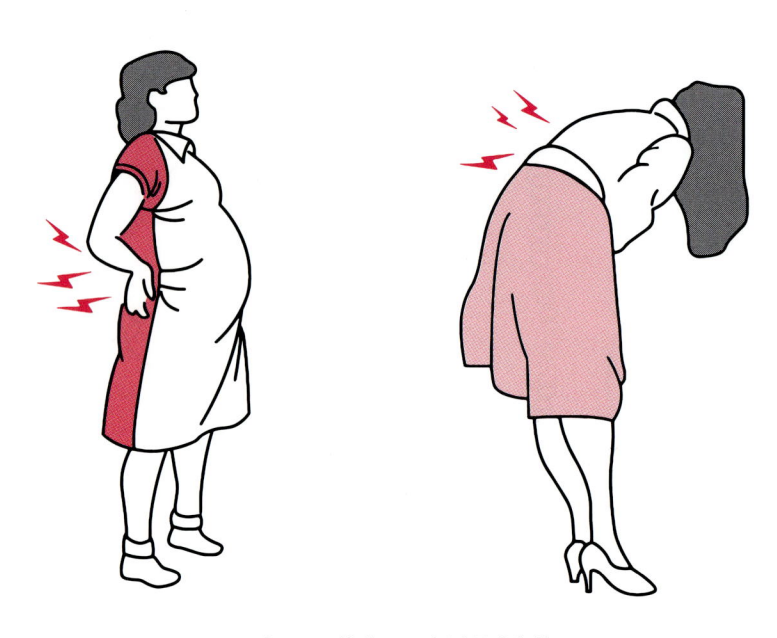

スポーツや片寄った生活環境条件

例）スポーツや生活環境条件が（前）・（後）・（左）・（右）・（上下）・（衝撃）・（ねじれ）のアンバランスのどれかに反復されることによって発生する損傷。作業による腰痛、片寄った日常生活による腰痛など。

診断例）過労学的損傷（衝撃波・ねじれ波）＋構造学的歪み（前・後・左・右・上下）＋環境学的条件（スポーツ）

第3章　各部における「8方向の診断」

# 背部における「8方向の診断」

## （1）背部における前のアンバランス

> 8方向の診断の1番目にあたる「前のアンバランス」とは…
> 　背部を診断する場合、前・後に分け、重心点が前方へ片寄りすぎたことが最大原因となる構造学的歪みから発生する痛みや不調。

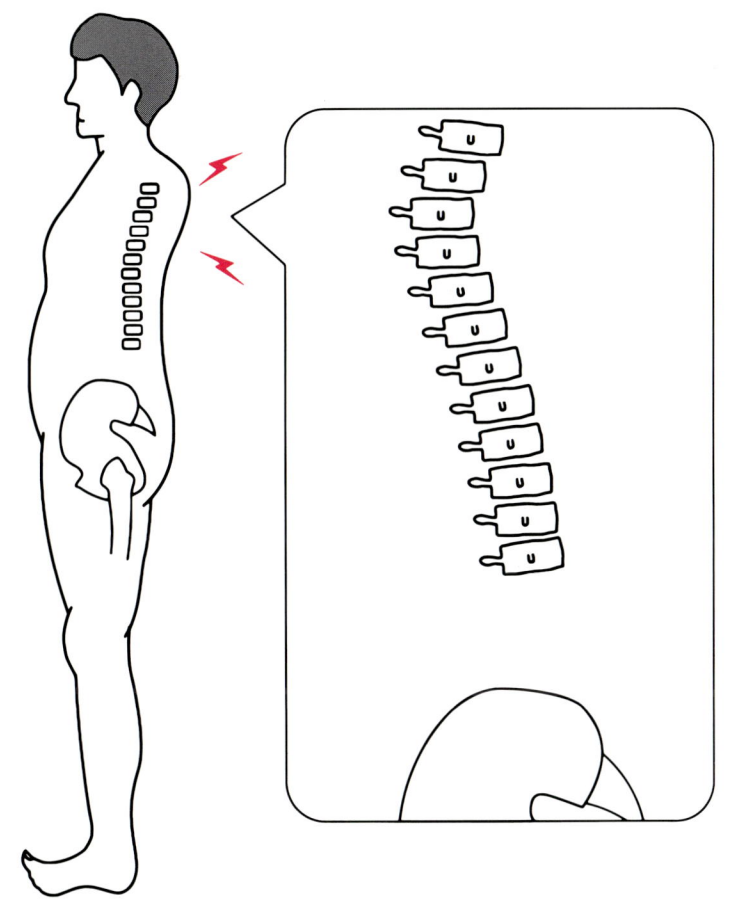

「外反母指・指上げ足」と反った背中

例）背部が反り過ぎて重心が標準的な調和から前方に移動したことによって発生する背部の損傷。各種の内臓疾患など。

## （2）背部における後のアンバランス

> 8方向の診断の2番目にあたる「後のアンバランス」とは…
> 背部を診断する場合、前・後に分け、重心点が後方へ片寄りすぎたことが最大原因となる構造学的歪みから発生する痛みや不調。

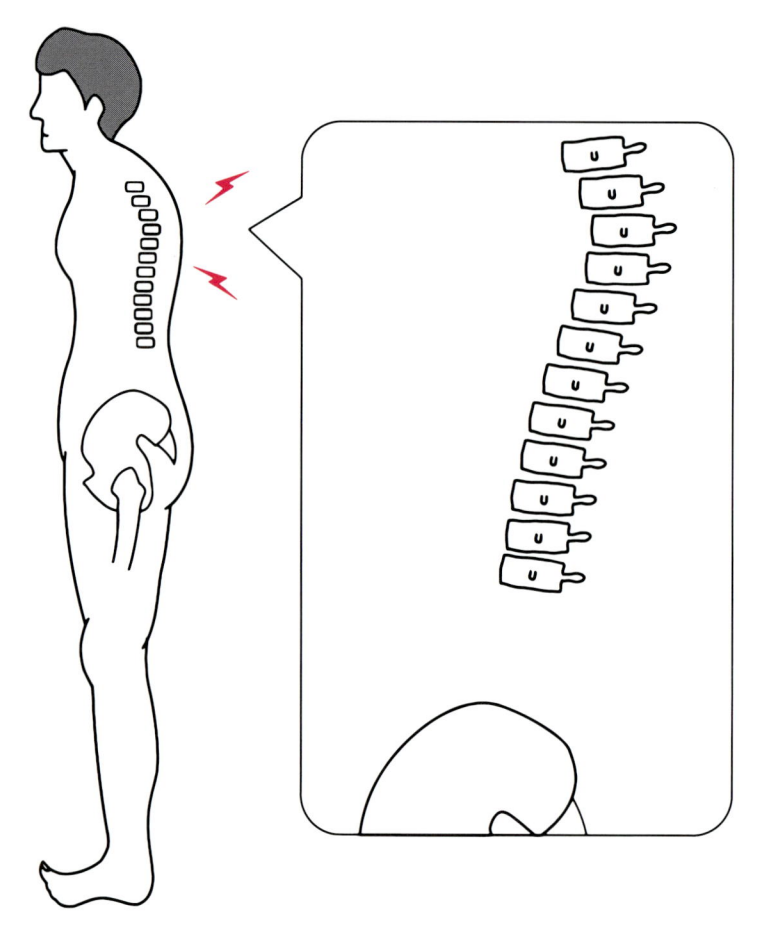

「外反母指・指上げ足」と猫背・亀背

例）外反母指や指上げ歩きは重心が踵へ移動してしまうため、後方に倒れる危険性が増す。重力とのバランスを保とうとして背中を丸くする、つまり亀背・猫背を呈することによって発生する損傷。喘息、内臓下垂。

## （3）背部における左のアンバランス

> 8方向の診断の3番目にあたる「左のアンバランス」とは…
> 　背部を診断する場合、左・右に分け、重心点が左側へ片寄りすぎていることが最大原因となる構造学的歪みから発生する痛みや不調。

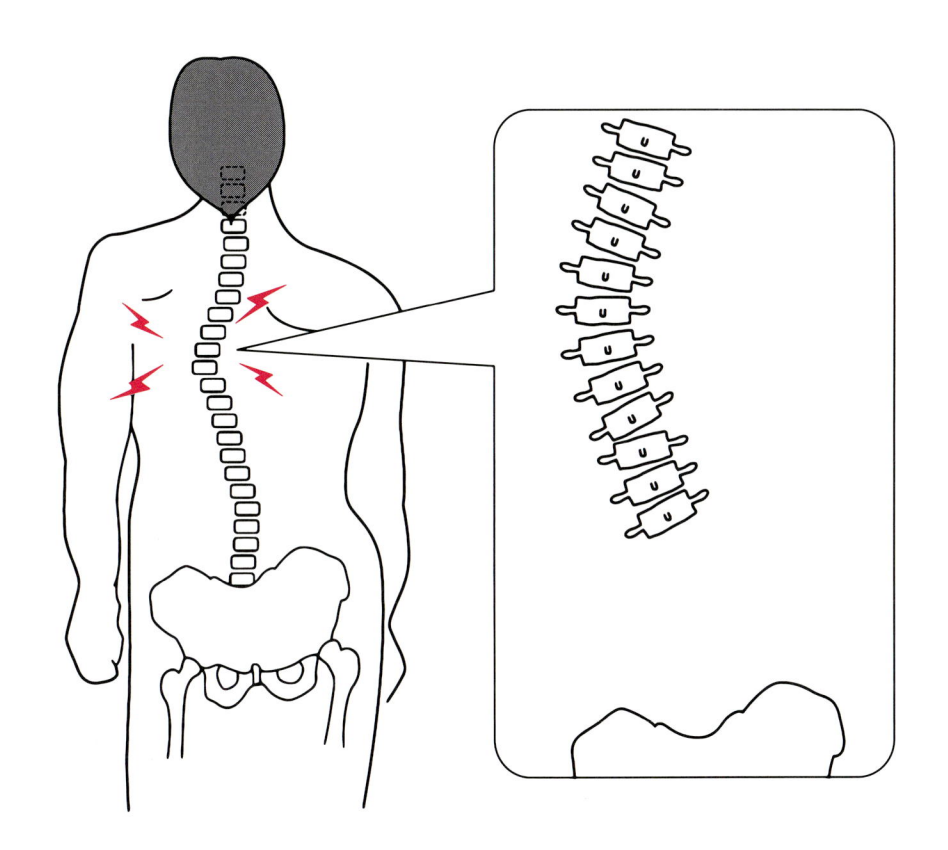

「足裏の不安定」と側弯症・姿勢の不均衡

例）側弯症や左側に片寄った作業など重心が左側へ移動したことによって発生する背部の損傷。

## （4）背部における右のアンバランス

> 8方向の診断の4番目にあたる「右のアンバランス」とは…
> 背部を診断する場合、左・右に分け、重心点が右側へ片寄りすぎていることが最大原因となる構造学的歪みから発生する痛みや不調。

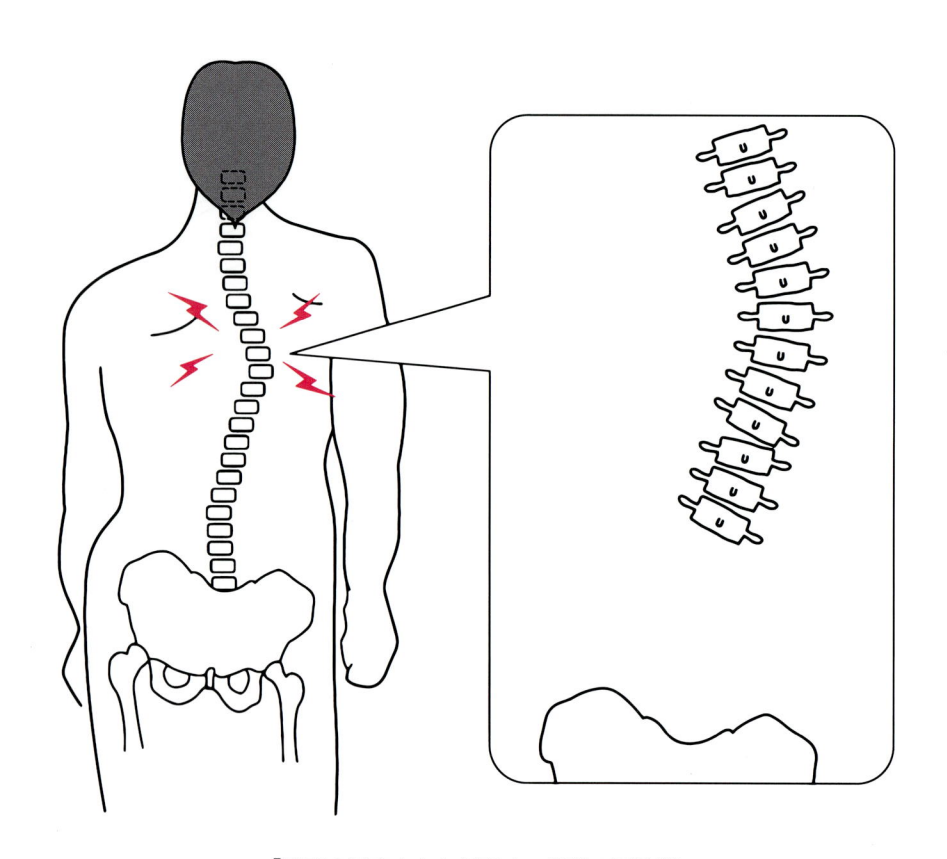

「足裏の不安定」と側弯症・姿勢の不均衡

例）側弯症や右側に片寄った作業など重心が右側へ移動したことによって発生する損傷。

## （5）背部における上下のアンバランス

> 8方向の診断の5番目にあたる「上下のアンバランス」とは…
> 背部を診断する場合、上・下に分け、重心点が中心部へ片寄りすぎたこと（生理的弯曲の消失）が最大原因となる構造学的歪みから発生する痛みや不調。

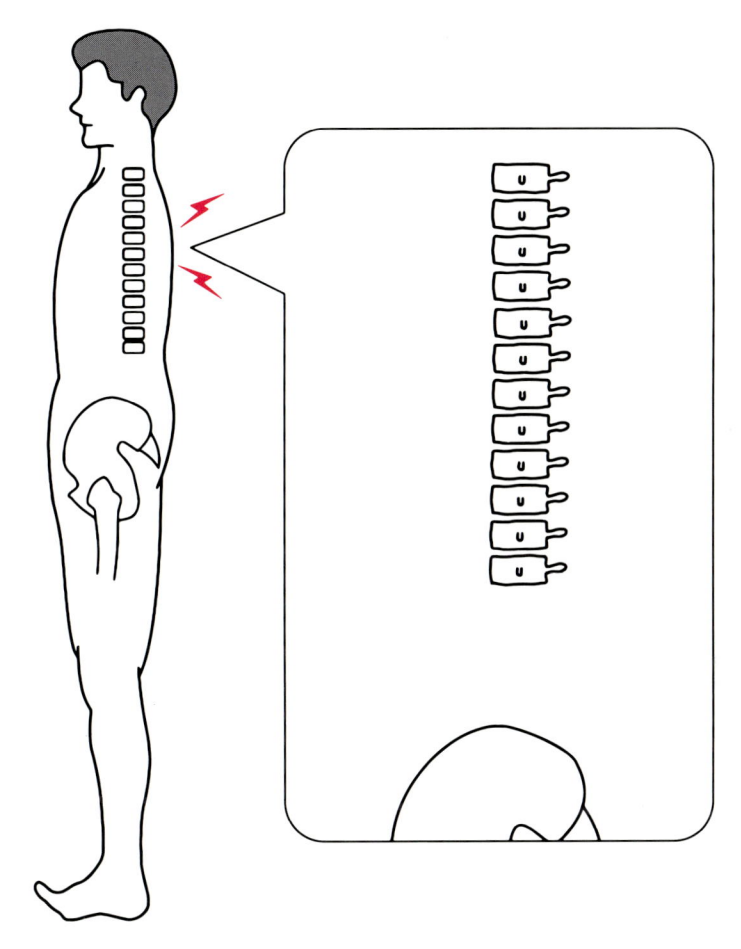

「外反母指・指上げ足」と生理的弯曲の消失した胸椎

例）胸椎の生理的弯曲の消失に伴い、重心点が中心部へ移動したことによって発生する損傷。脊椎分離症、圧迫骨折、背部痛。

## （6）背部における衝撃のアンバランス

> 8方向の診断の6番目にあたる「衝撃のアンバランス」とは…
> 　背部を診断する場合、(前)・(後)・(左)・(右)・(上下) のアンバランスに、足裏の不安定（免震機能の低下）とともに、過剰な衝撃波が繰り返されたことが最大原因となる過労学的損傷から発生する痛みや不調。

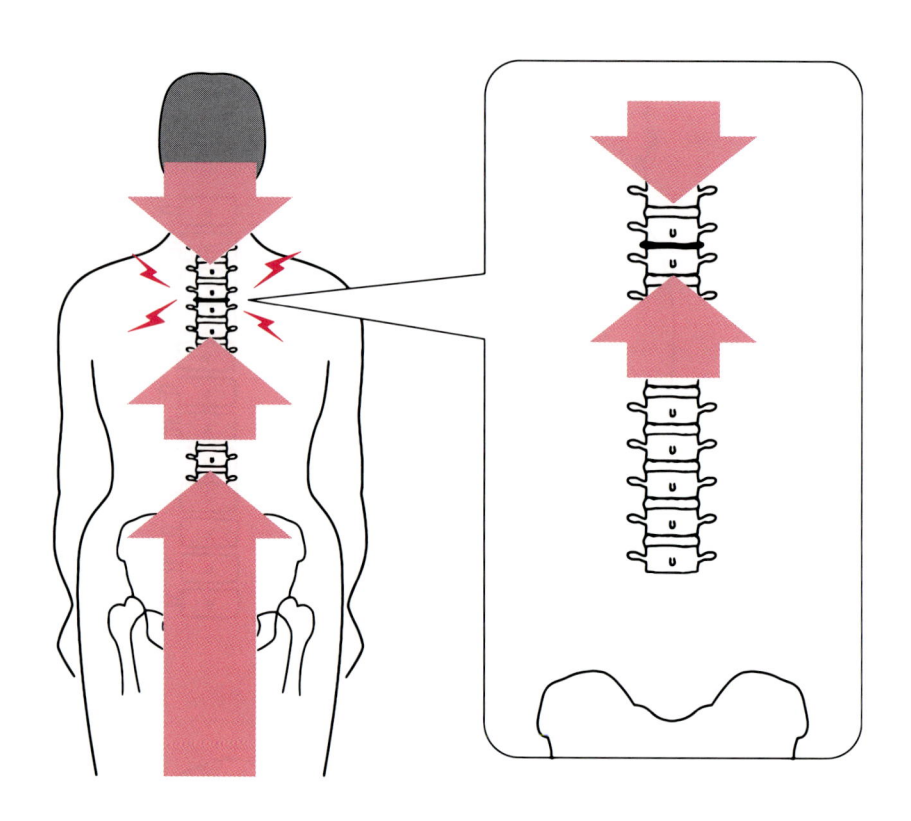

「外反母指・指上げ足」と過剰な衝撃

例）外反母指や指上げ足による過剰な衝撃波のストレスが（前）・（後）・（左）・（右）・（上下）のアンバランスの中のどれかに反復されることによって発生する損傷。脊椎分離症、すべり症、過労性の脊椎圧迫骨折など。
診断例）過労学的損傷（過剰な衝撃波）＋構造学的歪み（前・後・左・右・上下）＋環境学的条件（スポーツ）

## （7）背部におけるねじれのアンバランス

> 8方向の診断の7番目にあたる「ねじれのアンバランス」とは…
> 　背部を診断する場合、（前）・（後）・（左）・（右）・（上下）のアンバランスに、足裏の不安定（免震機能の低下）とともに、過剰なねじれ波が繰り返されたことが最大原因となる過労学的損傷から発生する痛みや不調。

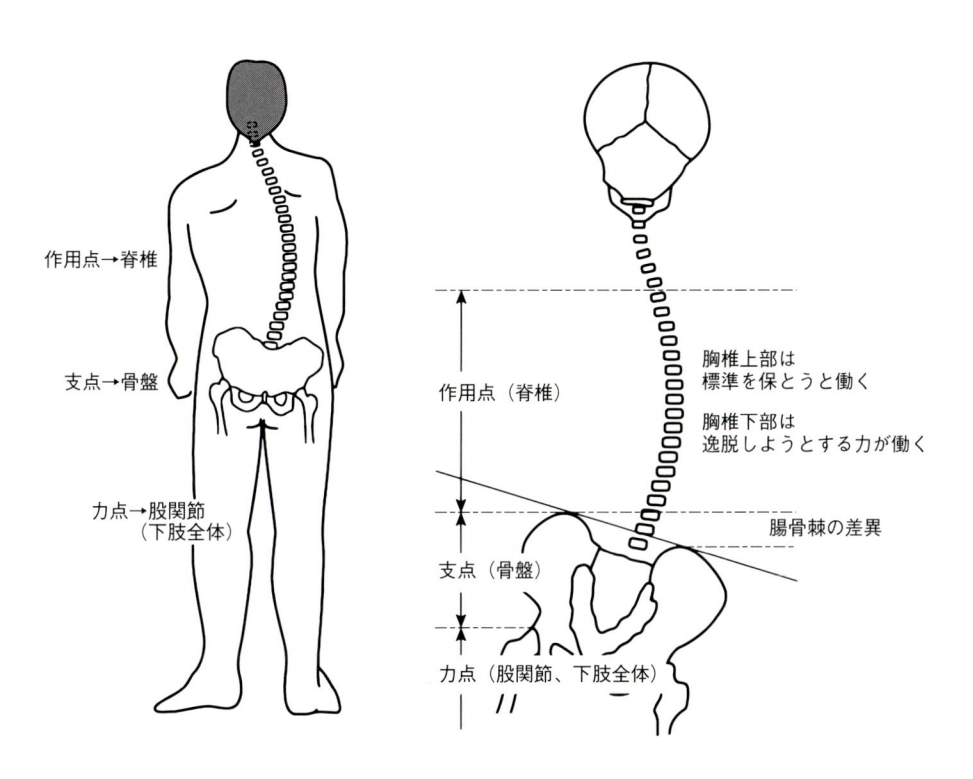

作用点→脊椎
支点→骨盤
力点→股関節（下肢全体）

作用点（脊椎）
支点（骨盤）
力点（股関節、下肢全体）

胸椎上部は標準を保とうと働く
胸椎下部は逸脱しようとする力が働く
腸骨棘の差異

「外反母指・指上げ足」と過剰なねじれ、作用点の胸椎下部は外側へ逸脱しようとする力が働き、胸椎上部は標準を保とうとする力が働くため胸椎の下部と上部で相反するねじれのストレスが繰り返される。

例）外反母指や指上げ足により過剰なねじれ波のストレスが（前）・（後）・（左）・（右）・（上下）のアンバランスの中のどれかに反復されることによって発生する損傷。側弯症、背筋の差異、肩甲骨の高低差、胸椎の歪み、身体のねじれなど。

診断例）過労学的損傷（過剰な衝撃波）＋構造学的歪み（前・後・左・右・上下）＋環境学的条件（スポーツ）

### (8) 背部における環境のアンバランス

> 8方向の診断の8番目にあたる「環境のアンバランス」とは…
> 　背部を診断する場合、(1)から(7)までのアンバランスに加え、スポーツや片寄った生活環境が最大原因となる環境学的条件から発生する痛みや不調。

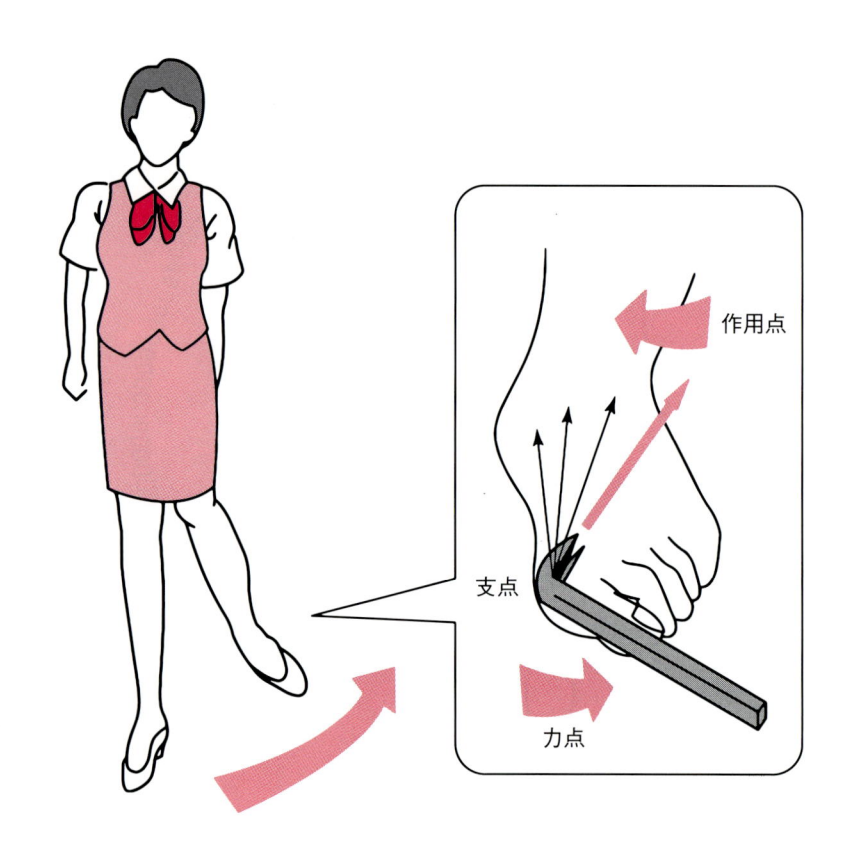

スポーツや片寄った生活環境条件

例）スポーツや生活環境条件が（前）・（後）・（左）・（右）・（上下）・（衝撃）・（ねじれ）のアンバランスのどれかに反復されることによって発生する損傷。作業による背部痛、片寄った日常生活による背部痛、環境を改善することによって回復する症状など。

診断例）過労学的損傷（衝撃波・ねじれ波）＋構造学的歪み（前・後・左・右・上下）＋環境学的条件（スポーツ）

# 頚部における「8方向の診断」

## (1) 頚部における前のアンバランス

8方向の診断の1番目にあたる「前のアンバランス」とは…
　頚部を診断する場合、前・後に分け、重心点が前方へ片寄りすぎたことが最大原因となる構造学的歪みから発生する痛みや不調。

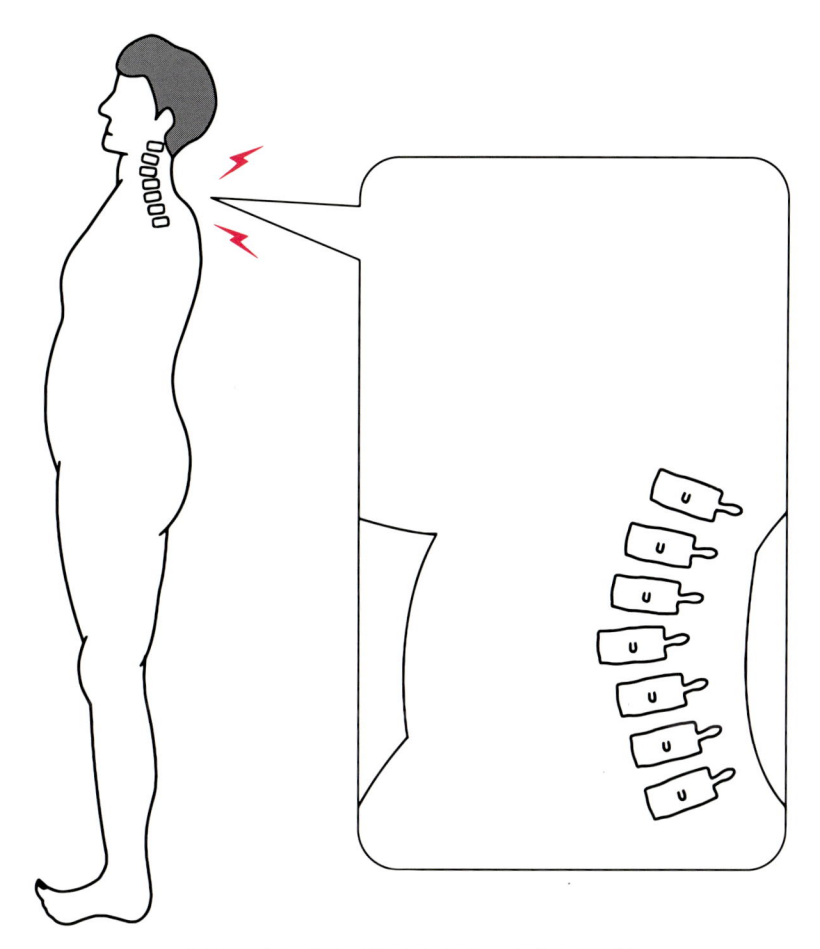

「外反母指・指上げ足」と前方に弯曲した頚椎

例）頚部の前方弯曲が大きく、重心点が標準的な調和から前方に移動したことによって発生する損傷。

## (2) 頚部における後のアンバランス

> 8方向の診断の2番目にあたる「後のアンバランス」とは…
> 背部を診断する場合、前・後に分け、重心点が後方へ片寄りすぎたことが最大原因となる構造学的歪みから発生する痛みや不調。

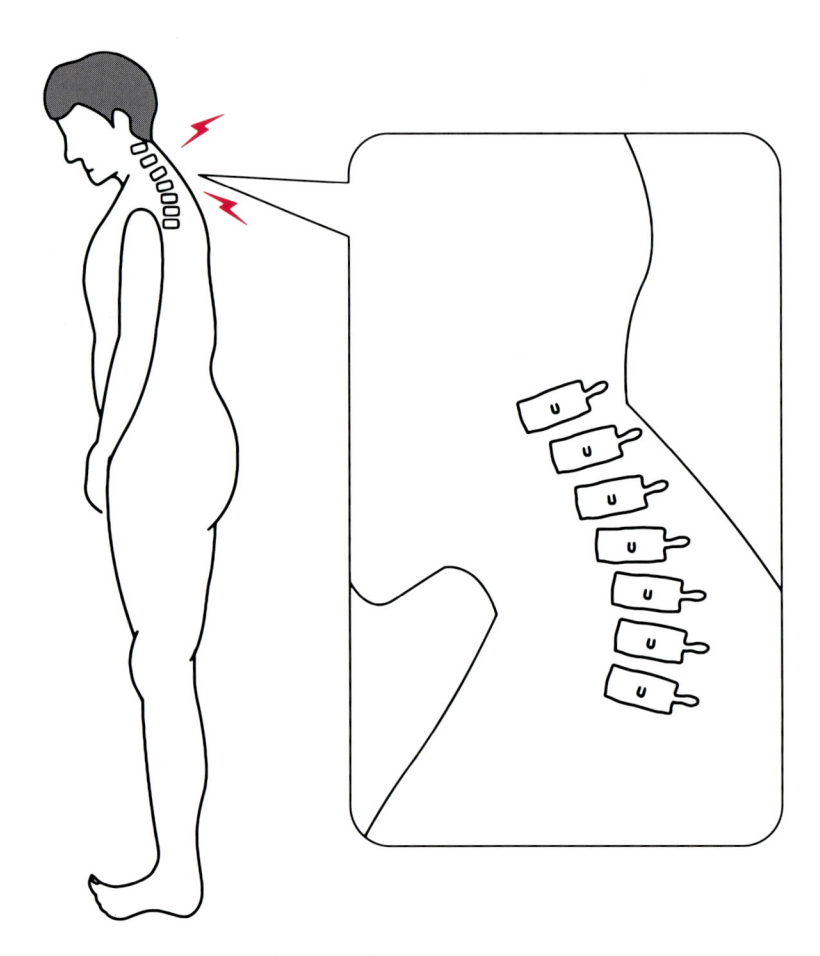

「外反母指・指上げ足」と後方に弯曲した頚椎

例）外反母指や指上げ歩きは重心が踵へ移動してしまうので、後方に倒れる危険性が増す。重力とのバランスを保とうとして頭を前方に移動したことによって発生する損傷。

## （3）頚部における左のアンバランス

**8方向の診断の3番目にあたる「左のアンバランス」とは…**
頚部を診断する場合、左・右に分け、重心点が左側へ片寄りすぎたことが最大原因となる構造学的歪みから発生する痛みや不調。

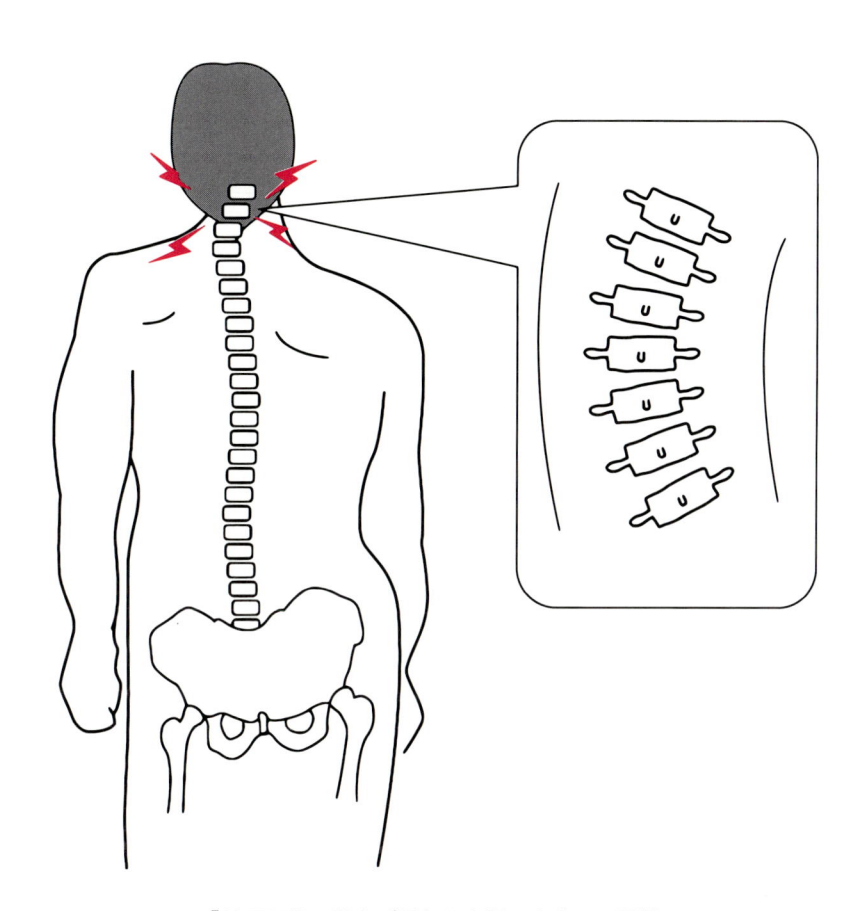

「外反母指・指上げ足」と左側に弯曲した頚椎

例）足裏の不安定を頚部や頭部が左側に傾き重力とのバランスを保とうとして、重心点が左側に移動したことによって発生する損傷。

## (4) 頸部における右のアンバランス

> 8方向の診断の4番目にあたる「右のアンバランス」とは…
> 頸部を診断する場合、左・右に分け、重心点が右側へ片寄りすぎたことが最大原因となる構造学的歪みから発生する痛みや不調。

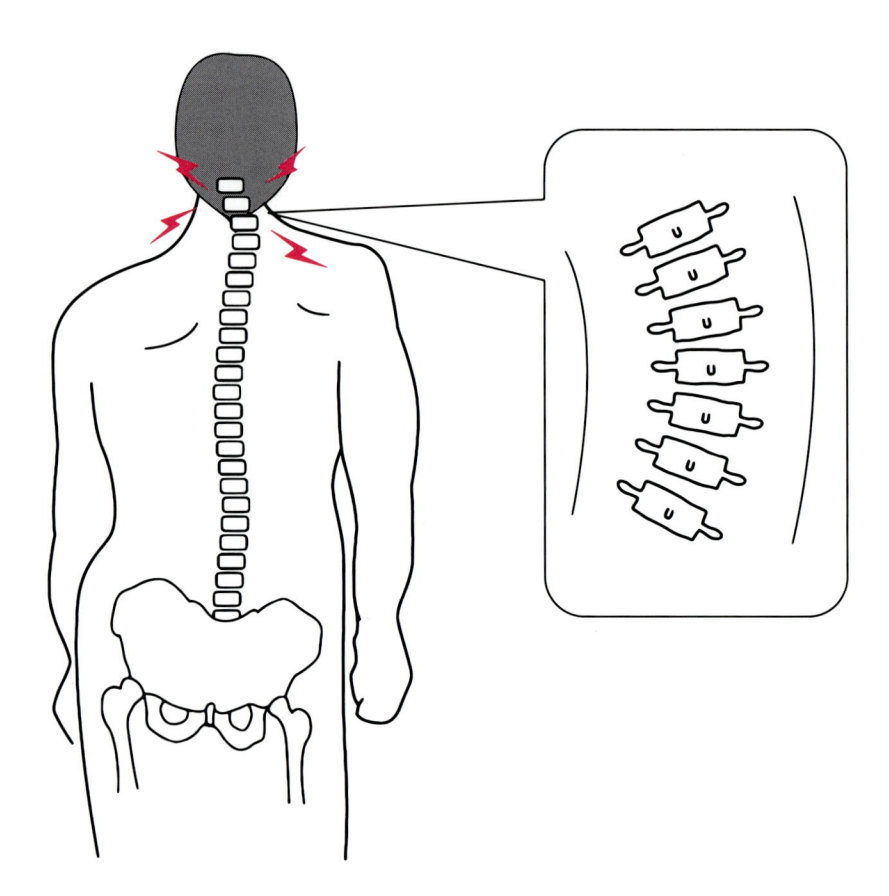

「外反母指・指上げ足」と右側に弯曲した頸椎

例）足裏の不安定を頸部や頭部が右側に傾き重力とのバランスを保とうとして、重心点が右側に移動したことによって発生する損傷。

## （5）頚部における上下のアンバランス

> 8方向の診断の5番目にあたる「上下のアンバランス」とは…
> 
> 　頚部を診断する場合、上・下に分け、重心点が中心部へ片寄りすぎたこと（生理的弯曲の消失）が最大原因となる構造学的歪みから発生する痛みや不調。

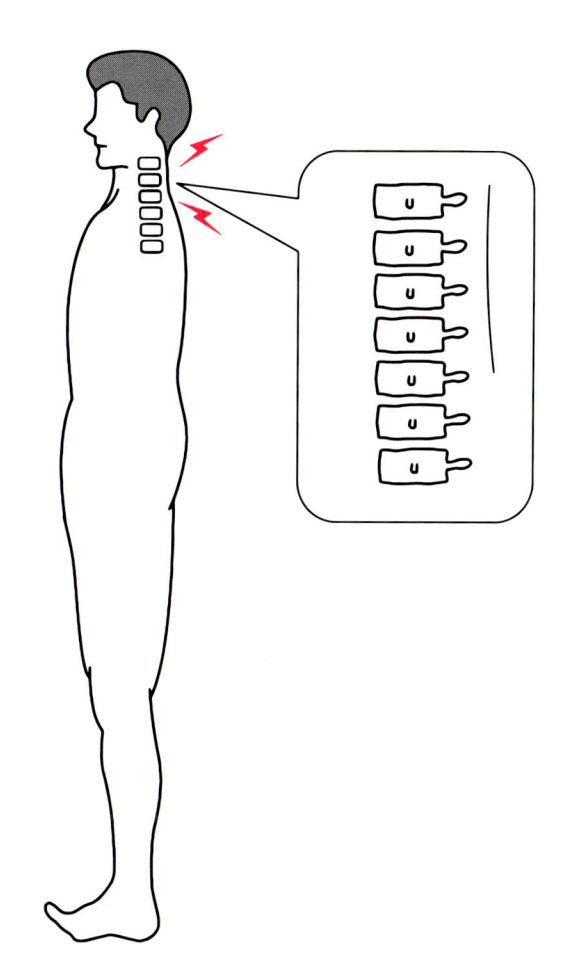

「外反母指・指上げ足」と生理的弯曲の消失した頚椎

例）頚椎の生理的弯曲の消失に伴い、重心点が中心部へ移動したことによって発生する損傷。

## （8）頚部における環境のアンバランス

> **8方向の診断の8番目にあたる「環境のアンバランス」とは…**
> 頚部を診断する場合、(1)から(7)までのアンバランスに加え、スポーツや片寄った生活環境が最大原因となる環境学的条件から発生する痛みや不調。

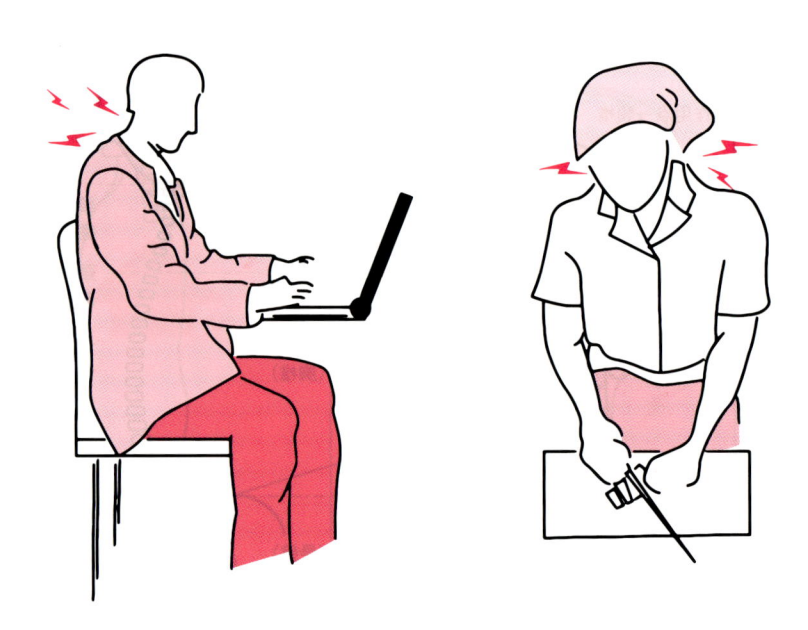

スポーツや片寄った生活環境条件

例）スポーツや生活環境条件が（前）・（後）・（左）・（右）・（上下）・（衝撃）・（ねじれ）のアンバランスのどれかに反復されることによって発生する損傷。片寄った作業、片寄った日常生活による頚部痛、環境を改善することによって回復する症状。
診断例）過労学的損傷（衝撃波・ねじれ波）＋構造学的歪み（前・後・左・右・上下）＋環境学的条件（スポーツ）

# 第4章

## 治療の3原則

### 「治療の3原則」で治療法の根本を知る

　亜急性・慢性の神経不調に対してさまざまな治療法が台頭したり、流行しては消えていくが、本来正しい治療法、つまり最も効率的な治療法はひとつしかない。そのひとつとは、3つの組み合わせ（治療の3原則）をもって初めて医学として成り立つ（図10）。そしてそれが唯一「医療行為」と呼べる治療法なのである。

| 1 | 縦×横×高さ× | ①バランス |
| 2 | 時間× | ②血行 |
| 3 | 環境× | ③固定 |

図10　治療の3原則とは

| 1 | 縦×横×高さ× | ①構造学的歪みの回復 |
| 2 | 時間× | ②過労学的損傷の回復 |
| 3 | 環境× | ③環境学的条件にあたる安静固定の回復 |

図11　治療の3原則を理論的に説明する

　治療の3原則にのっとった3つの処置を同時に行うことが最も効果的な医療行為なのである（図11）。ひとつが欠けても、またひとつだけを行っても対処療法・気休め・慰安的行為で終ってしまい、医療行為として成立しない。そして治療行為を実行する場合、損傷の程度や体調によって①〜③のどの行為が多く必要であるかを判断することも重要である。

### 治療の3原則と具体例

　治療の3原則と具体例を挙げてみよう
　①構造（縦×横×高さ）…（例）画像および映像診断、徒手的整復術、カイロプラクティック、または8方向の診断で構造学的歪みを知る。内面的には外科的手術など。
　②時間（価値時間）…（例）光線、電気療法、マッサージ、鍼、灸、温熱療法などによる微細な衝撃波とねじれ波。内面的には直接的な酸素補給療法など。
　③環境（患部の環境）…（例）外面からは、ギプス固定、コルセット固定、包帯固定、サポーター固定。または、内面的には栄養療法（サプリメント）、薬物療法。精神的には、癒し・気功など。
　（注）肉体および精神は環境条件によって、支配されているので、環境条件の中に肉体と精神が含まれる。

　上記の3つの原則を運動器系・神経系の患部に対して同時に行うことが効率的な治療法となり、初めて治療行為や医療行為と呼べるものとなる。

### 治療の3原則の裏づけとなる理論の説明

　治療の3原則とは、①構造医学②過労医学③環境医学を同時に行うことである（図12）。価値的時間と過労的時間は、過労医学に含まれる。

| 自然界5次元構造の法則 | 1次元構造 | 縦× | 前のアンバランス | 構造医学 | ① | 治療の3原則 |
|---|---|---|---|---|---|---|
| | | | 後のアンバランス | | | |
| | 2次元構造 | 横× | 左のアンバランス | | | |
| | | | 右のアンバランス | | | |
| | 3次元構造 | 高さ× | 上下のアンバランス | | | |
| | 4次元構造 | 時間× | 衝撃のアンバランス | 過労医学 | ② | |
| | | | ねじれのアンバランス | | | |
| | 5次元構造 | 環境× | 体環境のアンバランス | 環境医学 | ③ | |

図12　治療の3原則

つまり、治療の3原則による「時間」とは、過労時間から価値時間への変換であり、治療の3原則を理解するポイントは、「時間」の部分である。

そして、診断をする場合の時間とは、「過労的時間」、つまり過労性の損傷原因となる「過剰な衝撃波とねじれ波」を指すのに対し、治療をする場合の時間とは、「価値的時間」、つまり活性化によって回復要因となる「微細な衝撃波とねじれ波」を指すのである。

わかりやすく説明すると、同じ1時間でも「過剰な衝撃波とねじれ波」はマイナスに作用し過労性の損傷へと導かれ、同じ1時間でも「微細な衝撃波とねじれ波」はプラスに作用し活性化によって回復へと導かれるのである。

治療の3原則による「時間」とは、価値的時間つまり、活性化によって回復要因となる微細な衝撃波とねじれ波を用いる治療法であるということ。その「微細な衝撃波とねじれ波」とは、外面からは患部を活性化させる手段として電気・温熱・マッサージ・光線療法などであり、内面からは酸素の補給などがあるがいずれも患部の回復力や痛みを緩和する作用があるのだ。

## 治療の3原則の裏づけ

治療の3原則とは、この3つの原則から成り立っている理論である。

第1の原則

力学的構造体（縦×横×高さ）のアンバランスに対し、外面からは患部の構造学的歪みの回復処理を施し、内面からは外科的手術を用いて自然治癒力を高める（図13）。

| 1次元構造 | | |
|---|---|---|
| 2次元構造 | 縦×横×高さ× | 構造 |
| 3次元構造 | | |

図13　第1の原則

第2の原則

患部の活性化、血行促進とともに痛みを和らげ、外面からは過労学的損傷に対し価値的時間の回復処置を施し、内面からは酸素補給などを用いて自然治癒力を高める（図14）。

| 4次元構造 | 価値時間× | 過労性 |

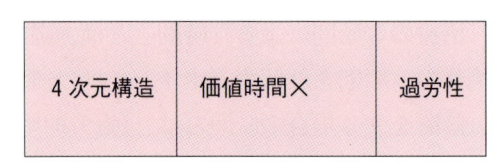

図14　第2の原則

第3の原則

　患部の環境学的条件の改善として、外面からは負担度より安静度が上回る固定処置を施し、内面からは栄養食品や薬物療法を用いて自然治癒力を高める（図15）。

| 5次元構造 | 体環境× | 体 |

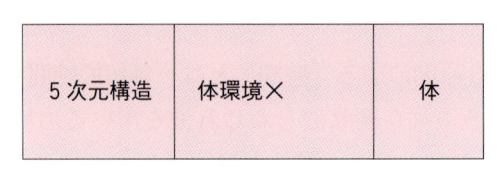

図15　第3の原則

　つまり、患部に対しては、①の構造医学、②の過労医学、③の環境医学の3つの行為が同時に行われてこそ、効率的に治癒力が発揮され、医療行為と呼べるようになる。

| | | |
|---|---|---|
| 構造医学<br>第1の原則<br>（縦×横×高さ）<br>バランス | 患部の構造学的なアンバランスの回復処置を施し、自然治癒力を高める。 | 例）●徒手的整復術<br>●カイロプラクティック<br>●8方向の診断<br>●画像、映像診断<br>内面的には、外科的手術 |
| 過労医学<br>第2の原則<br>（価値的時間）<br>血行 | 患部の血行促進とともに痛みを和らげ、過労時間に対し価値的時間の回復処置を施し、自然治癒力を高める。 | 例）●光線、電気療法<br>●マッサージ、鍼、灸、温熱、冷却湿布<br>内面的には、直接的な酸素補給療法 |
| 環境医学<br>第3の原則<br>（体環境）<br>固定 | 患部の環境条件を整える手段として、負担度より安静度が上回る固定処置を施し、自然治癒力を高める。 | 例）●外面的には各種の固定（ギプス、シイネ、コルセット、包帯、サポーター）<br>●内面的には栄養療法、健康食品（サプリメント）、薬物療法 |

（左側：自然界5次元構造の法則　右側：治療の3原則）

図16　治療の3原則のまとめ

自然界は5次元構造の仕組みで構成されている。それを分類したのが、①構造②時間③環境の3つなのだ。3つのうちのどれか1つだけでは不十分であり、「構造物」には「時間経過」と「環境条件」が伴うという、自然の法則に従わなければならない。よって、「構造医学」だけではまだ3分の1の部分を診たり治療しているに過ぎないのである。必ず、3原則に従わなければならない。そして治療行為を実行する場合、症状によって3つのうちのどこに重きを置くかが治療のポイントとなってくる（図16）。

# 第5章

## 足と健康との基礎理論

### 足裏から全身を診る

　「はじめに」でも説明したように、人も物も万物は地球上において重力と戦い、同時に絶妙なコントロールでバランスを保とうとしている。そして重力とのバランスが保たれたところに健康と美が生まれ、進化が促されている。逆に重力とのバランスが崩れたところに痛みや病気、醜さが生まれ、退化が促されている。つまり、人間は進化・発展のため重力との力学的バランスを効率性をもって最優先している。その重力とのバランスを最も多くコントロールしているところが人間の土台となる「足」である。まず、足と健康との基礎理論の前提知識として、このことを知らなければならない。

　なぜなら、足の異常、特に足裏の不安定が慢性痛や病気と深く関係していることは事実であり、中でも運動器系・神経系に発生する負傷の瞬間を特定できない亜急性・慢性の疾患や神経不調の約80％以上を占めているからである。家やビルなどの構造物と、人間の体は力学的には同じ構造であり、建築においても土台とその上に乗る構造物が一体で力学的に比例するのと同じように、人間も足（土台）と体は一体であり、力学的な「肉体重力線」＊でつながっているのである。

　その重力とのバランスを最も多くコントロールしているところが足であるが、今まで痛みや不調を訴えるとその痛いところ、悪いところ、つまり枝葉にしか目がいかず、幹（根幹）である足との関連性を力学的に診ようとしなかった。家やビルなどの構造物なら、土台あるいは基礎から上部構造を診ていく、という根本的な考え方があるが、人間に対しては人間の土台となる「足裏から全身を力学的に診る」という根本的な考えが不足していたのである。このため、亜急性・慢性の疾患や神経不調に対する治療医学の発展が遅れてしまった。

　本章では、足と健康との基礎理論を確立した上でその関係性を定義づける。

＊肉体重力線…重力とのバランスを保つため、骨格や柔軟な筋力以外にも神

経機能や脳の動き、力学的判断が作用している状態をいう。

## 足の健康と異常の定義

### 足と健康の定義

　足と健康との関連性、これも自然界5次元構造の法則に則って定義づけなければならない。なぜなら、人間の体はどこをとってもこの法則に従っているからである。

　足と健康との定義とは足は身体に対し、①安定機能②免震機能③運動機能の3つの機能をもって重力との調和を効率的に保ち、健康と進歩を促している（図17）。足と健康との関連性は次のようにまとめられる。

①安定機能（縦×横×高さ）

　足は歩行とともに骨格や姿勢を標準的な状態に保ち、身体を安定させることで重力とのバランスを構造学的に整え、健康に導く（姿勢や骨格・関節のバランスを正常に保つ）。

②免震機能（過労時間×）

　足は歩行とともに発生する過剰な衝撃波やねじれ波を標準的な状態に保ち、

| | | | | | |
|---|---|---|---|---|---|
| 自然界5次元構造 | 1次元構造 | 縦× | 前のアンバランス | 構造医学 | ①安定機能 |
| | | | 後のアンバランス | | |
| | 2次元構造 | 横× | 左のアンバランス | | |
| | | | 右のアンバランス | | |
| | 3次元構造 | 高さ× | 上下のアンバランス | | |
| | 4次元構造 | 過労時間× | 衝撃のアンバランス | 過労医学 | ②免震機能 |
| | | | ねじれのアンバランス | | |
| | 5次元構造 | 体環境× | 体環境のアンバランス | 環境医学 | ③運動機能 |

→ 足と健康の定義

図17　足と健康の定義

吸収・無害化することで重力とのバランスを過労学的に整え健康に導く（関節や骨の変形・老化などの過労性の損傷を最大限に防ぐ）。
③運動機能（体環境×）

　足は歩行とともに柔軟性や運動能力を標準的な状態に保ち、肉体および精神を向上させることで重力とのバランスを環境学的に整え、健康に導く（柔軟性や運動能力を高め身体の強化や脳の発達を促す）。

### 足の異常と健康との定義

　足裏の異常が、亜急性・慢性の疾患や神経不調、さらには病気までも発生させている。このメカニズムも自然界５次元構造の法則に則って定義づけなければならない。なぜなら足裏の異常が原因となって負傷の瞬間を特定できない過労性の損傷を発生している割合も、この法則に従っているからだ。足の異常と過労性の損傷や病気との関連性を学問的に追究、解明することで新しい診断法と最も効率的な治療法が定まる。つまり、負傷の瞬間を特定できない過労性の損傷に対し、足裏の機能低下から原因を追究、解明することで幹（根幹）と枝葉の区別ができ、最も効率的な診断と治療ができるようになる、ということだ。

　足の異常と健康との定義は、足裏の異常は身体に対し、①安定機能の低下②免震機能の低下③運動機能の低下による３つの機能低下をもたらし、それぞれの機能低下に伴う痛みや不調・病気を発生させてしまう。

## 足裏の機能低下と障害発生メカニズム

　積木の一段目が狂うとその上部は必ず反対側に狂う、という自然界の法則があるが、①安定機能［（縦×横×高さ）×］の低下とは「積木の一段目の原理」と同じである（図18）。足裏に異常があると足裏が不安定になる。それに伴い、その上部にも構造学的アンバランスが発生し、骨格や姿勢も力学的に悪くなる。特に足の異常は左右対称に起きないため、扁足歩行となり上半身に歪みが起こりやすい。その左右差の大きさに比例して、下肢の長短差・骨盤の高低差・側弯症・顎関節症・顔面の左右差・咬合異常などの障害を発生させている。特に、足裏の不安定はその最上部にある頚が重心を変えて補おうとする。頚は運動可動域が広い関節なので、力学的に最も補いやすいのである。これが足の異常あるいは外反母指と、頚の痛み・頭痛・肩こり・自律神経失調症状とが一致する理由である。

第5章 足と健康との基礎理論

頚の変形
頭痛・肩こり
自律神経失調症
顎関節症

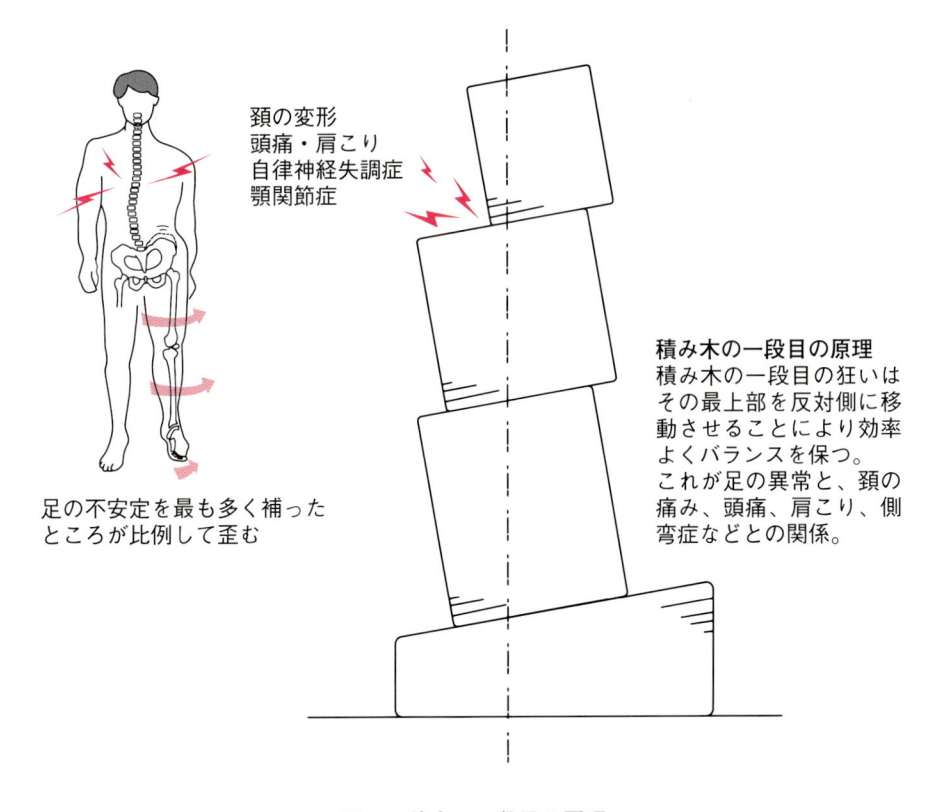

積み木の一段目の原理
積み木の一段目の狂いはその最上部を反対側に移動させることにより効率よくバランスを保つ。
これが足の異常と、頚の痛み、頭痛、肩こり、側弯症などとの関係。

足の不安定を最も多く補ったところが比例して歪む

図18 積み木の一段目の原理

　また、②免震機能［(過労時間)×］の低下とは「地震の縦揺れ・横揺れの原理」と同じである（図19）。
　足に異常があると重心の踵移動が起こり、免震機能が衰え、歩く度に地震でいう縦揺れつまり「過剰な衝撃波」と、横揺れ「過剰なねじれ波」による破壊のエネルギーが発生する。これを上部に繰り返し伝えることによって、変形や老化・疲労骨折から軟部組織損傷まで、過労学的損傷を発生させてしまう。例え1回の衝撃波やねじれ波は弱いものであっても、時間経過とともに反復されると、地震のような大きな破壊のエネルギーになってしまうということである。特に重心の片寄った場合の横揺れは、上部に伝わるとき、ねじれ波のエネルギーに変化することを知らなければならない。これが負傷の瞬間を特定できない半月板損傷やヘルニア・分離症・すべり症など各種、疲労骨折の根本原因なのである。
　そして、③運動機能［(体環境)×］の低下とは「竹馬で歩くときの原理」と同じである（図20）。つまり、竹馬に乗って歩くとき、倒れないように全身に

図中ラベル:
- 過剰な衝撃
- 重心の踵移動
- 縦揺れの原理
- ねじれ
- 高さ
- 片寄った重心
- 縦
- 横
- 特に重心が片寄った場合の横揺れは、上部に伝わる時、ねじれのエネルギーに代わる
- 横揺れの原理
- 体重
- 衝撃
- 指上げ足は地面からの衝撃（ヒールストライク）をより強く上部へ伝えてしまう

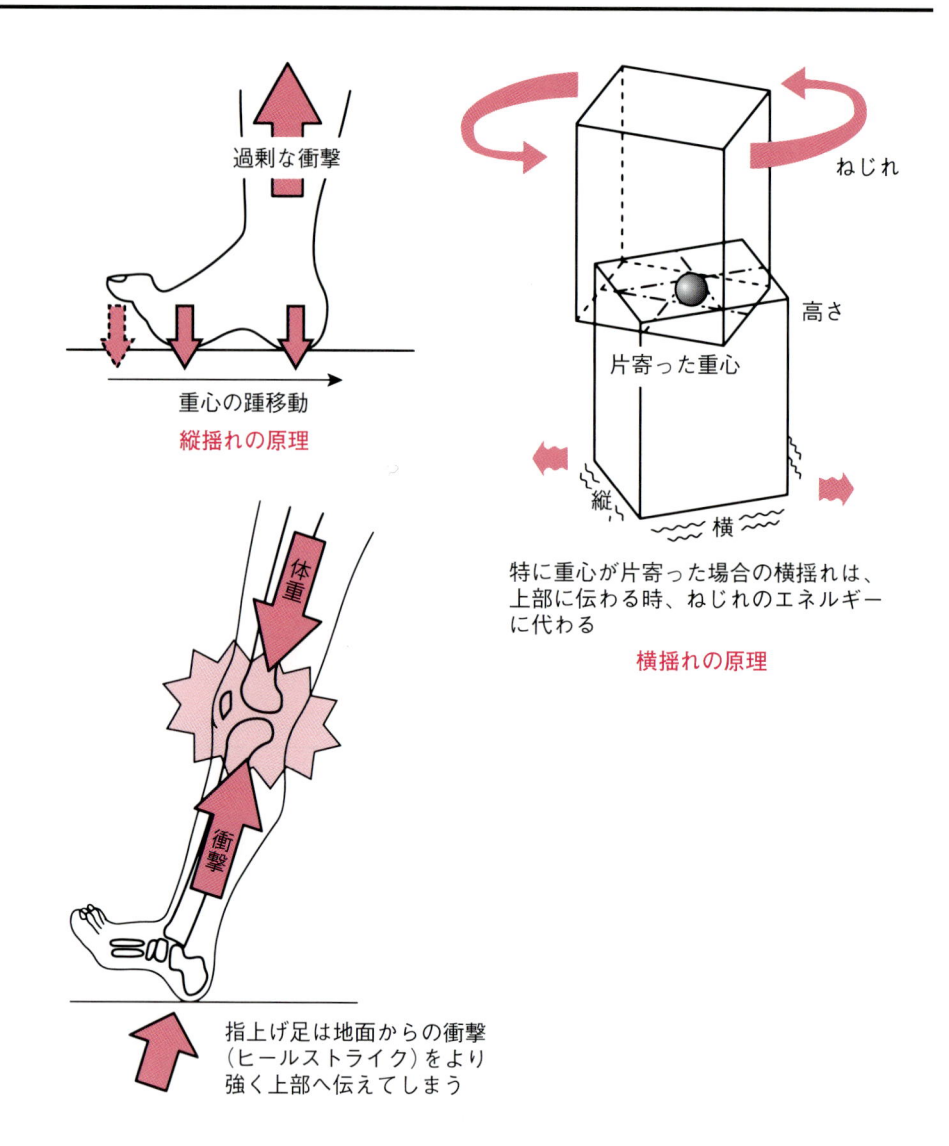

**図19　地震の縦揺れ・横揺れの原理**

　力を入れて筋肉を硬くするのと同じように、足裏の異常に伴う不安定は、身体を支えている足裏の範囲が狭まり２点歩行となるため、身体に余分な力を入れることで身体が硬くなる。身体が硬くなると、柔軟性や運動能力・調整能力・敏捷性も衰えてしまうのである。子どもでは、持久走の低下、顔面からの転倒、さらには子どもの転倒率と骨折の頻度が比例し、また内臓疾患に関しては生活習慣病なども発生させているのである。

　負傷の瞬間を特定できない亜急性・慢性の神経不調、さらには病気の発生原因は以上３つの機能低下の内のどれかが最大原因であったり、また３つのうち

第5章　足と健康との基礎理論

体が硬くなると、運動機能の低下、調整能力の低下、柔軟性・敏捷性の低下などを招く

生活習慣病・高脂血症・顔面転倒・骨折頻度の増加

太腿が太い

下腿（すね）が太い

足首が太い

竹馬で歩くときの原理

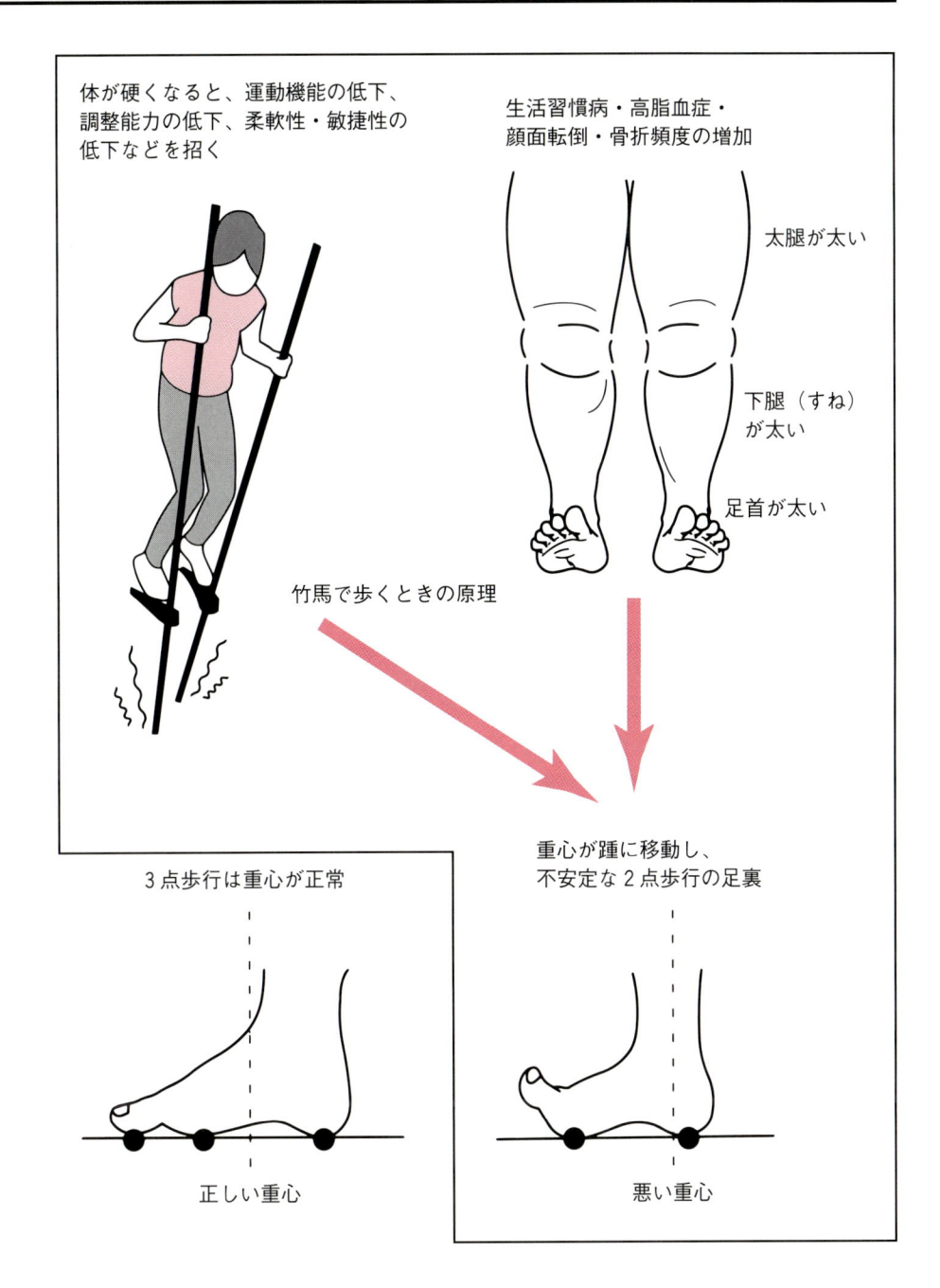

重心が踵に移動し、不安定な2点歩行の足裏

3点歩行は重心が正常

正しい重心

悪い重心

図20　竹馬で歩くときの原理

のいくつかが、または全部が複合した結果なのである。その具体的な例をまとめたのが図21となる。

> ① 安定機能の低下　（縦×横×高さ）×
> ●積木の一段目の原理→骨格や姿勢を悪くする
> 　（例）顎関節症、偏頭痛、肩こり、顔面の左右差、側弯症、骨盤のズレ、O脚、下腿の長短差、左股関節痛、開脚運動制限、悪い歩き方・走り方、骨盤の四角映像
> ② 免震機能の低下　（時間）×
> ●地震の縦揺れ・横揺れの原理→過剰な衝撃波とねじれ波が発生
> 　（例）関節の変形・老化、疲労骨折多発、中学2年生の分離症の多発、中高生のヘルニアの激増、右股関節痛、半月板骨折、頸椎の変形多発、スポーツ障害多発、突発性頭痛、自律神経失調症、めまい、メニエル、各種変形や疲労骨折
> ③ 運動機能の低下　（環境）×
> ●竹馬で歩くときの原理→体が硬くなり、運動能力が衰える
> 　（例）運動能力の低下、柔軟性、敏しょう性、調整能力の低下、持久走の低下、顔面転倒、子どもの転倒率と骨折の頻度の比例、子どもの生活習慣病

図21　足裏の異常と障害発生例のまとめ

## 足裏の最大役割は免震機能である

　足裏の不安定は大きく分けると、①の構造学的歪み、②の過労学的損傷、それに③の環境学的条件という3つのアンバランスを発生させるが、この中でも特に時間経過につれ、②の過労学的損傷（過剰な衝撃波とねじれ波）が破壊力を増していくのである（図22）。

　よって、足の最大の役割は、歩行時発生する「過剰な衝撃波とねじれ波」を吸収・無害化することである。

　図22の説明として①・②・③それぞれのアンバランスがあり、6カ月経過し

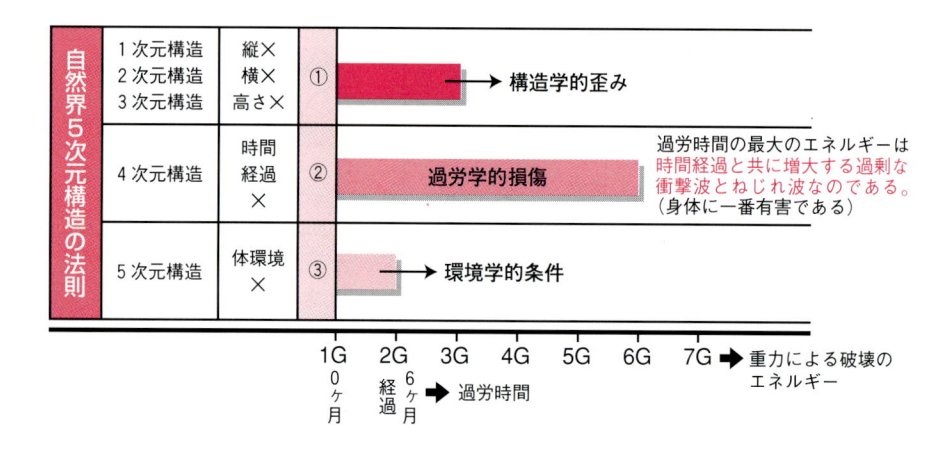

| 自然界5次元構造の法則 | 1次元構造 2次元構造 3次元構造 | 縦× 横× 高さ× | ① | → 構造学的歪み |
| --- | --- | --- | --- | --- |
| | 4次元構造 | 時間経過× | ② | 過労学的損傷　過労時間の最大のエネルギーは時間経過と共に増大する過剰な衝撃波とねじれ波なのである。（身体に一番有害である） |
| | 5次元構造 | 体環境× | ③ | → 環境学的条件 |

1G　2G　3G　4G　5G　6G　7G → 重力による破壊のエネルギー
0ヶ月　6ヶ月経過 → 過労時間

図22　足裏の不安定により亜急性・慢性損傷が発生する3つのアンバランスの割合

た場合、③の環境学的条件によるダメージは重力2（2G）であり、①の構造学的歪みは重力3（3G）のダメージである。それに対して、②の過労学的損傷（過剰な衝撃波とねじれ波）によるダメージ、つまり破壊力は重力6（6G）に匹敵するダメージを受けてしまう、ということだ。これが、過労学的損傷であり、亜急性、慢性の損傷や神経不調の最大原因となっているのである。

　足と健康との関係は前述にも説明したが、重要なので再度説明する。重力の中で構造物が移動するとき、必ず衝撃波とねじれ波のエネルギーが発生している。特に不安定な面での移動は破壊力、つまり、過労性につながる「過剰な衝撃波とねじれ波」が発生し、上部へ伝わる。

　これと同じように、人間も歩行移動するとき、必ず微細な衝撃波とねじれ波が発生している。しかし、不安定な足での歩行移動は破壊、つまり、過労性につながる「過剰な衝撃波とねじれ波」を発生させてしまう。これが過労時間や過労学的損傷の意味であり、足と健康との最大なる関係なのだ。

　足裏の不安定（異常）が時間経過とともに過労性（過剰な衝撃波とねじれ波）のエネルギーを発生させ、負傷の瞬間を特定できない亜急性、慢性の損傷や神経不調、さらにはスポーツ障害など過労学的損傷を発生させている。

　以上のことからわかるように、足の最大の役割は「過剰な衝撃波とねじれ波」を吸収・無害化する免震機能なのである。

　どれくらい負傷の瞬間を特定できない痛みや不調、つまり免震機能の低下した足に関係しているのかというと、全患者の約80％にものぼる。そのなかにはスポーツ障害も含まれている。その理由はわかりやすく説明すると、歩行時やスポーツ時に発生する「過剰な衝撃波やねじれ波」が反復性の介達外力となって身体に繰り返され、破壊のエネルギーが時間経過とともに蓄積されていく。そして、限界を超えたとき、負傷の瞬間を特定できない過労学的損傷となっている。

　足と損傷との関係は、①安定機能の低下②免震機能の低下③運動機能の低下とあるが、時間経過を計算に入れた場合、②の免震機能の低下による過剰な衝撃波やねじれ波が蓄積され、過労性（破壊のエネルギー）が増していく。だからこそ、亜急性、慢性の疾患や神経不調などの「過労学的損傷はまず足から診断していく」ことが重要となってくる。

　その過労学的損傷には「過剰な衝撃波」によるもの（図23）と「過剰なねじれ波」によるもの（図24）との２つがある。「過剰な衝撃波」とは、地震でいうところの《縦揺れ》であり、「過剰なねじれ波」とは地震でいうところの《横揺れ》に当てはまる。

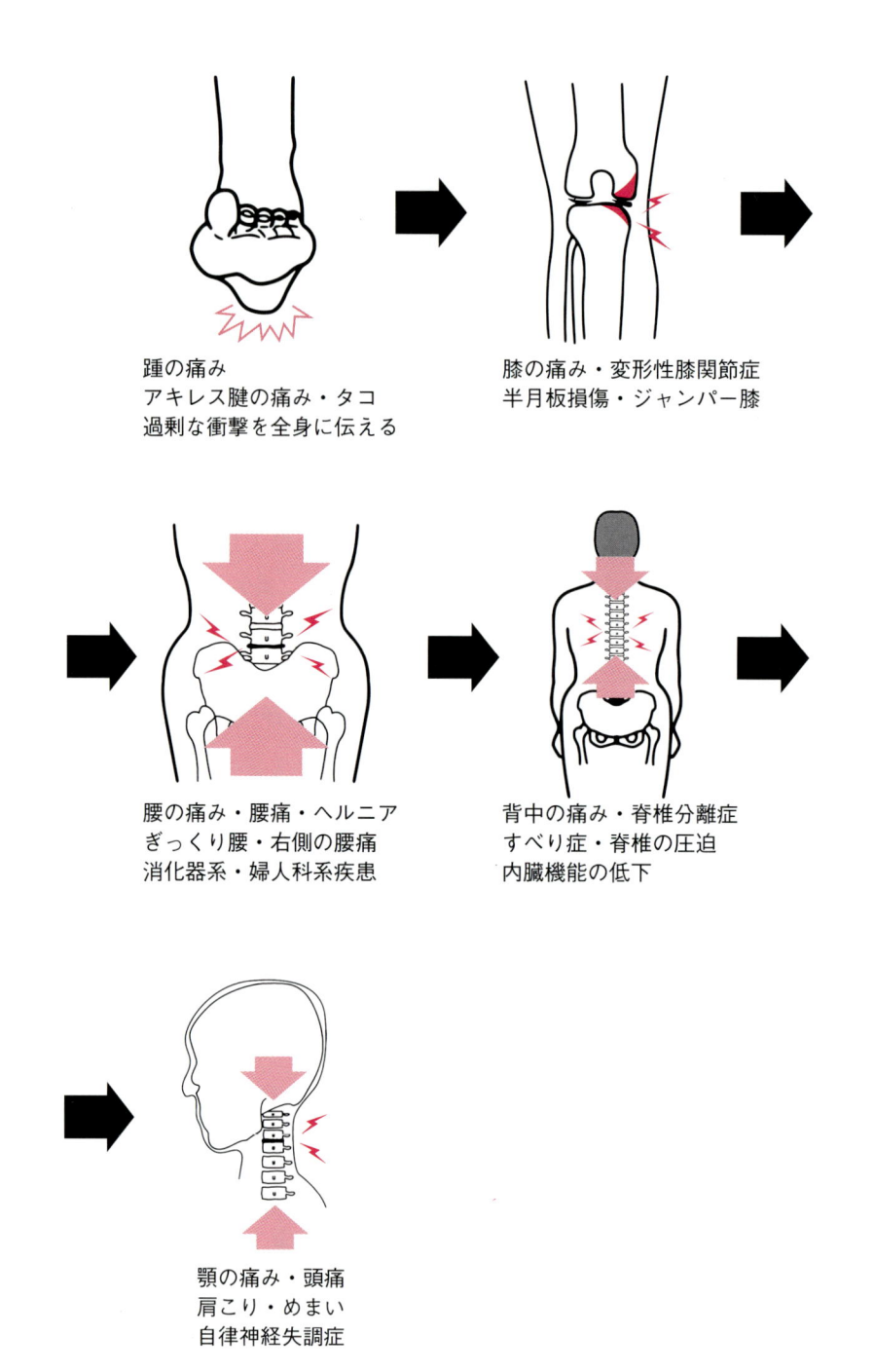

踵の痛み
アキレス腱の痛み・タコ
過剰な衝撃を全身に伝える

膝の痛み・変形性膝関節症
半月板損傷・ジャンパー膝

腰の痛み・腰痛・ヘルニア
ぎっくり腰・右側の腰痛
消化器系・婦人科系疾患

背中の痛み・脊椎分離症
すべり症・脊椎の圧迫
内臓機能の低下

顎の痛み・頭痛
肩こり・めまい
自律神経失調症

図23 「過剰な衝撃波」が原因となる亜急性、慢性の損傷や神経不調（地震の縦揺れ現象と同じ有害なエネルギー）

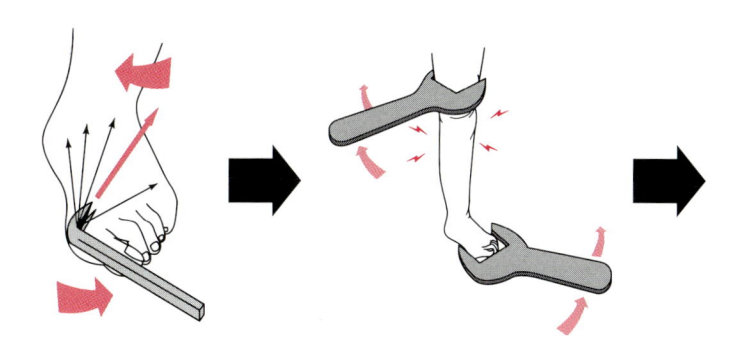

第5章　足と健康との基礎理論

外反母指や足首
足先の痛み
過剰なねじれを全身に伝える

すね外側の痛み
シンスプリント
膝外側の痛み、
すねのはりむくみ
過労性骨膜炎

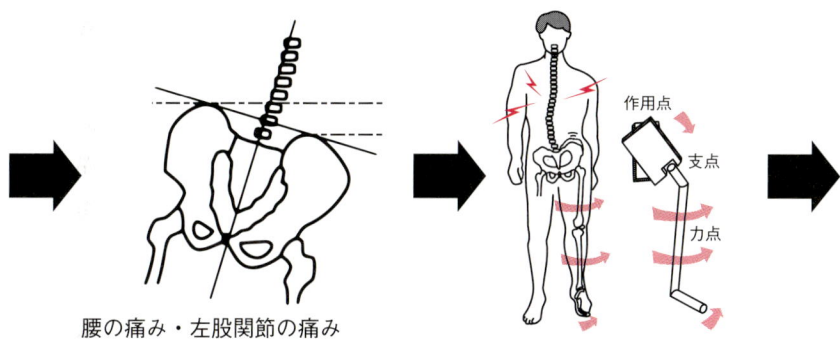

腰の痛み・左股関節の痛み
骨盤の歪みと左腰のトラブル
子宮の機能低下

左半身の不調
全身の歪みと不調
側弯症・肩の左右差

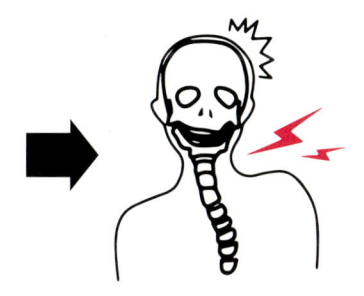

頚のこり、顔面の左右差
鼻の曲がり、偏頭痛、肩こり
顎関節症、自律神経失調症

図24　「過剰なねじれ波」が原因となる亜急性、慢性の損傷や神経不調（地震の横揺れ現象と同じ有害なエネルギー）

## 「指上げ足」による「指上げ歩き」

　外反母指についてはよく知られるようになってきたが、代表的な足の異常としてもうひとつ、「指上げ足」による「指上げ歩き」をあげなければならない。なぜなら、外反母指より破壊のエネルギーが強い。そして、外反母指のように曲がっていないので、見過ごしやすいからである。

　「指上げ足」を大別すると3つのパターンがある。
(1) 指先全体を上げて歩くパターン（指上げ反り足）（図25）
(2) 母指だけを上げ、ほかの4指は縮こまっているパターン（指上げかぎ爪足）（図26）
(3) 指全体を縮こまらせて歩くパターン（指上げハンマー足）（図27）

　図のように「指上げ足」は足指が地面に接地しない歩き方で、指を浮かせ、いずれも指の付け根（中足骨骨頭部）で歩いてしまう歩き方のことを「指上げ歩き」と呼んでいる。

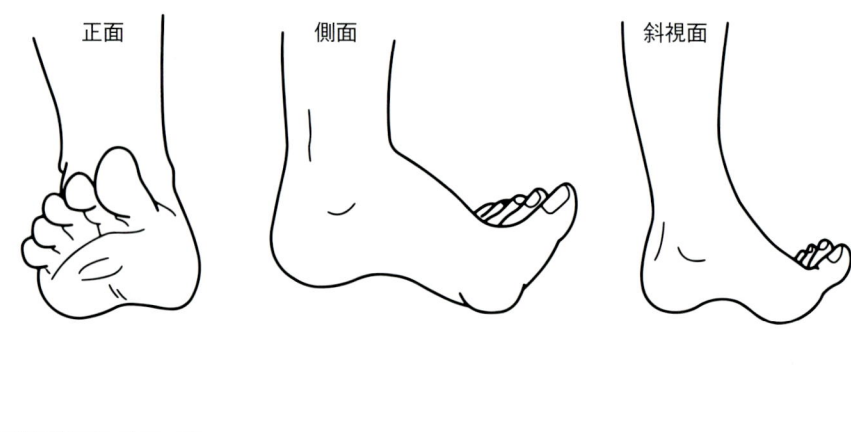

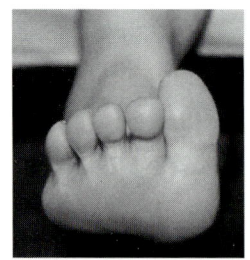

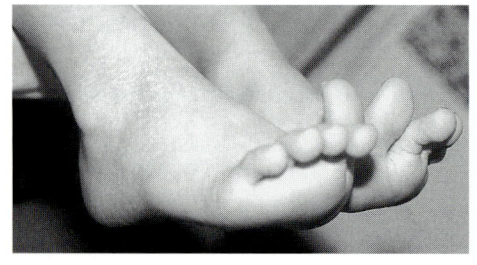

図25　指全体を反らし、バンザイをして伸びきった指（指上げ反り足）

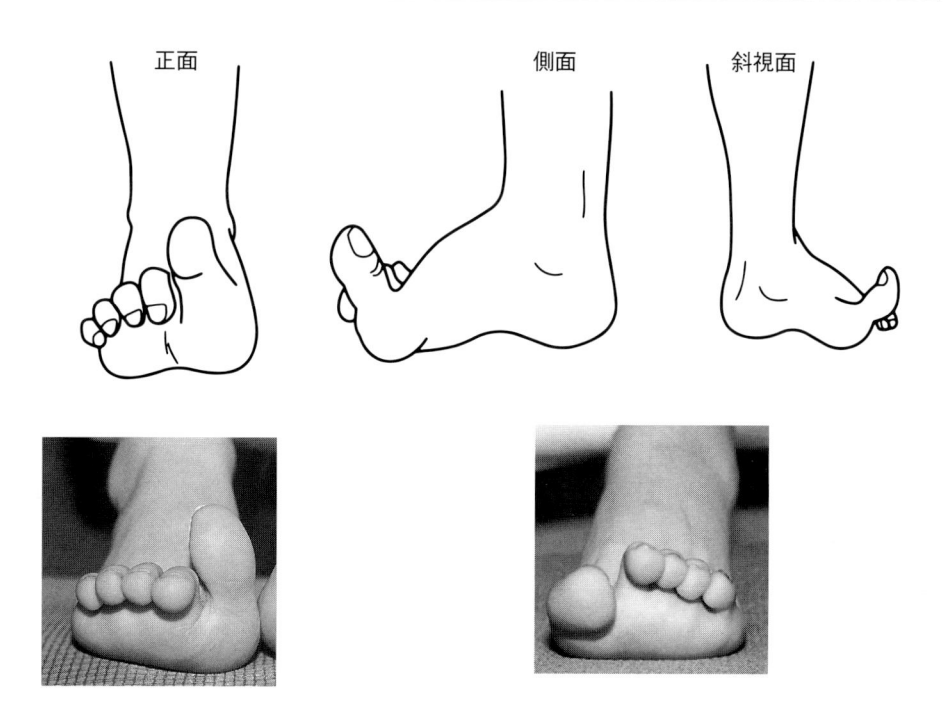

第5章　足と健康との基礎理論　71

　　正面　　　　　　　側面　　　　　　斜視面

図26　母指だけが反った状態で上を向き、他の指は縮こまった足指（指上げかぎ爪足）

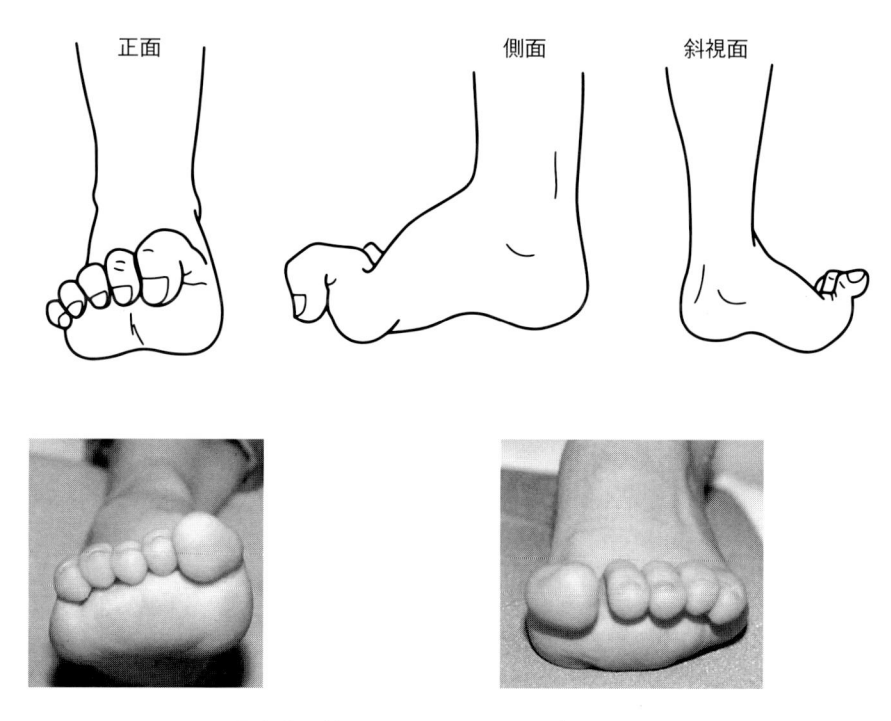

　　正面　　　　　　　側面　　　　　　斜視面

図27　指全体が縮こまったままの足指（指上げハンマー足）

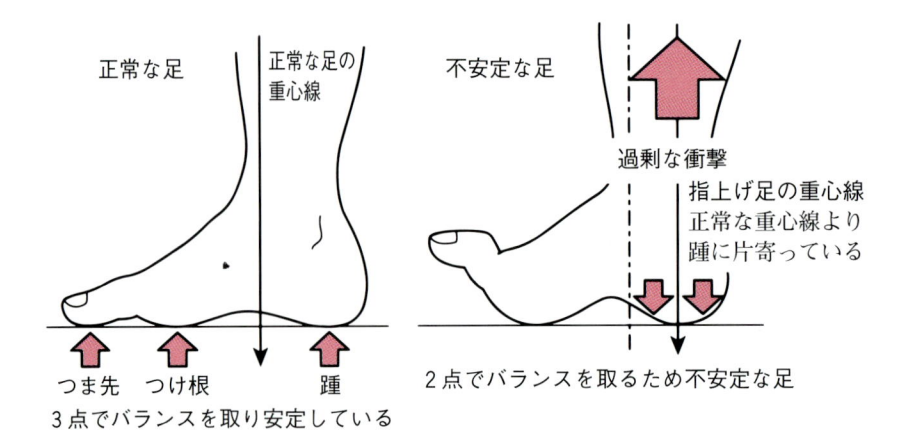

正常な足　正常な足の重心線　　不安定な足

過剰な衝撃
指上げ足の重心線
正常な重心線より踵に片寄っている

つま先　つけ根　踵
3点でバランスを取り安定している

2点でバランスを取るため不安定な足

図28　正常な足と、重心が踵移動した足

偏平足
アーチが少なすぎる足

ハイアーチ足
アーチが高すぎる足

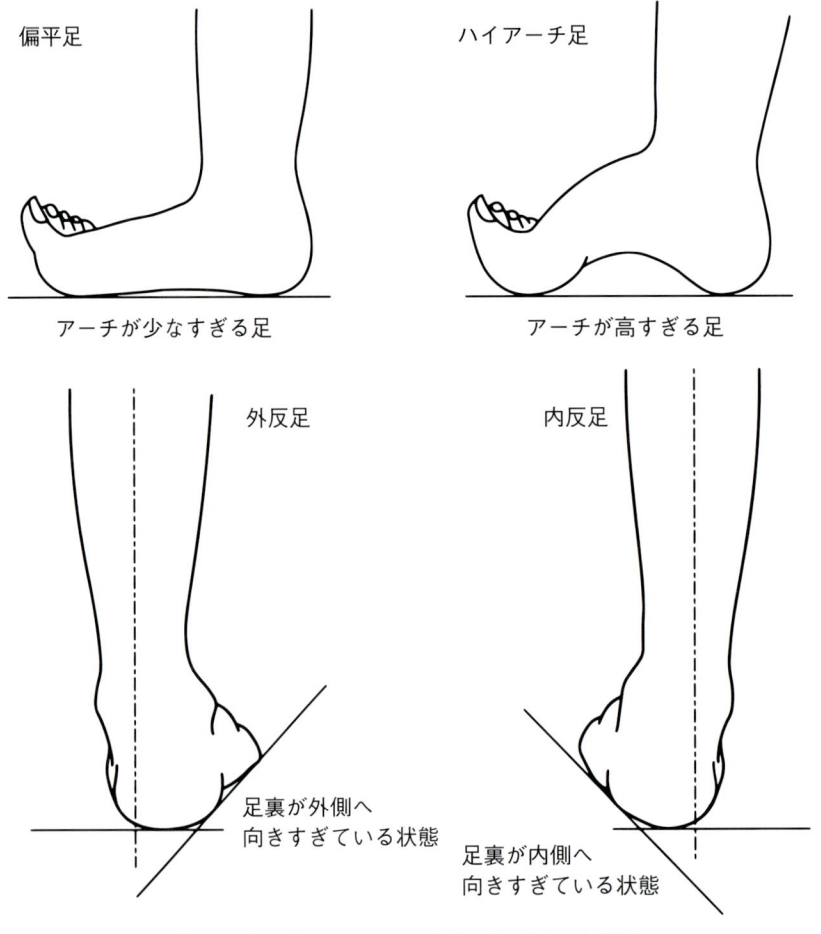

外反足
足裏が外側へ向きすぎている状態

内反足
足裏が内側へ向きすぎている状態

図29　偏平足、ハイアーチ足、外反足、内反足

この「指上げ足」による「指上げ歩き」は体の重心が踵へ移動、つまり《重心の踵移動》が起きることによって、「過剰な衝撃波」を身体へより多く伝え、次第に反復性の外力、または介達外力となって、構造学的あるいは力学的に弱いところから破壊していくのである（図28）。

　これが、変形、疲労骨折など過労学的損傷の根本原因となる。外反母指と指上げ足を比較すると、外反母指は主に「過剰なねじれ」を発生させるのに対し、指上げ足は主に「過剰な衝撃」を発生させている。

　外反母指も足指に力が入らないため、つまずかないようにと無意識のうちに指を上げて歩いているが、「過剰なねじれ」をより多く発生させているのである。また、「指上げ足」は正面から見た場合、外反母指のように変形していないため、この異常に気づかない場合が多く「過剰な衝撃」をより多く発生させてしまっている。

　いずれも多かれ少なかれ「過剰な衝撃波とねじれ波」を発生させている事実に注目しなければならない。その他、足の異常には①偏平足、②ハイアーチ足、③外反足、④内反足などを多く見かける（図29）。

## 外反母指と指上げ足の原因

　現代人、特に若い人では歩き始めの頃より、足を靴下や靴で覆い、また平らな面を歩き、直接地面の上やでこぼこした面を歩く機会が少ないので、足裏への刺激が不足し、「足底反射」が起こらず、足底筋群の発達も弱い。

　足底筋群の発達不足は同時に足指の力不足を招くため、歩行時母指は外方向に圧迫される。これが、中足靱帯がゆるみ母指だけが曲がる「靱帯性の外反母指」の最大原因になっている。

　足指の力不足はさらに細先の靴に合わされ、外反母指と「内反小指」となる。このため、靱帯性外反母指の約80％に内反小指が診られるのである。

　一方、「指上げ足」はヒールやパンプス、ゆるい靴、甲の高いスポーツシューズなどを履いたとき、脱げないようにと足先で「ロック」をしたような形で歩行する感覚が身についた場合に起こるものと考えている。なぜなら、人は靴などの履物を用いた場合であっても、何よりも優先して重力とのバランスを保とうとするからである。この場合は、ロックをして足と靴をフィットさせ、重力とのバランスを効率的に保とうとしている。この「指上げ足」での歩行も「指上げ歩き」と呼んでいる。

指上げ足は、母指の付け根「母指球部」を過剰に地面に打ちつけるので、母指は外反していないが、母指の付け根の骨「母指球部」だけが異常発達し、仮骨形成を起こす、「仮骨性の外反母指」へと進行していくのである。始まりはこのように分けることができても、中高年、つまり加齢につれて靱帯性と仮骨性の両方の症状を呈する外反母指へと進行、悪化していく。
　下駄・草履・鼻緒つきサンダルなどの鼻緒のついた履物は脱げないようにするとき、鼻緒を引っ掛け、指で踏ん張り、横アーチを形成するが、これに対しヒール・パンプス・大きすぎる靴・鼻緒なしのサンダル（ミュール）・スリッパ等は脱げないように指先を上げたり、指を縮こまらせたりして、靴先の上部内側に引っ掛け、「ロック」をしたような形になるので、横アーチが消失してしまう。これが「指上げ足」の大きな原因である。これもまた、先細の靴に合されてしまう傾向にある。外反母指も指の力が弱いため、つまずかないようにと指先を上げて歩いてしまい、指上げ歩きをしてしまうのである（図30）。下駄や草履は足指に力を入れなければうまく歩けないので足が発達する（図31）。

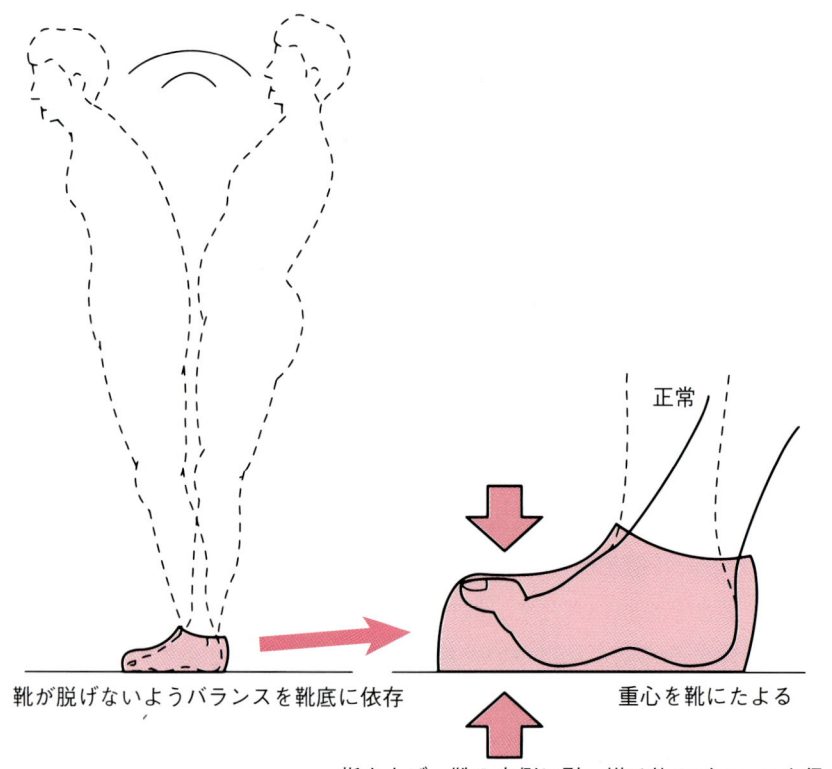

靴が脱げないようバランスを靴底に依存　　　　　　重心を靴にたよる

指を上げ、靴の内側に引っ掛け体のバランスを保つ

図30　人間は重力とのバランスを最優先している

第5章　足と健康との基礎理論

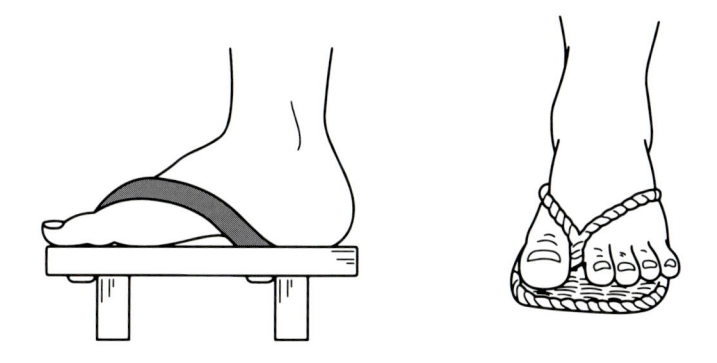

図31　下駄や草履は足を発達させる

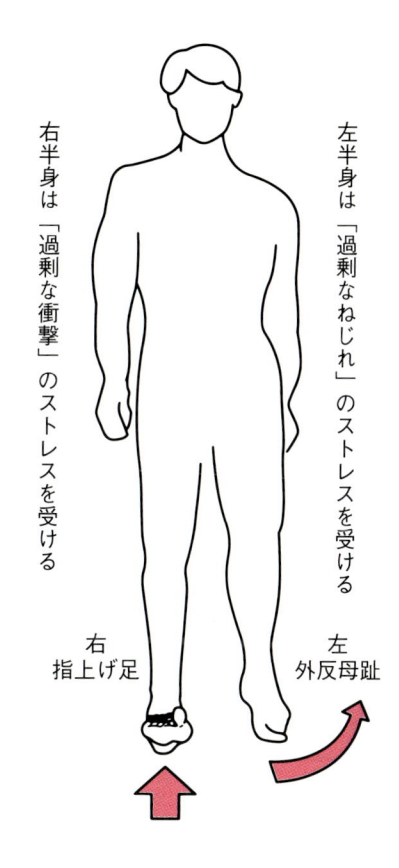

図32　「過剰な衝撃」と「過剰なねじれ」

　外反母指での歩行は主に左足、または左半身を中心に「過剰なねじれ」のストレスが繰り返され、指上げ足での指上げ歩行は主に右足、または右半身を中心に「過剰な衝撃」のストレスが繰り返される（図32）。

それだけ悪影響をおよぼすにも関わらず、指上げ歩きをしてしまう原因は3つある。
①足底筋群の発達不足（図33）…土の上や砂利道など、デコボコしたところを裸足で歩くことが少なくなり、平らな面を歩くことがほとんどないため、足裏の刺激不足による足底反射障害が起こり、足裏の筋力が発達しない。
②ロック歩行（図34）…ヒール・パンプス・スポーツシューズが脱げないようにと、足指を靴先の内側に引っ掛けたり、また縮こまらせたり、Z状にロックをして歩くために起こる。
③先細の靴（図35）…①②の原因にともなって、弱った足指がつま先の細い靴に二次的に合わされてしまうために起こり、ヒールやパンプスを履くことが第一原因ではない。

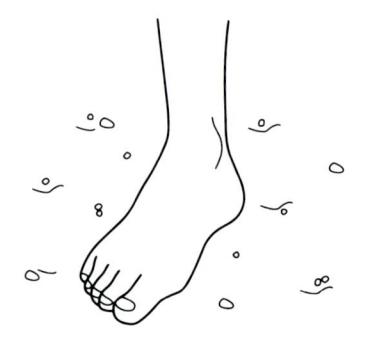

足裏の刺激不足のため、歩行時に足指に力が入らない
（足底反射障害）

**図33　足底筋の発達不足**

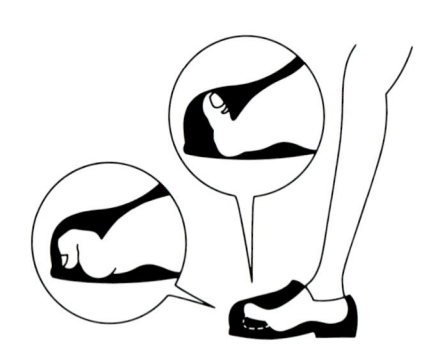

靴が脱げないようにと指を上げたり
縮こまらせたりZ状にロックして歩く

**図34　ロック歩行**

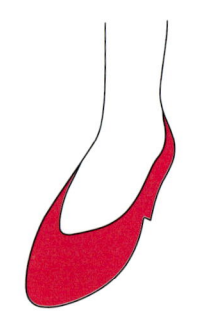

外反母指の原因として、
ヒールやパンプスは3番目

**図35　先細の靴**

## 足裏にある4つのアーチ

　今まで足裏のアーチとして①内側のアーチ（A－B）②外側アーチ（A－C）それに③横アーチ（B－C）がいわれてきたが、これでは不十分である。なぜなら、足指も重要なアーチの役割をしているからだ。

　足のアーチにおいて正しい構造とは、（ABD＋ACE）からなるふたつの縦アーチと（BC＋DE）からなるふたつの横アーチの役割をしている（図36）。このように、足指も縦アーチと横アーチの役割をしているのだ。

　人間は歩行において縦アーチ・横アーチそれぞれのアーチの重心点を中心に常にバランスをひとつに保ちながら効率よく歩くことを最優先している。内側のアーチ、外側のアーチの両方を使って歩くことはあり得ない。

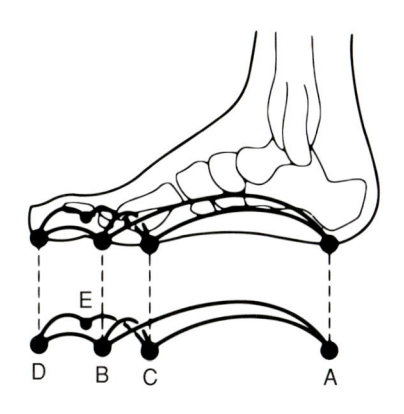

図36　足裏には2つの縦アーチと2つの横アーチがある

　正常な足と不安定な足における、足底部へのストレスの違いは次のようにまとめられる。

【正常な足の特徴】（図37）（図38）
①指先、指の付け根、踵の3点を使った「正常な3点歩行」。
②2つの正しい縦アーチがある。
③歩行時の重心点が足底部の中央にある。

【指上げ足の特徴】（図39）
①指先を使わず、指の付け根と踵だけの2点を使った「不安定な2点歩行」。
②足底部のアーチが短縮すると共に高くなり、重心が踵に片寄る。

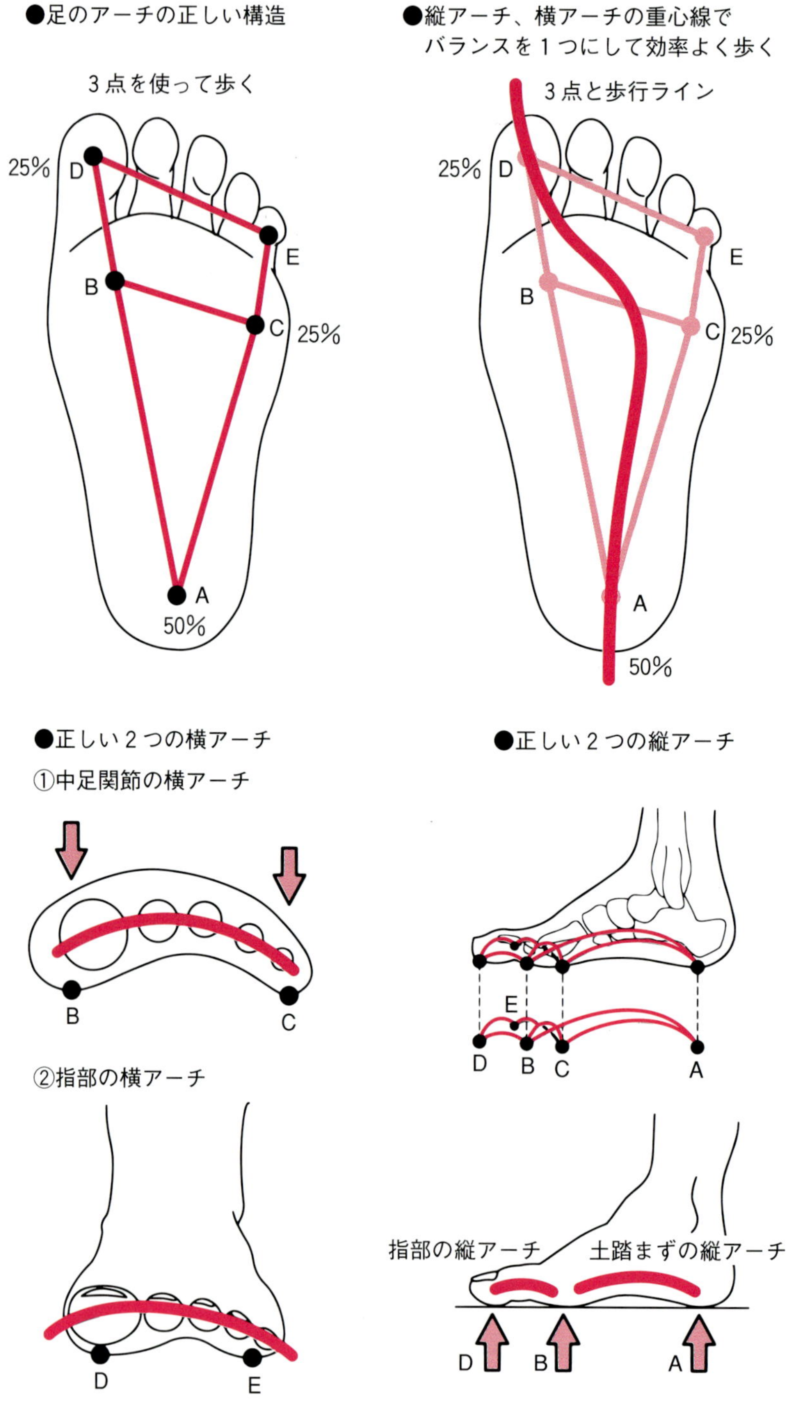

● 足のアーチの正しい構造　　　● 縦アーチ、横アーチの重心線で
　　　　　　　　　　　　　　　　バランスを1つにして効率よく歩く

3点を使って歩く　　　　　　　　3点と歩行ライン

25% D　　　　　　　　　　　　25% D
　　　　　E　　　　　　　　　　　　　E
　B　　　　　　　　　　　　　B
　　　C 25%　　　　　　　　　　　C 25%

A
50%

A
50%

● 正しい2つの横アーチ　　　　● 正しい2つの縦アーチ

① 中足関節の横アーチ

B　　C

E
D　B　C　　　　A

② 指部の横アーチ

D　　E

指部の縦アーチ　土踏まずの縦アーチ

D　B　　A

図37　正常な足の特徴

第5章　足と健康との基礎理論

## 【外反母指の特徴】（図40）
①指先を使わず、指の付け根と踵だけの2点を使った「不安定な2点歩行」。
②足底部のアーチが伸びて低くなり、重心が踵に片寄る。

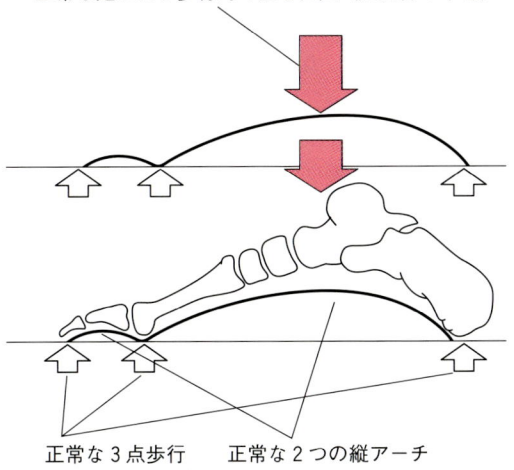

図38　正常な足の特徴

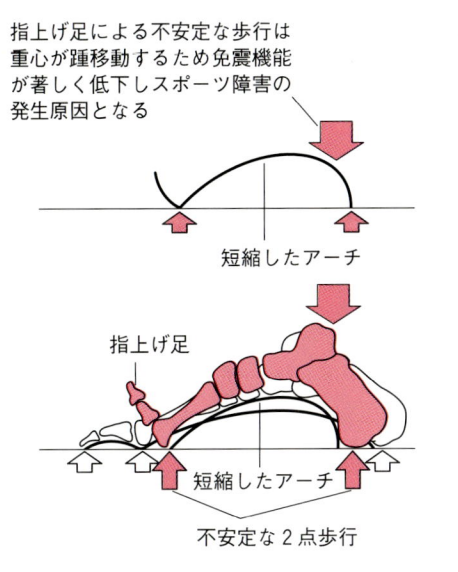

図39　指上げ足の特徴　　　　図40　外反母指の特徴

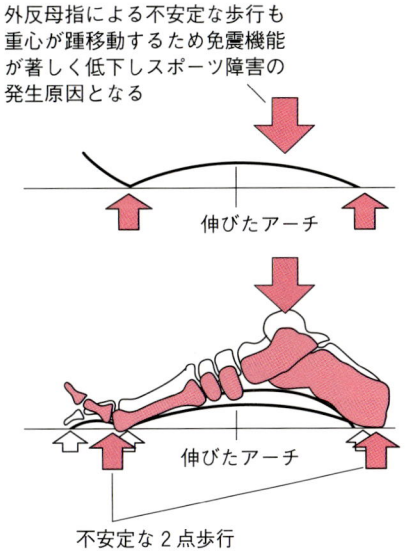

## 正しい歩行ラインと悪い歩行ライン

正しい歩行ラインは図41のように蹴りだすとき、母指がテコの原理でいうところの「力点」となり、母指球部が「支点」となり、「作用点」が踵方向にな

力点
支点
作用点
正常な歩行ライン

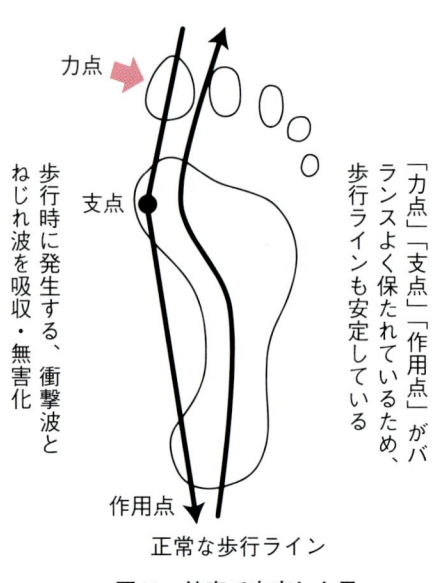

歩行時に発生する、衝撃波とねじれ波を吸収・無害化

「力点」「支点」「作用点」がバランスよく保たれているため、歩行ラインも安定している

**図41 健康で安定した足**

力点
支点
作用点
悪い歩行ライン
（生理的歩行ラインの消失）

「力点」「支点」「作用点」のバランスが小さすぎる

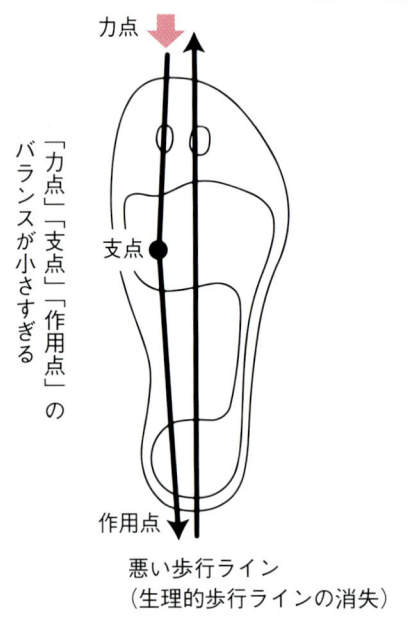

**図42 指上げ足・ハイアーチ足**

力点
支点に力が逃げる
作用点に力が逃げる
悪い歩行ライン
（生理的歩行ラインの増大）

「力点」「支点」「作用点」のバランスが大きすぎる

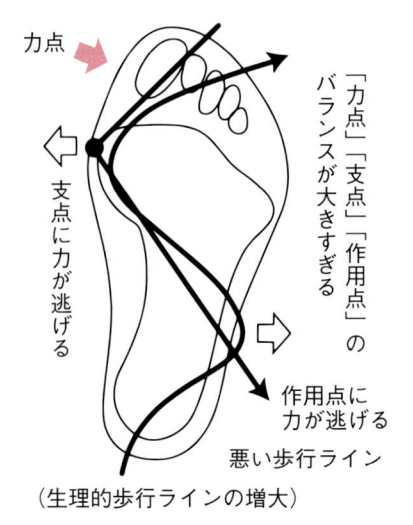

**図43 外反母指・偏平足**

る。このように「力点」・「支点」・「作用点」が力学的に安定している場合、歩行効率を高めることができる。しかし、図42のように「指上げ足」・「ハイアーチ足」の場合、「力点」・「支点」・「作用点」の角度が標準より小さくなり過ぎるので、歩行時「過剰な衝撃波」が発生し、これが反復性の介達外力となって上部に繰り返し伝わってしまう。一方「外反母指」・「偏平足」では、図43のように「力点」・「支点」・「作用点」の角度が大きくなり過ぎるので、歩行時「過剰なねじれ波」が発生し、これが反復性の介達外力となって上部に繰り返し伝わってしまう。

いずれも、足裏の不安定とともに歩行効率が低下し、過労学的損傷を発生させている。これが、歩行ラインの理論である。

## 足裏の不安定を整えるメカニズム

足裏の不安定には共通して「指上げ歩き」（指が浮いている状態）がある。母指が上がっているので、踏ん張る力や蹴り出す力が弱い。つまり、歩行時母指や足指全体が地面に機能的な役割を持って接地していないのである。このため、歩行時母指が必要以上に小指側に押されてしまう形となる。

これが、図44のテコの原理で説明するところの母指が「力点」となり、「支点」が母指球部、「作用点」が第5中足骨基底部の方向となる。このように「力点」・「支点」・「作用点」の角度が加重時力学的に増すので、不安定な足裏になってしまうのである。

これを整える原則や力学的なメカニズムは図45のように「支点となる母指球部」と「作用点となる第5中足骨基底部」を押圧することである。

図46はテーピング法で「力点」を解除し、「支点」と「作用点」に力が逃げないように押圧、保持したものである。

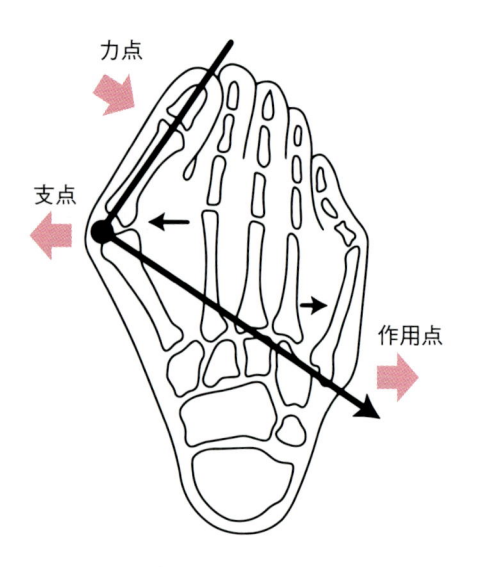

図44　足裏の不安定（外反母指や指上げ足）

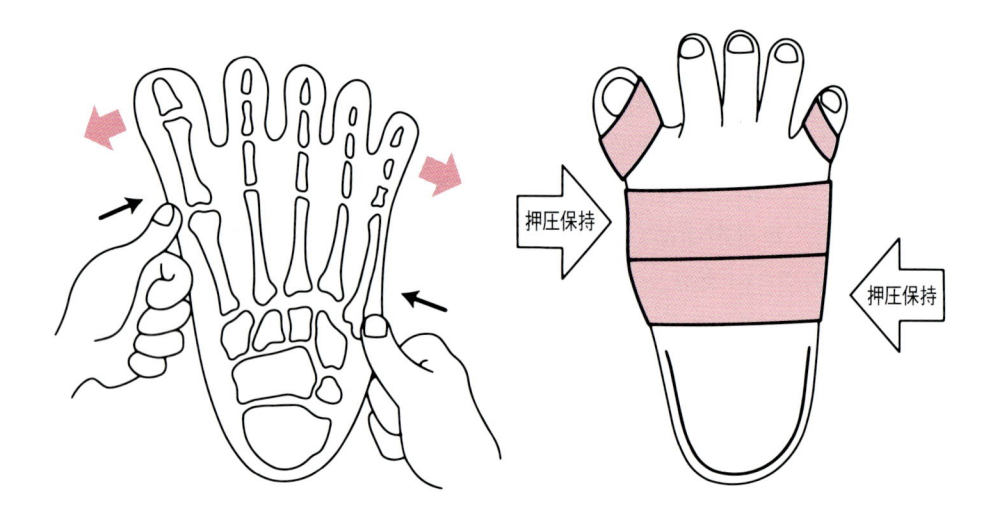

図45　支点と作用点を押圧してバランスを整える

図46　テーピングで整った足裏のバランス

　このとき「支点」となる母指球部の押圧には、中足関節にあたる横アーチが再生され、「作用点」となる第5中足骨基底部の押圧・保持は、リスフラン関節にあたる縦アーチが再生されやすくなる。
　また、足裏の不安定には高い割合で内反小指が見られ、小指のテープは、横アーチの再生をより可能にすることができる。つまり、「母指と小指を広げる

第5章　足と健康との基礎理論

と横アーチが効率的に再生される」。この原則に従っているのである（図47）。

このようなメカニズムで足裏の不安定（アンバランス）を力学的に整えると、足裏が安定し、足指が正常位置に近づく。バランスを保たれた状態で歩行させ、踏み込むことが重要である。「外反母指」や「指上げ足」、その他の足の異常や不安定に対し、これを一定期間行うことが効果的である。

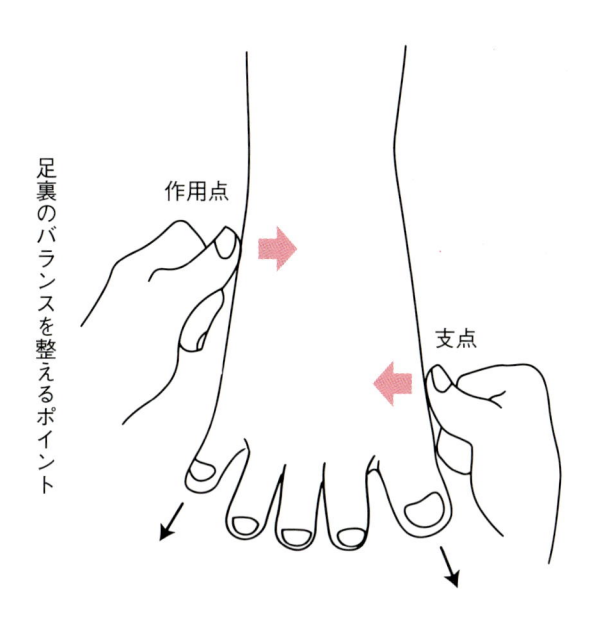

図47　支点と作用点を押圧すると指が開く原理

# 第6章
## 過労性構造体医学における固定学

### 固定学の理論

　近年、一般医学の進歩は驚くほどであり、また年々目を見張る発明や発見がある。しかし問題なのは、これとは逆に「負傷の瞬間を特定できない過労性の損傷」に対する治癒率の低下である。つまり、原因と症状とが解剖学的に一致しない損傷に対する治癒率の低下傾向である。30年前と比較し、その治癒率は一般医学のように向上していないばかりか、むしろ逆に低下しているようにも思われる。その大きな原因として過労性の損傷に対する固定学の不備が挙げられる。今まで亜急性・慢性・神経不調に対する固定学は確立されていなかった。何度も言っているように、負傷の瞬間を特定できないまま発生した損傷を追求しないのは空論であり、治療家の怠慢である。なぜなら、この部分の患者が全体の約80%以上を占めているからだ。

　神経不調とは、過労性の損傷に伴う変形や疲労骨折などで流れ出たカルシウム・軟骨が後縦靱帯硬化症や骨棘となり神経を圧迫、そして中からは脊髄液が流れ出て、周りの神経を圧迫することによって起こる症状である（主に自律神経失調症と言われる症状や不定愁訴などの不調・ヘルニアなど）。したがって、固定を行えば、「付加骨の添加」という自然治癒力によりこのカルシウムの硬化や骨棘、つまり過剰仮骨の吸収や脊髄液が漏れるのを止めることができる。坐骨神経痛を始め、各種の神経痛や自律神経失調に対して、その根本となる局所や患部を固定する。特に自律神経障害に対しては、頚部の固定が重要になってくる。

　臨床治療の現場では長い間、現代医学万能、化学薬品万能といった先入観が植え付けられ、同時に亜急性・慢性損傷に対してもミクロ的に追求しすぎるあまり、治療の基本である固定が甘くなってしまった。ミクロ的に追求するよりも重力とのアンバランスを力学的に追求し、包括的・全体的に診断したり治療する方がより効果的である。なぜなら人間の体はどこをとっても重力とのバラ

ンスを最優先しているからだ。過労性の損傷に伴う変形・老化・疲労骨折などによる痛みは自身が有する自然治癒力で解消されるのであり、その自然治癒力を最大限に発揮させる条件が患部の環境を整える固定学なのだ。

　負傷の瞬間がはっきりしている新鮮な損傷に対しては、その臨床治療の前提マニュアルとなる基礎理論の中に固定学が存在している。これと同じように、負傷の瞬間を特定できない亜急性・慢性の神経不調に対しても、前述の固定学が必要だ。その理論こそが過労性の損傷に対する固定学の確立なのである。

　「過労性構造体医学」における「固定学の定義」は、次の項目である。

・固定学の定義　　　　　　　　・固定優先の定義
・固定力の定義　　　　　　　　・固定による原因療法の定義
・固定量の定義　　　　　　　　・日常における固定時間の定義
・固定期間の定義　　　　　　　・固定と栄養との定義
・固定による自然治癒力の定義　・固定と神経不調との定義
・固定による安心感の定義

　図48で見ると、固定学は③の環境医学の中に含まれる。患部の環境学的条件を回復させる処置として、負担度（破壊力）より安静度（治癒力）が上回る固定を指す。

| 自然界5次元構造の法則 | 1次元構造 | 縦× | 前のアンバランス | 構造医学 | ① | 治療の3原則 |
| | | | 後のアンバランス | | | |
| | 2次元構造 | 横× | 左のアンバランス | | | |
| | | | 右のアンバランス | | | |
| | 3次元構造 | 高さ× | 上下のアンバランス | | | |
| | 4次元構造 | 時間× | 衝撃のアンバランス | 過労医学 | ② | |
| | | | ねじれのアンバランス | | | |
| | 5次元構造 | 環境× | 体環境のアンバランス | 環境医学 | ③ ←固定学 | |

図48　自然界5次元構造の法則

| | | |
|---|---|---|
| ①第1の原則<br>構造医学 | 縦×横×高さ× | 患部の構造学的歪みの回復を図り、自然治癒力を発揮させる。 |
| ②第2の原則<br>過労医学 | 価値的時間× | 患部の活性化で過労学的損傷の回復を図り、自然治癒力を発揮させる。 |
| ③第3の原則<br>環境医学 | 体環境× | 患部の固定で環境学的条件の回復を図り、自然治癒力を発揮させる。 |

治療の3原則 / 固定学

図49　固定学とは何か

　患部に対する環境とは、肉体的なものでは、固定学、栄養学、薬学、安静学、など。精神的なものでは、音楽療法、安らぎ、癒し、気功など。
　患部の負担度により安静度が上回る固定を施し、患部の環境条件を整え、「過剰仮骨の吸収と付加骨の添加」という自然治癒力を発揮させる原則に従わなければならない。これが固定学なのである（図49）。

## 固定学の定義

> 　ケガや事故などによる新鮮な損傷と負傷の瞬間を特定できない過労性の損傷との関係は、細胞損傷の事実とその程度は同じであり、したがって固定も同等にするか、それ以上にしなければならない。

　ひどい捻挫や筋肉・靭帯の断裂・また骨折などで治療をする場合、電気やマッサージ・湿布などをまったくしなくても、ギプスで患部の安静固定を図るだけで十分治ってしまう。これと同じように亜急性・慢性などの過労性の損傷であっても細胞損傷の事実とその損傷の程度は同じであるため、しっかりとした患部の安静固定が必要であり、場合によってはそれ以上の固定が必要である。負傷の瞬間を特定できない過労性の損傷に対して、その治癒率が極めて低くなっているが、その大きな理由が固定の甘さだ。固定が甘くなる理由は、過労性

の損傷のように緊急性・危険性・そして治療上のリスクが少ない損傷に対しては「面倒な固定をしない」という意識が術者と患者の両者に共通するからである。また、「慢性的な損傷に対しては固定をしなくても問題ない、またその必要性も少ない」といった誤った先入観が存在しているので、まずは先入観の誤りから正していくことが重要となってくる。

## 固定力の定義

> 亜急性・慢性の神経不調などの過労性の損傷を治癒に導く90％の働きが固定にある。したがって治療は90％の固定力をもって行わなければならない。

　整形外科を訪れる人の約80％が負傷の瞬間を特定できない過労性の損傷であり、同じく接骨院では約90％、その他の治療院では約98％の人が原因のはっきりしないまま発生した痛みや不調と言われている。このような過労性の損傷であってもしっかりした固定を施すと自然治癒力により90％は確実に改善し、治癒に導くことができる。5年・10年と長年治療を続けたにもかかわらず結果的に膝が曲がらない、正座ができない、またいつまでも痛みが取れない、有名な病院に行ったにもかかわらず治らない、これらの人たちが数ある治療の中で唯一してこなかった治療法が負担度（破壊力）より安静度（治癒力）が上回る固定だった。これが治らない人たちの共通点になっていることを知ってほしい。したがって固定をしない治療は、対処療法・気休め・慰安的な行為で終わってしまう場合が多い。

　固定には90％の治す力がある。したがって治療は90％の固定力をもって行わなければならない。

## 固定量の定義

> 適量の固定とは、患部に繰り返される負担度（破壊力）より安静度（治癒力）が上回る固定量をいう。

　病気に例えると、病原菌に感染した場合、この菌を死滅させるためには一定

量の薬が条件となって死滅させることができる。これと同じように関節にも負担度より安静度が上回るための適量の固定が必要なのである。ここでいう菌とは関節に繰り返される負担度（破壊力）のことであり、薬が固定による安静度（治癒力）になる。そして、この安静度が上回るための固定量が読み取れるかどうかで原因療法（根本治療）となるか、対処療法となるかが決まる。
（例）変形性膝関節症の人にサラシ包帯固定を施す場合。
・体重60kgまでの人は、サラシ包帯1本
・体重70kgまでの人は、サラシ包帯1本半
・それ以上の人は、サラシ包帯2本が適量である。

## 固定期間の定義

> 一定期間の固定は、患部の環境学的条件を整え自然治癒力を発揮させることによって何人（なんびと）も必ず快方へ向かうという原則に従わなければならない。

　負担度（破壊力）より安静度（治癒力）が上回る一定期間の固定は、患部の環境学的条件を整え自然治癒力を発揮させる。
　基本的な目安として「3週間で半分改善し、残りの半分は固定をしなかった期間の5分の1の期間を要す」。例えば、5年間こじらせた痛みは、まず固定を3週間することにより50％改善し、残りの50％は5年間の5分の1の1年間を要す、ということだ。3週間で半分改善するという内容は、慢性的な腫張、疼痛や炎症が、視診・触診または自訴において確実に半分消退し、その結果、精神的にも安心感が出てくる状態である。これだけでもかなり楽になり、残りの半分の治療に希望を持って専念できるようになる。

●3週間で半分改善の目安
①疼痛度の半減 → 歩行痛・夜間痛・運動痛など自訴痛の半減
②腫張度の半減 → 皮膚のシワ・発赤・腫張・熱感など外観的症状の半減
③不安度の半減 → 安心感・希望の確信とともに精神的な不安感の半減

## 固定による自然治癒力の定義

> 亜急性・慢性の疾患や神経不調などの過労性の損傷であっても、固定によって起こる「過剰仮骨の吸収と付加骨の添加」という、自然治癒力の原則に従わなければならない。

　自然治癒力の原則は、高齢であってもまた肥満体であっても、変形や疲労骨折などの過労性の損傷であっても、しっかりとした固定をすれば余分な骨は吸収されたり、欠けているところには新たな骨が補われ治癒に至るということである。これは軟部組織においても同じなのである。この原則は固定が条件となり、医学的に「過剰仮骨の吸収と付加骨の添加」と呼んでいる。すべての損傷は自分の中にある自然治癒力で治るのであり、その環境を整えることが治療行為と呼べるのだ。

## 固定による安心感の定義

> 適切な固定は治癒本能が働き、安心感とともに固定の要求を直感的に感じ取れる。この現象に導かなければならない。

　固定は苦しいものであったり、日常生活に著しい支障をきたしてはいけない。適切な固定条件には、固定をするときの関節の角度、つまり日常生活に支障の少ない角度も重要であり、関節の遊びを残した上での負担度より安静度が上回る固定である。
　この適切な固定は、その場から安心感が出てきて気持ちがよくなる。例え最初違和感があったとしても、2～3日目からは「治る」という治癒本能の働きにより、逆に固定を外すことに危険を感じるようになる。つまり、患部や体および脳が固定を自然に要求してくる現象が起こってくるのである。
　したがって適切な固定、しっかりした固定であれば、最初は違和感があったとしても2～3日で安心感に変わり、固定要求の現象を直感的に感じ取れるということだ。
　関節に遊びを残した固定の角度を例に示すと図50のようになる。

●足関節は、背屈位

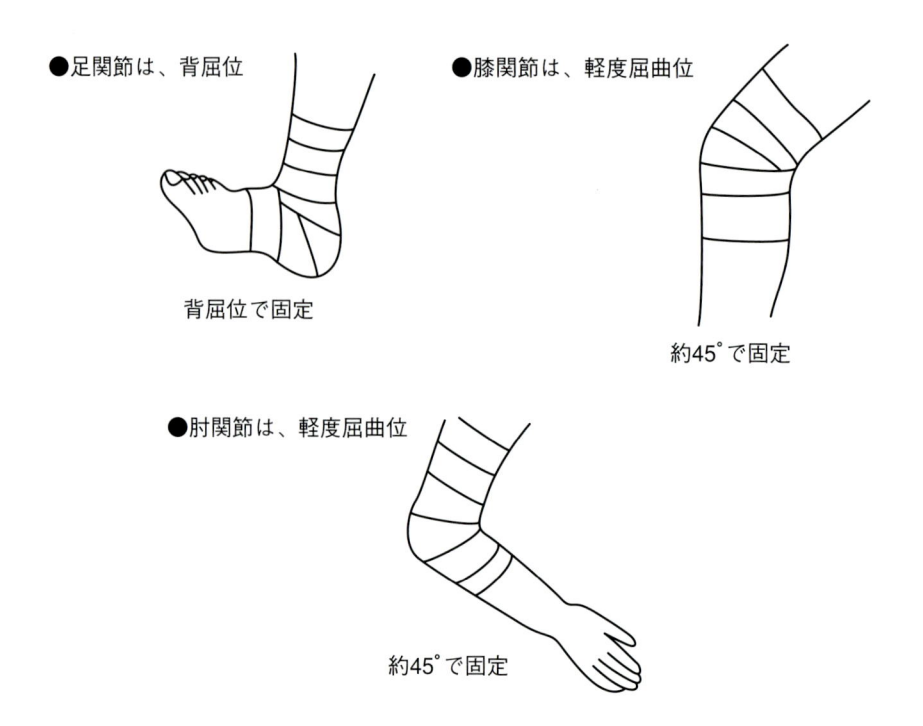

背屈位で固定

●膝関節は、軽度屈曲位

約45°で固定

●肘関節は、軽度屈曲位

約45°で固定

図50　関節に遊びを残した固定の角度

## 固定優先の定義

> 固定により筋力が落ちる心配より、固定にて治癒に導くことを優先させなければならない。

　固定による筋力の低下は固定除去後、日常生活の中で自然に回復できる。したがって筋力低下による弊害を心配するより、固定で治すということが優先されるべきである。思っているほど一時的な筋力低下による弊害はなく、余計な心配をして固定が甘くなることの方がより弊害が大きい。ギプスを除いた包帯やコルセット・サポーターなどの固定具は運動可動域の制限が少ないため、ほとんどの場合、固定による弊害が起こらない。固定をすると筋力が落ちて害があるから固定をしないとか、あるいは早く外してしまい、結果的に負担度より安静度が上回らないため治癒に至らないのだ。固定により筋力が落ちて治りが悪くなる、そんな間違った先入観が大きな問題なのである。

## 固定による原因療法の定義

> 固定学こそが、原因療法であり根本治療になることを知らなければならない。

　固定による治癒力が90％であり、残りの10％が構造学的歪みや過労学的損傷の回復を行う手技療法や電気・マッサージ・湿布・薬・栄養・鍼・灸・風呂・サウナ・光線などの行為である。したがって残りの10％の行為や作用を持って、治療行為と錯覚するのではなく、あくまでも90％の固定学を主体とした原因治療、根本治療を行わなければならない。固定をしない治療、甘い固定は対処療法であり一時的な気休め・慰安的な行為で終わってしまう。

## 日常における固定時間の定義

> 過労性の損傷に対する固定時間は、基本的に「昼間固定をして、夜は外す」という原則に従わなければならない。

　亜急性・慢性・神経不調など過労性の損傷に対する固定時間は、基本的に「昼間固定をして、夜は外す」。日常生活の中で、過剰な重力の影響による負担度（破壊力）や自家筋力による反復性の外力を受ける昼間は、その防御のために固定をするのであり、逆に過剰な重力や反復性の自家筋力と戦わない夜は固定を外すのが原則である。つまり、昼間の固定は重力や反復性の外力と戦う役割があるが、重力や反復性の外力と戦わない夜間は固定の必要性がない、ということだ。もうひとつの理由として、夜間は負担や圧迫から解放し、英気を養う時間である。ただし例外として、激しい痛みや腫脹がある場合は夜間も固定をした方が、患部の安静が保たれ効果的である。

　新鮮な損傷との違いはこの「夜は外す」、夜は外しても問題ないという考え方だ。この考え方は、サポーター・コルセットなどの固定装具についても同様である。

　固定には、「動く包帯ギプス」というイメージでサラシを用いた3裂のサラシ包帯による固定法が便利であり、より効果がある。

## 固定と栄養との定義

> 過労性損傷の場合、体の外面からは固定、体の内面からは栄養という2つの行為が両輪となり、患部の環境学的条件が整い自然治癒力が発揮されることを知らなければならない。

コンクリート製の柱を造るとき、セメントを流し込む前にまず型枠を造り、中には鉄材を入れる。この場合、「型枠」が固定の役割となり「鉄材」がビタミン・ミネラルなどの微量栄養素であり、「セメント材」が脂肪・たんぱく質・炭水化物といったように置き換えることができる。したがって亜急性・慢性などの負傷の瞬間を特定できない過労性の損傷を治療する場合、外面からは型枠となるしっかりとした固定を施すことであり、内面からはバランスの取れた栄養を取ることだ。この場合でも、固定による治癒力が90％となり、栄養が10％の治癒力と考えるべきである（図51）。

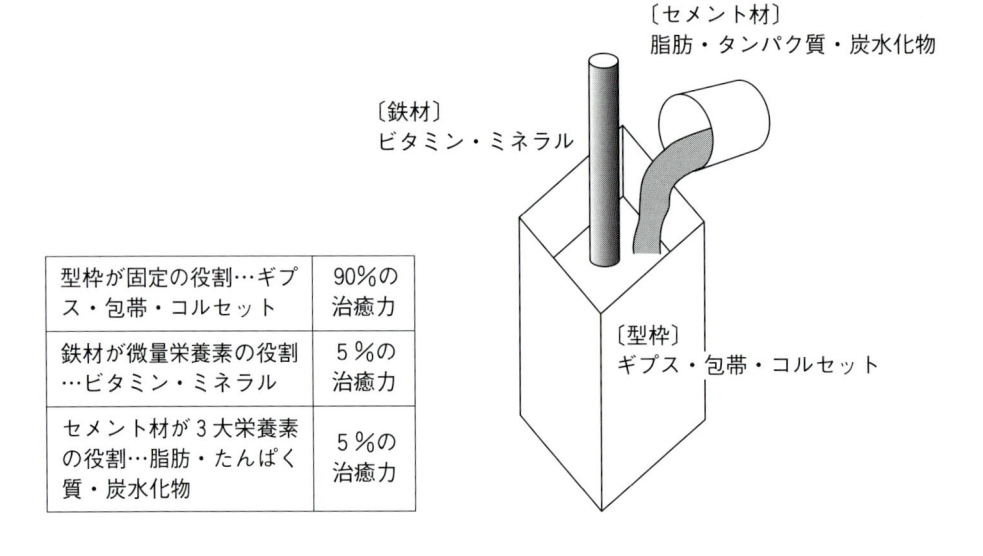

| | |
|---|---|
| 型枠が固定の役割…ギプス・包帯・コルセット | 90％の治癒力 |
| 鉄材が微量栄養素の役割…ビタミン・ミネラル | 5％の治癒力 |
| セメント材が3大栄養素の役割…脂肪・たんぱく質・炭水化物 | 5％の治癒力 |

**図51　固定と栄養の関係**

## 固定と神経不調との定義

> 過労性の損傷が原因となる神経不調に対しても固定により、「過剰仮骨の吸収と付加骨の添加」という自然治癒力の原則に従わなければならない。

　自律神経失調症に伴う症状は、頚椎の変形や損傷からカルシウム状の軟骨や中からは脳室やクモ膜下腔を満たしている髄液が流れ出て、第一頚椎と頭蓋骨の接続部上部にある副交感神経が圧迫されるために、その先にある各器官や臓器が機能低下することが原因である。後縦靱帯硬化症、低髄液圧症候群もこのひとつである。これらは圧迫された神経の場所によって、それぞれの症状が起こってくる。

　その症状とは、頭痛・肩こりを始め頚の重さ、全身の疲労感・倦怠感など不定愁訴と言われるものから男女の更年期障害・不整脈・急な高血圧・低血圧・うつ病・燃え尽き症候群・パニック症候群・メニエール病・人ごみの中でのめまいや恐怖感・神経症・眼圧異常・緑内障・眼精疲労・甲状腺異常・ED（勃起不全）などがあるが、このほか、糖尿病、肝臓機能障害・脳溢血・脳梗塞の要因にもなっている。カルシウムや中からの髄液の漏れを止めるため、固定による「過剰仮骨の吸収と付加骨の添加」という修復本能つまり、自然治癒力の働きを用いる。

## 破壊のエネルギーとなる「過剰な衝撃波とねじれ波」

　負担度が上回る過労性の損傷は、すべて「過剰な衝撃波とねじれ波」の蓄積である。「過剰な衝撃波」とは地震でいうところの縦揺れ現象であり、「過剰なねじれ波」とは地震でいうところの横揺れ現象である。自然界には適正な衝撃波とねじれ波のエネルギーが存在しているが、これが過剰になったとき、負担度つまり破壊のエネルギーに変化してしまうのだ。

　重力による負担度とは主に、足裏の機能低下により歩行時発生する「過剰な衝撃波とねじれ波」の蓄積であり、これに体重や患部より上位置にある重さが加わって起こっている。また、自家筋力による負担度とは主に歩行時以外に、日常生活の中で反復されて発生する損傷である。この「過剰な衝撃波とねじれ波」による負担度（破壊力）は身体の中で構造学的に最もアンバランスなとこ

ろに繰り返され、反復性の介達外力となって負担度（破壊力）が平均的な調和を上回ったとき、過労性の損傷を発生させているのである。

　これが同じ条件で同じスポーツをして過労性のスポーツ障害を起こす者と、起こさない者との差になっている。また同じように、いつも健康な人と、いつも痛みや病気・不調で苦しんでいる人との差にもなっていることを力学的に読み取らなければならない。特に上肢に発生する過労性の損傷は、自家筋力による場合が多い。

## 固定により改善しなかった場合

　3週間固定しても改善が見られない、また2～3カ月と長期の固定を施したにもかかわらず症状が一定で改善が見られない場合、次の3項目を点検し不備を補うことである。ほとんどの場合がこれに当てはまる。

### ①巻き方（締め付け）が弱い
　巻き方の未熟さや経験不足から、強く巻いたり締め付けられない場合である。膝関節なら45°屈曲くらい、足関節なら背屈位、この角度の固定は最初から関節の可動域、つまり遊びが残されているため、強く巻いても危険性や日常生活に支障が少ない。強く巻けなかったこと、つまり弱い巻き方に原因がある。

### ②固定量が不足している
　負担度（破壊力）より安静度（治癒力）が上回るための固定量が不足していたということである。改善しない場合は治療の途中からであっても勇気を持って、固定量を増すことが必要である。「今さら固定を増すということはプライドや信頼を失うことになる」といった考え方は禁物であり、速やかに行うこと。包帯固定は1巻き（1周）多いか少ないかで、治療効果に影響を与える。この微差を実感すべきである。

### ③患者の理解不足による固定不備
　固定の意義を患者へ伝えきれていないために、すぐに外してしまったり、指示を守らない、また形ばかりの固定になっているなどが考えられる。固定の意義や重要性を説明するのも治療のひとつとして考えなければならない。

## 「動く包帯ギプス」サラシ包帯の作り方

　サラシと呼ばれるものは普通、木綿性で横幅が約31〜33㎝、長さ9mのものを指す。これを縦に3等分に裂いた、3裂のサラシ包帯を作っておくと便利である。

　まず、横幅に3等分の切れ目を入れてから切れ目の両脇を勢いよく引っ張って裂くと、曲がることなくきれいに3等分に裂くことができる。このサラシを用いた3裂のサラシ包帯は木綿性なので汗などの吸収率がよく、素材もしっかりしているため固定力があり、足・膝・腰・肩などに最適である。「動く包帯ギプス」として使用することが望ましい。

# 第7章
## 過労性構造体医学の基礎知識

### 「衝撃波」と「ねじれ波」は自然界に存在している

　治療に携わる者として最初に学ぶべき基礎知識がある。それは「自然界にはもともと『衝撃波とねじれ波』のエネルギーが存在している」ということである。

　宇宙にある天体同士が衝突するとき、また星がその最期を迎え爆発するとき、必ず衝撃波とねじれ波を発生させている、と最近の天文学でも証明されている。アインシュタインもビッグバンによって地球が誕生するとき、強くて長い波長と弱くて短い波長のエネルギーが発生し、現在もこの2つの波長をもって宇宙とともに地球も構成され、そして歴史を刻んでいるといっている。

　私はこの強くて長い波長を「衝撃波」と呼び、弱くて短い波長を「ねじれ波」と呼んでいる。地球も、またこの中で暮らす人間の体も「衝撃波とねじれ波」の影響を受けて造られているのである。

　ビッグバンのような爆発でも、また逆にブラックホールのような強い重力でも「衝撃波とねじれ波」が発生している。このことから推測すると、反重力物質エネルギーとはこの相対する「衝撃波とねじれ波」かも知れない。

　特に地球は重力を中心に構成されているので、人間は重力による「衝撃波とねじれ波」を受けることになり、また身体はこれに対応する構造で造られている。では、身体がなぜ「衝撃波とねじれ波」に対応する構造になっているのか？　それは身体が「衝撃波とねじれ波」に対応する機能をもって重力との調和を保ち、日常生活の中で身体を安全に導き、また身体の活性化を図るとともに健康や進化を促す作用もしているからなのである。

　同じ重力でも「過剰な衝撃波」と「過剰なねじれ波」は有害なエネルギーになるが、標準的な調和が保たれたうえでの微細な「衝撃波とねじれ波」は身体の活性化や進化を促しているということになる。

## 重力とのバランスを保つ身体の構造

　私は、「人も物も万物は地球上において重力と戦い、同時に絶妙なコントロールでバランス（調和）を保とうとしている。そして重力とのバランス（調和）が保たれたところに健康と美が生まれ、進化が促されている。逆に重力とのバランスが崩れたところに病気や醜さが生まれ、退化が促されている」と何回も説明してきたし、またどの著書でも訴えている。それは人間は重力とのバランス（調和）を効率的に保つことを最優先している事実をそれだけ知ってほしいからだ。

　骨格ひとつ見ても、絶妙な構造で重力とのバランスを保つ構造に造られている。そのなかで重力の影響を最初に受け、また最も多くコントロールしているところが足裏なのである。その足裏も、実にうまく「衝撃波」と「ねじれ波」を吸収できるような構造になっている。

　足には主に「衝撃波」を吸収する縦アーチと、主に「ねじれ波」を吸収する横アーチがあり、骨は細かく分かれ、踵の部分は厚い脂肪層におおわれ、さらに下腿骨は外側に弯曲し、大腿部は前方に軽く弯曲し、これに軟骨や筋肉も加わって「過剰な衝撃波」と「過剰なねじれ波」と戦い、同時に標準的な調和を保とうとしている。この構造はどの近代機器も太刀打ちできないほど、実に巧みに造られているのだ。

　逆に言うと「重力から発生する『過剰な衝撃波』と『過剰なねじれ波』がいかに身体に悪影響を及ぼすかを物語り、またあらゆる手段を用いてその有害となる重力から身体や脳を守ろうとしている」と私は断言しているのである。

　つまり、まず、治療医学に携わる者の初歩的知識として、足裏の不安定から発生する重力のストレス「過剰な衝撃波」、または「過剰なねじれ波」が時間経過とともに人体に及ぼす悪影響の大きさ、破壊力の強さを知るということが大前提であり、基本なのである。

　この重力による破壊力は時間経過（過労性）を伴い、時間をかけて繰り返し反復性の介達外力となって体に伝わる。この反復性の介達外力は、「静かな破壊力」であるため、今まで亜急性、慢性の疾患や神経不調の原因を特定できなかった。また知っているようで実は浅くしかわからず、この「静かな破壊力」のエネルギー、その大きさまでは認識していなかったのだ。一般的に「過剰な衝撃波」が体によくないことは知られていたが、「過剰なねじれ波」が体に及ぼす悪影響とそのメカニズムまでは、正しく知られていないのが現状である。

身体、特に足は重力に対し最優先で標準的なバランスを保つ構造に造られているのである（図52）。

- 重力とのバランス→健康→美→進化
- 重力とのアンバランス→病気→醜さ→退化

3点でクッション機能を果たす　　　クッション機能

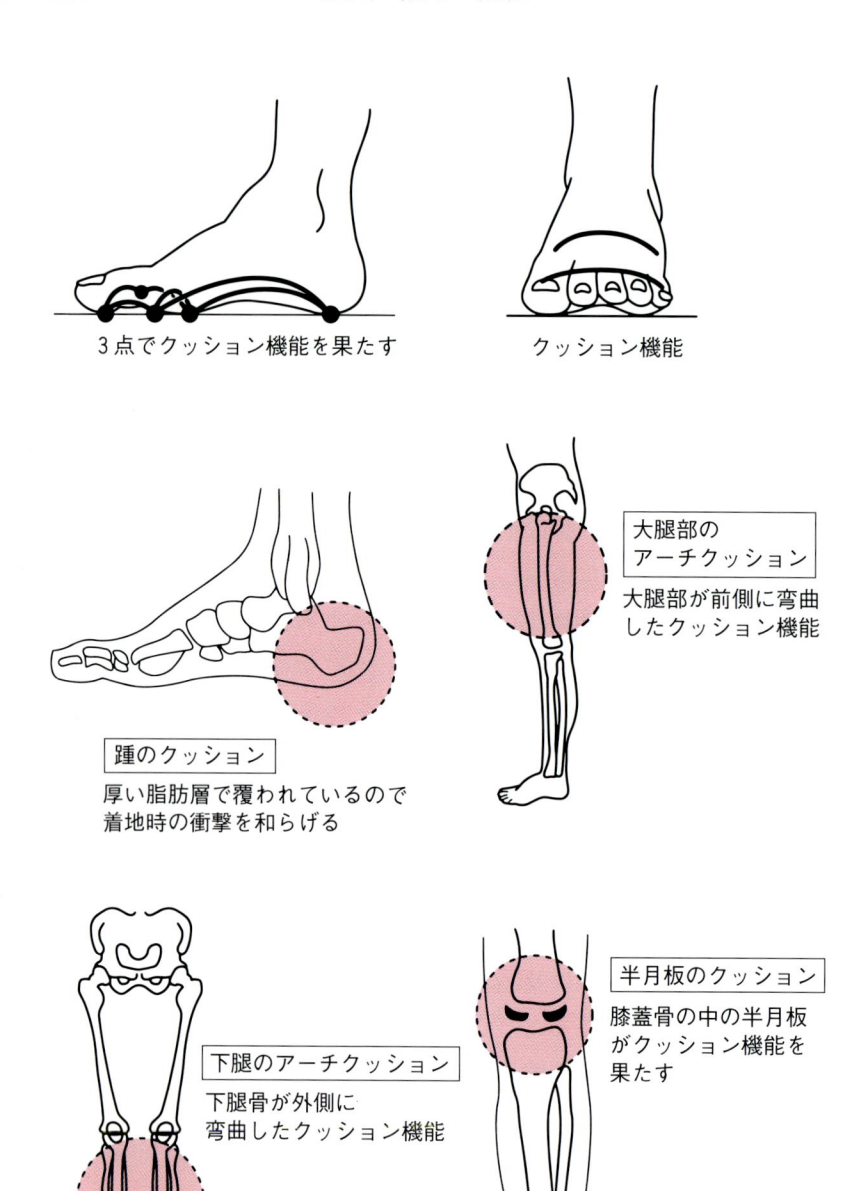

**踵のクッション**
厚い脂肪層で覆われているので着地時の衝撃を和らげる

**大腿部のアーチクッション**
大腿部が前側に弯曲したクッション機能

**下腿のアーチクッション**
下腿骨が外側に弯曲したクッション機能

**半月板のクッション**
膝蓋骨の中の半月板がクッション機能を果たす

図52　足全体はこんなに多くのクッション機能がある

## 身体の役割は左右で異なる

　重力との標準的なバランス（調和）を最も効率的に保つために、身体はもとから左右で役割が違うように造られている。
　大きく分けると、
●右半身は「衝撃波」と戦い、同時に吸収したり無害化して重力とのアンバランスを保とうとしている
●左半身は「ねじれ波」と戦い、同時に吸収したり無害化して重力とのアンバランスを保とうとしている

　では、なぜ左右でその役割が違うように造られているのか、理由を説明する。それは「身体は『衝撃波』と『ねじれ波』の特徴をもって、効率的に重力との力学的バランスをひとつにしている」のである。
　つまり、左右それぞれの役割を分けることによってこそ、効率的に重力とのバランスを1つに保つことができる。ではなぜ重力とのバランスを1つにしているのかというと、運動能力や調整能力を最大限に発揮させ、身体の安全・活性化・健康・美、そして進化を促すためだ。
　もし左右の役割がまったく同一だとしたら、重力とのバランスが2つに分散してしまうので、身体の機能が非効率的な動きとなってしまう。その結果、運動能力や調整能力、知能の発達が著しく低下し、とても危険であり退化へつながってしまうからである。健康には、左右の役割を持ち合わせて、重力とのバランスの一本化することが重要なのである。
　総合的に左右の役割を比較した場合、右半身は「衝撃波」と、左半身は「ねじれ波」と戦う役割になっている。
　したがって、役割の左右差は必要であり、車に例えるとその左右差は車のタイヤやハンドルの「あそび」の部分のようなもので、「あそび」をもってさらに重力とのバランスを1つにしているのである。しかし、その左右差が許容範囲を超え反復されたときに、損傷が発生する。この事実を最初に理解していないとより正確な診断へとつながらないのである。
　このように、人間はもとから左右でその役割が違うように造られていることで「あそび」の差によって脚の長短差や骨盤の高低差においても1日の中で2cm、主に左半身を中心に長くなったり短くなったりして重力に対応し、バランスを保とうとしているのである。特に脚の長短差においても2cm以内は許容範

囲であり、2cmの左右差をもって「ずれている」、「異常だ」と言ってはいけない。

## 「あそび」の理論

　人間は歩くとき、行動するとき、誰でも重力による地面からの「衝撃波とねじれ波」を受けているが、「あそび」の構造によって吸収・無害化している。前に説明したように、車のタイヤとハンドルの「あそび」の原理であり、とても重要でこの高度な「あそび」がないと、車を運転する上でかなり危険である（図53）。

　人間もこの「あそび」がないと、ロボットのような歩き方になり、倒れる危険性や損傷の割合が増し、運動能力も極端に低下してしまう。「あそび」は実は身体が重力とのバランスを保つ役割、つまり、重力との「標準的な調和」を保とうとする重要な働きなのである。

　しかし、ここでもうひとつ考えなければならないのが、「過剰なあそび」である。パンクしたタイヤやハンドルのあそびが大き過ぎると危険で、運転すると事故につながるか、車自体が壊れてしまう。

　この現象を身体に当てはめると、人間の土台となる足裏に不安定があると、この「あそび」が標準を超えてしまい、歩行時「過剰な衝撃波とねじれ波」が発生し、時間経過とともにその過労性を増していくのである。つまり、「過剰な衝撃波」とは、パンクした車で運転するようなもので、「過剰なねじれ波」

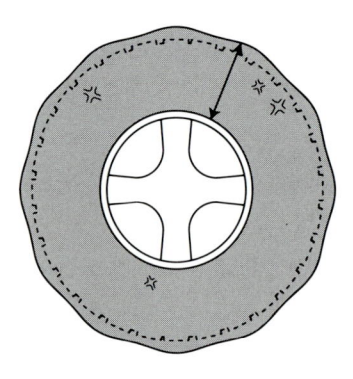

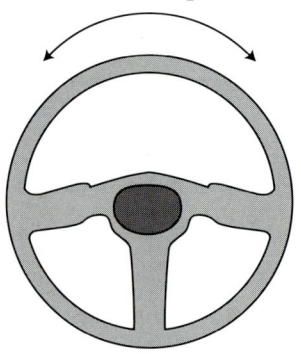

車のタイヤには適度な「衝撃波のあそび」がある　　　車のハンドルには適度な「ねじれのあそび」がある

図53　車のタイヤとハンドルの「あそび」の理論

とは、あそびの多過ぎるハンドルで運転するのと同じ原理だ。足裏の不安定は上部に行くほど、その不安定度を増すのである。

さらに、車の「あそびの理論」で身体を説明すると、右半身はタイヤの空気圧のあそびの部分に相当し、「過剰な衝撃波」と戦ったり、吸収・無害化し、一方、左半身はハンドルのあそびの部分に相当し、「過剰なねじれ波」と戦ったり、吸収・無害化している。

車のタイヤも、ハンドルもあそびの部分が適正であれば、高速で安全に走ることができるが、このあそびが過剰であると危険であり、無理をすると事故につながってしまう。このように、車も「衝撃波」と「ねじれ波」と戦ったり、吸収・無害化する役割、つまり、「あそび」の機能を備えることにより、重力とのバランスをひとつにして、高性能な車になるのである。

人間もこの「あそび」をもつことにより重力とのバランスをひとつにしているのである。しかし、その左右差・前後差・上下差・衝撃とねじれの差が許容範囲を超え、生活環境の中で反復された場合は、過労性の損傷が発生していることも理解しておくべきだ。

## 「衝撃波」を多く受けるのは右半身

右半身が「衝撃波」を多く受けている証拠として腰痛を例にとると、右側に起こった痛みは比較的殿部（ワレー氏圧痛点）から大腿部、下肢にかけてヘルニア様的な痛みや症状が多くあり、「過剰な衝撃波」が椎体や椎間板を変形・圧迫し、疲労骨折させているのが特徴である。また、その証拠としてX線上においても右側に異常が多く認められる。つまり「ヘルニア、分離症、すべり症、半月板損傷」などそのほとんどが、繰り返される「衝撃波」による疲労骨折であり、右側に比較的多く異常が認められるということであり、特に男性に多く見られる。

一方、左側に起こった腰痛は左の第4・第5腰椎くらいから仙腸関節、尾骨に沿っての痛みがあるのが特徴で「ねじれ波」を多く受けている証拠でもある（横揺れはその上部に伝わるとき「ねじれ波」に変わる）。このように左側の腰痛は骨盤や仙腸関節の歪みから発生している場合が多く、特に女性に多く見られる。

頚椎においても右側に異常があると、骨そのものの変形や損傷により、突発性の頭痛、特にガンガンするような激しい痛みが多く見られ、また寝ていても

肩がこるというような特徴もある。反対の左側は骨の歪みやズレにより、偏頭痛や頭が重たいといった症状が現れ、また足を診ても右足は仮骨が出たようなゴツゴツとした足をしているのに対し、左足はねじれの影響を受け、扁平足気味で外反母指の発生割合も多く見受けられる。

　左右を比較するとこのような傾向があり、いずれも足裏の不安定と一致していて「重心の踵移動」とともに、足裏の免震機能が低下した結果「過剰な衝撃波」が腰椎や軟骨へ繰り返され、亜急性または慢性の損傷である疲労骨折を起こした状態だった。基礎知識の前提としてこのメカニズムを正しく最初に知らなければならない。左右を比較すると図54のようになる。

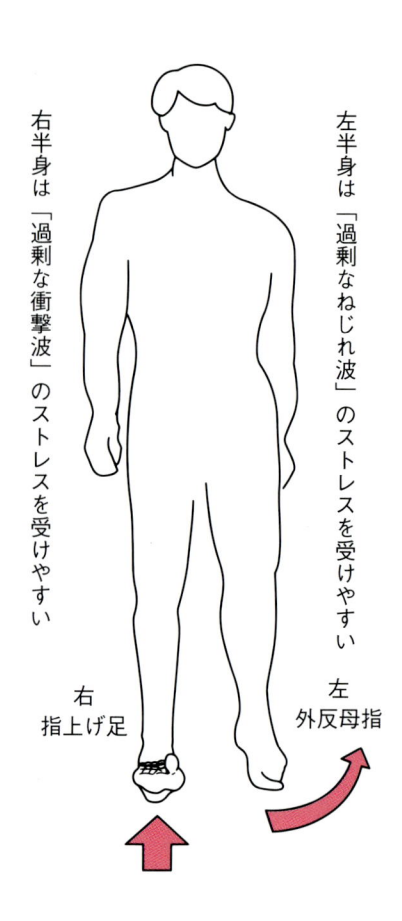

図54　右は「衝撃波」、左は「ねじれ波」を受けやすい

## 「ねじれ波」を多く受けるのは左半身

　左半身は「ねじれ波」と戦ったり、吸収・無害化したりして重力とのバランスを保ち、身体機能をより安全に効率的に発揮させようとしている。
　では、左半身がねじれの作用をしているという証拠を10例で説明する。
(1) 外反母指においても外反（曲がる）割合は左足の方が多い（図55）
　足はもともと左右で役割が異なるので、平等には変形しない（図55は極端な表現だが、この傾向が強くあって左足の方が、ねじれ波の影響を多く受け、外反しやすいのである）。

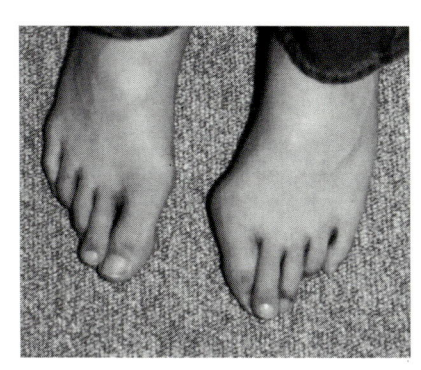

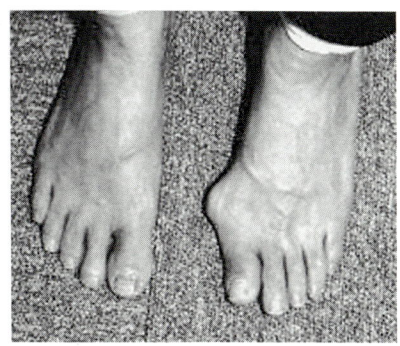

図55　外反母指は左足が多い

(2) リスフラン関節の亜脱臼も左足の方が約50倍多い（図56）
　リスフラン関節の整復を試みると左足に整復音を聞くことが多い。多くの医学書にこの事実（亜脱臼）が記されているが、この「リスフラン関節亜脱臼」がどのようなものなのか、その事実に気づかなかったり、また発生メカニズム、さらには身体に及ぼす悪影響の大きさまでは理解していないのが現状ではなかろうか？　つまり、左足の方がねじれ波を多く受け、亜脱臼を起こしやすい。リスフラン関節の亜脱臼は上部へ「過剰なねじれ」を繰り返し伝えてしまうのだ。

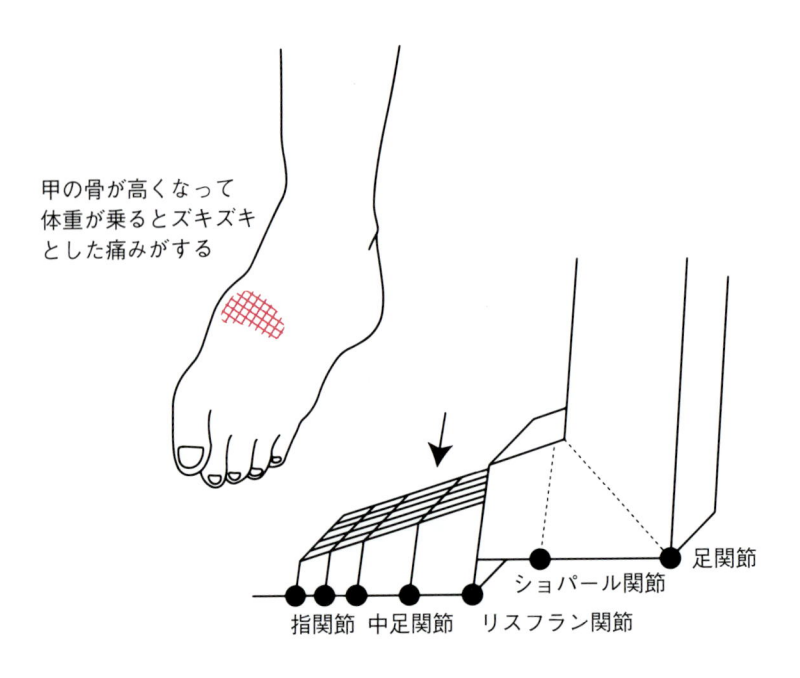

甲の骨が高くなって体重が乗るとズキズキとした痛みがする

指関節　中足関節　リスフラン関節　ショパール関節　足関節

図56　リスフラン関節の亜脱臼は左足に約50倍

(3) 腹臥位に寝かせると左足の方が約50倍外側に倒れやすい（図57）

　腹臥位にさせてから足首に枕を置き、その上から左右のアキレス腱部を2〜3分強圧すると、左の踵が外側に倒れる現象（これを「下肢ねじれテスト」と呼ぶ）が右足の約50倍の頻度で左足に起こる。逆に大転子を上下に動かすと踵が内、外へ大きく動き、歩き方と股関節の位置移動が一致する。これは左側の足関節・膝関節・股関節が、右側より緩んでいるためである。

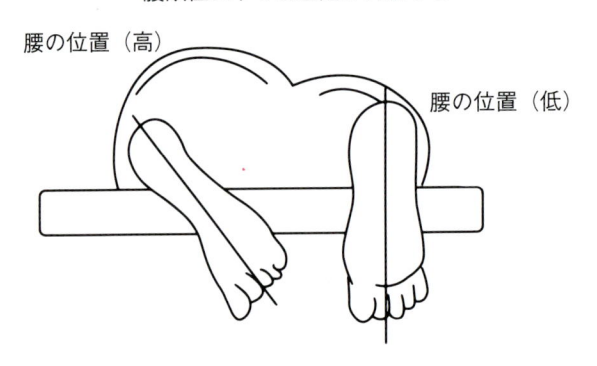

腹臥位にすると左足が外旋する

腰の位置（高）　　腰の位置（低）

図57　下肢ねじれテストで左の踵が外側に倒れる割合は右の約50倍

## 第7章　過労性構造体医学の基礎知識

### (4)「股関節ねじれテスト」も左股関節が約50倍ゆるい（図58）

腹臥位にして左右の片方ずつ後腸骨棘を押さえ、次に膝を90度に屈曲させ内側に押してみる。この時も左脚の方が内側に倒れる割合は50倍多い。右股関節は固く、内側に倒れにくい。

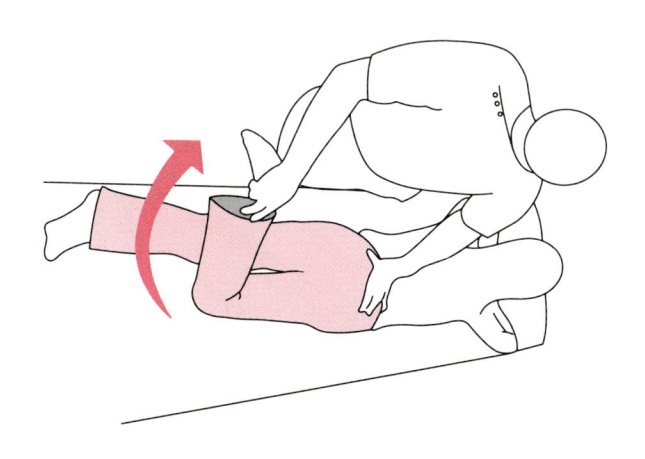

**図58　股関節ねじれテストでは左足が内側へより深く倒れる割合は右足の約50倍**

### (5) 整復音は左半身に約50倍（図59）

骨盤や背骨を整復するとき、左半身を上にして寝かせて整復を試みると整復音は左側が約50倍多い（左半身に整復音が50倍多いということは「過剰なねじれ波」を左半身が多く受けているという証拠）。

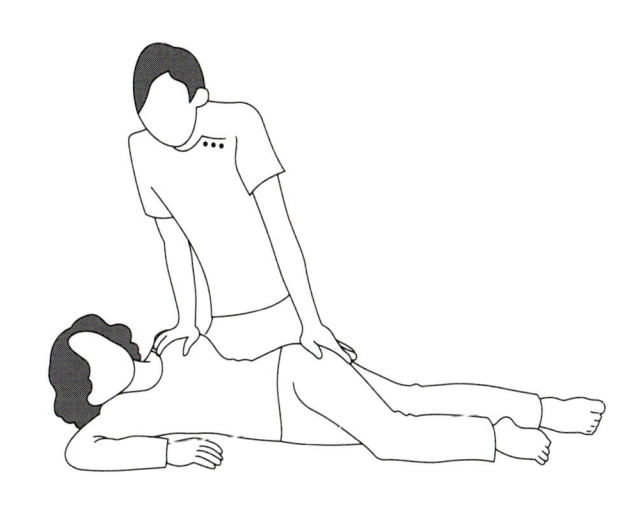

**図59　整復音は左半身に約50倍**

(6) 脚の長短差は左脚に発生する場合が約50倍多い（図60）

　1日の生活の中で左脚は短くなったり、長くなったり、また元に戻ったりを繰り返し、身体の調整能力を発揮させているのである。急性の損傷や炎症以外は左脚の方が短くなっている割合が多く、それと同じに左後腸骨棘も高くなっている。急性の損傷や炎症以外は左脚が短い。

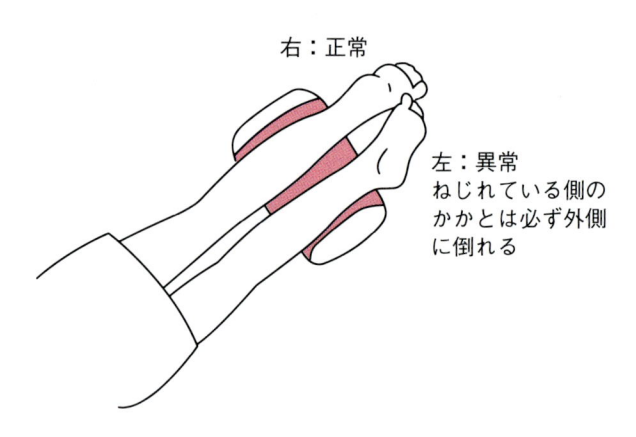

右：正常

左：異常
ねじれている側の
かかとは必ず外側
に倒れる

**図60　左脚の方が短くなっている割合**


(7) 陸上のトラック、野球のグラウンドは左回り（図61）

　左半身がねじれと戦い、また吸収・無害化しているという大きな証拠には、走るときは左回りにすると走りやすく、またケガも少ないという事実がある。これは左半身がねじれをうまく調整しているもので、安全を本能的に感じ取った状態なのである（身体は左半身がねじれ調整をしているため、左回りに走った方が、より走りやすく安全で記録もよくなる）。

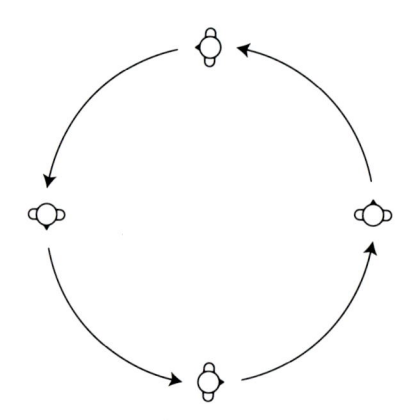

**図61　グラウンドは左回り**

(8) 大腿部を圧迫すると左下肢が蒼白になる場合も約50倍多い（図62）

大腿部後面上３分の１の部分に２〜３分持続的な圧迫を加えると、左下肢、特に足部が右側に比べて約50倍の割合で蒼白になる。

これは、左側の骨盤の歪みや股関節の緩み等により、股関節内の血管が引っ張られ、血行不良になった現象と考えられる（科学的には証明できないが統計では左下肢が蒼白になり、左腰や左股関節に異常を訴える人が多い）。

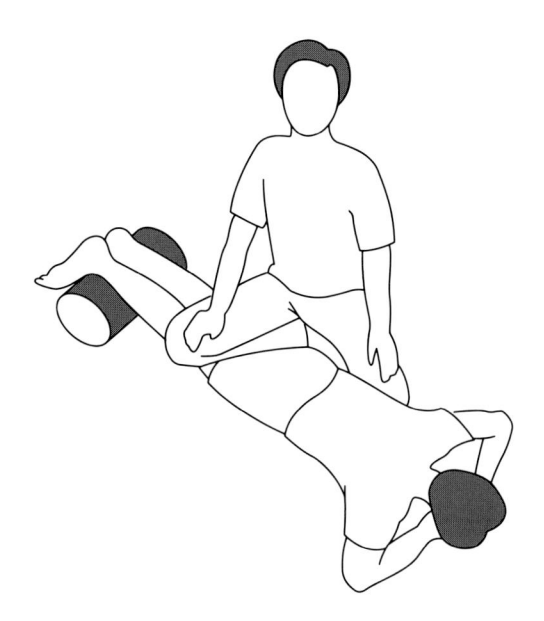

**図62　大腿部を圧迫すると左下肢が蒼白になる**

(9) 右利きをねじれの特徴で助ける左

多くの場合、衝撃的なことと戦う右を「利き足」「利き腕」「利き目」にし、反対側はねじれの特徴（あそびの理論）をもって右側を補助し、重力とのバランスをひとつにしている。

前述でも説明したように、重力とのバランスをひとつにすることが運動能力や調整能力・知能などを発達させたり、進化や社会的な進歩につながるからである。われわれの医院や接骨院においても、優秀な助手に恵まれると繁栄するのと同じ原理なのである。

(10) 患者を左回りにさせると大繁盛するという法則（図63）

　患者の流れを左回りにすると「動きやすい」「患者がスムーズに流れやすい」「気が休まる」「親しみが持てる」「治療する先生方とコミュニケーションがうまくいく」といった現象が起こる。一般の商店でも同様である。

　このように地球上には「ねじれ波のエネルギー」が存在し、肉体と精神にも大きく影響を及ぼしているのである。

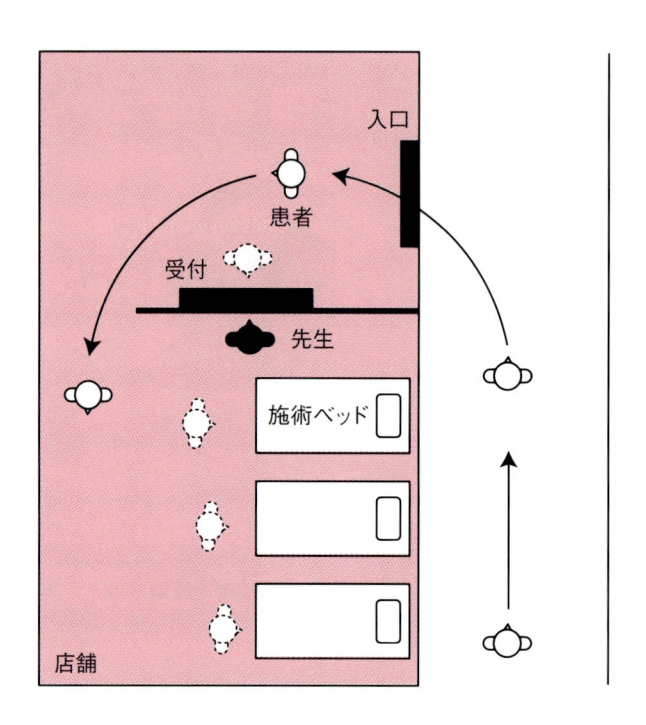

図63　患者は左回りがよい

# 「ねじれ波」とテコの原理

　足はもともと左右で役割が異なるので、左右平等には変形しない。よって左右平等には歩けないのである。
　「外反母指」や「指上げ足」など足裏に不安定があると、なおさら足裏は不安定になり、歩行の左右差が許容範囲を超えたとき、脚の長短差や骨盤の高低差が発生している。
　一般的には左側の筋力が弱いため、左足に外反母指や指上げ足が多く、蹴りだすとき左足先が外方向へ流れるとともに左下肢が外旋する「力点」となる。このとき、股関節内にある大腿骨の骨頭部が「支点」となって前方に移動し、「作用点」が、腰椎や仙腸関節となる（図64）。「作用点」とその上部は相反するねじれのストレス（反作用点）が発生する。
　これが、「ねじれ」による腰痛の原因なのである。外観からは左後腸骨棘が高くなり、左下肢が短くなっている場合が多い。ただし、炎症性の場合は除く。

反作用点（作用点の上部）

作用点（腰椎や仙腸関節）

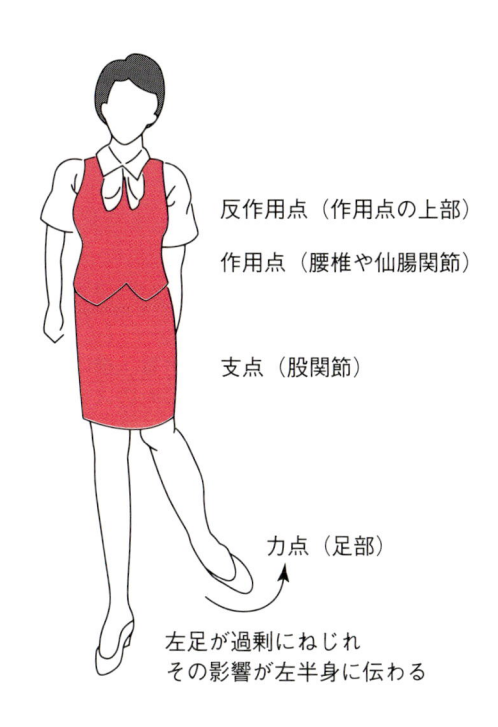

支点（股関節）

力点（足部）

左足が過剰にねじれ
その影響が左半身に伝わる

図64　「ねじれ波」とテコの原理

今まではねじれに対しては足関節までのねじれを「トルク」と表現している程度で、それも漠然的であり不十分であった。不安定な歩行や左右異なる歩行は横揺れとともに大きなねじれの歪み、つまり構造学的歪みが発生し、身体に繰り返されたとき、「過剰なねじれ波」に変わる。その「過剰なねじれ波」には必ずテコの原理（力点、支点、作用点）の力学がある。これをしっかりと裏づけしなければならない。

　建築工学でも証明されているが、「地震の横揺れは上部に伝わる時『ねじれ波』に変わる」という事実をまずは知ることである。構造物の重心点の位置を片寄らせ、横揺れを加えると重心点を境にして上下で相反するねじれのストレスが発生する。また、皿を水に浮かべ重心を片寄らせた位置に「おもり」を置き、同じように横から振動など横揺れを加えると重心点を中心に皿が左回転し始める。横揺れは、ねじれのストレスを発生させるということが証明されている。このとき、重心点がテコの原理で支点となる（図65）。

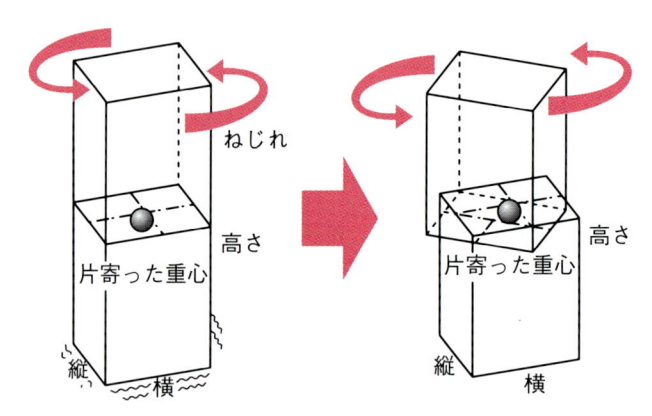

地震の横揺れは上部に伝わるとき、片寄った重心点を境にしてねじれのストレスに変わる（建物の例）

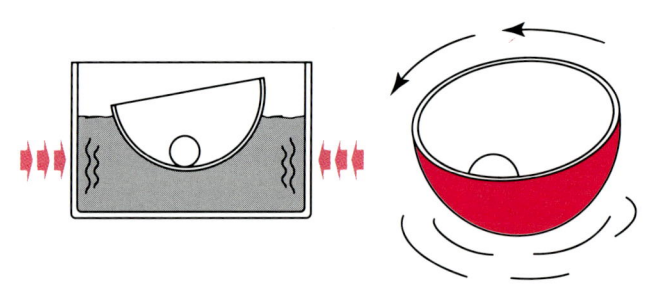

重心点をずらしたお椀を水に浮かべ左右に揺さぶると重心点を中心に回転を始める

**図65　横揺れは「ねじれ波」に変わる**

人間も力学的にはこれと同じ構造体なのである。人間の土台である足裏に不安定や左右差歩行（外反母指、内反小指、指上げ足、扁平足など）があると、横揺れも発生してしまう。足はもともと左右で役割が異なるため、平等に変形しない、また平等に歩けない。歩くときも左右のどちらかでバランスを保つため、重心が片寄る。その片寄りの差が許容範囲内であれば「あそび」の部分ということで吸収・無害化してしまうわけであるが、許容範囲を超えたとき、左右異なった歩行に伴った構造学的アンバランスが起こり、繰り返されたとき「過剰なねじれ波」が発生し上半身にも伝えてしまうのである。

つまり、左右異なる歩行は上部に伝わるとき、大きなねじれのウェーブ、構造学的歪みを発生させ繰り返されると「過剰なねじれ波」に変わる。ねじれ波は片足では弱いが左右からのねじれ波はより大きくなる。そしてこの「過剰なねじれ波」は必ずテコの原理、「力点」→「支点」→「作用点」に従って伝わっていく。

ここで理解しなければならないポイントがある。テコの原理で作用点にねじれ波が逃げるわけであるが、作用点とその上部の境目で相反するねじれのストレスが繰り返され、次第に「過労学的損傷」となって痛みや不調が発生してくるのである。これが亜急性・慢性の疾患や神経不調と呼ばれる損傷の根本原因であり「過剰なねじれ波」によって発生する損傷だったのだ。

もうひとつ重要なポイントとして、足から伝わる「過剰なねじれ波」のストレスは症状、損傷部位によってどこが「力点」「支点」「作用点」になっているかを判断することが重要なのである。足から伝わる「過剰なねじれ波」のストレスはテコの原理でいきなり「頚」に作用点がきたり、また「腰」だけに伝わったり、あるいは両方、複数の部分へ同じに伝わる場合もあるのである。

この「過剰なねじれ波」のパターンを5通りに分けて力学的に解説しているのが「過労性構造体医学」に出てくるねじれの理論である。これは力点の位置をそれぞれ5通りに分け、そのメカニズムを力学的に理論付けたものだ。

日々の治療の中で亜急性・慢性の損傷や神経不調の原因が「過剰なねじれ波」によるものなのか、「過剰な衝撃波」によるものなのか、さらにはその両方のストレスによるものなのか、そしてそのストレスが体のどの部分へ一番多く繰り返されているのかを診断しなければならない。

今まで「過剰な衝撃波」に対するメカニズムはある程度解明されていたが、「過剰なねじれ波」に対するメカニズムはほとんど解明されていなかった。自然界には「衝撃波」と「ねじれ波」のエネルギーが存在しているので、この2つのエネルギーが人体にどのようなメカニズムで伝わるのかを力学的に解明

し、理論付けなければならない。この理論は治療医学の基本であり、とても重要である。

　重要なので再度説明するが、それぞれの損傷に対し、まずどこが「力点」「支点」となって「作用点」にねじれのストレスが伝わっているのかを判断し、作用点とその上部との境目で相反する「ねじれの損傷」が発生していることを診断する。ここにねじれの秘密がある。

　また、ここも重要なので再度説明するが、不安定な足裏や左右異なる歩き方は「力点」となり、「支点」を中心として上部へねじれの歪み、つまりねじれによる構造学的歪みの「作用点」を発生させて、繰り返されると反作用点との境目で過剰なねじれ波による、過労学的損傷が起こる。

## 「指上げ歩き」に伴う「重心の踵移動」

　ヘルニア・分離症・すべり症・半月板損傷は、足裏の不安定から発生する「過剰な衝撃波」と「過剰なねじれ波」の有害なストレスが構造学的（力学的）に弱い部分へ繰り返された結果の疲労骨折である。このような損傷は負傷の瞬間を自覚することができないので足との因果関係を追求しなかった。

　これらの損傷を起こす人たちには足裏の不安定、特に「指上げ歩き」（足指が地面に接地しない歩き方）があり、それに伴う「重心の踵移動」という共通点がある。

　重心が踵へ移動すると足裏の免震機能が著しく低下してしまい、歩くとき地面からの「過剰な衝撃波」と「過剰なねじれ波」が上部へ強く伝わり、体重も加わって衝突が繰り返され、時間経過とともに破壊力が倍増してしまうのだ。つまり、構造的に歪んだ部分を衝撃波とねじれ波が破壊していく、このような単純なメカニズムが実感としてわからず迷っているのである。「過剰な衝撃波」と「過剰なねじれ波」、この静かな破壊力を甘くみてはいけない。「足とこの疲労骨折との関係」を素直に受け入れ、理解していかなければ運動器系・神経系の疾患を中心とした治療医学が発展しない、そしていつまでも30年前と同じレベルにとどまってしまい、やがて患者たちの支持も失うことになる。

## 足と健康との関係を過労医学で知る

　繰り返しになるが、重力の支配下にある地球には「衝撃波」と「ねじれ波」のエネルギーが存在していることを知るべきだ。自然界においても重力の支配下で「衝撃波」と「ねじれ波」が発生している。地震の例で説明すると、
○「衝撃波」とは地震でいうところの縦揺れ
○「ねじれ波」とは地震でいうところの横揺れ
　これを構造物に例えると、ビルや家が最も早く壊れるのはご存知のように、地震の縦揺れ、つまり「衝撃波」と、もうひとつ横揺れ、つまり「ねじれ波」なのだ（横揺れは上部に伝わる時「ねじれ波」に変わる）。ビルや家は地震が来ない限り（時計的時間経過）においては100年以上ももち、崩れることはないが、人間はビルや家と違い2本足で歩くため、その足裏に不安定や異常（外反母指、指上げ足、扁平足など）があると、免震機能が低下するので、歩く度に地震でいうところの「縦揺れ＝衝撃波」と「横揺れ＝ねじれ波」を繰り返し体に伝えてしまう。
　この1回の「衝撃波」と「ねじれ波」は弱く、自覚することはできないが、繰り返されると「過剰な衝撃波」と「過剰なねじれ波」となり、地震のエネルギーに匹敵した大きな破壊力となって、その上部において構造学的に最も弱いところ、つまり力学的にアンバランスなところから破壊していく。
　これが足と健康の関係であり、亜急性や慢性疾患、そして神経不調を起こす本当の原因、隠れていた原因だったのである。このメカニズムがわからないと医療と呼べる行為にならない。ここで頭に入れておかなければならないのは「急性の損傷とこのようにして発生する亜急性、慢性の損傷を比べた場合、どちらも細胞の損傷の事実とその程度は同じである」ということだ。これらの事実が理解できてくると、自然に「足を知らずして健康は語れない」という思いがわき起こってくるだろう。それは2足歩行する人間に対して「過労性構造体医学」の本質を知り始めたからなのである。
　健康は足が80％司るという根拠として、自然界は10段階で構成されている。それを人間に当てはめた10方向の診断、この法則に従って説明すると「先天的アンバランス」による損傷を10％とし、「後天的アンバランス」による損傷を10％とし、残りの80％が「8方向の診断」、つまり負傷の瞬間を特定できない痛みや不調である。この部分が足裏の機能低下と一致しているということなのである。特に足の異常や不安定は過労時間（同じ1時間でもマイナス面が多く

作用する時間)、「過剰な衝撃波」と「過剰なねじれ波」を身体に伝え「過労学的損傷」を発生させてしまうほかに、縦×横×高さのアンバランス（構造学的歪み）を発生させ、そのアンバランスが最も多いところから破壊していき、また日常における片寄った生活環境（環境学的条件）により反復され、次第に過労性の損傷を増してしまうのである。

　地球は重力を中心に10と8の法則で構造されており、人間の体もこの法則に従って造られている。負傷の瞬間を特定できない痛みや不調は8通りのアンバランスのなかにあり、それは足裏の機能低下と身体が重力とのバランスが関係している。

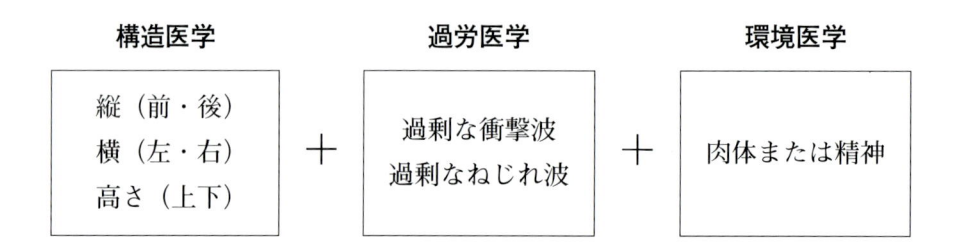

| 構造医学 | | 過労医学 | | 環境医学 |
|---|---|---|---|---|
| 縦（前・後）<br>横（左・右）<br>高さ（上下） | ＋ | 過剰な衝撃波<br>過剰なねじれ波 | ＋ | 肉体または精神 |

　構造学的歪みと過労学的損傷は、片寄った生活環境（肉体または精神）つまり環境学的条件により倍増していく。足は「構造医学」「過労医学」「環境医学」に関係しているが、時間経過を加えた場合は「過労医学」が最も深い関係がある。これが足と健康との関係であり、足裏の不安定は健康に対し80％の影響力を司っているということの証明だ。

　足の異常と不健康との関係性も自然界5次元構造の法則によって定義づけなければならない。なぜなら、運動器系・神経系に発生する、亜急性・慢性の疾患や神経不調の80％以上がこの足裏の異常と関係しているからだ。そして、この関連性を正確に追及し、理論的にも臨床的にも正しく証明していかなければならない。

●足の異常と不健康との定義づけ
足の異常は、
　①安定機能の低下…縦（前・後）×横（左・右）×高さ（上下）
　②免震機能の低下…時間（衝撃・ねじれ）×
　③運動機能の低下…環境（体環境）×
を招く。

## 第7章 過労性構造体医学の基礎知識

| 生まれつきの遺伝的要因 | | | 先天的アンバランス | 遺伝医学 | |
|---|---|---|---|---|---|
| 自然界5次元構造の法則 | 1次元構造（縦）× | 1 | 前のアンバランス | ① 構造医学（安定機能の低下） | 足裏の異常と不健康との関係は80％ |
| | | 2 | 後ろのアンバランス | | |
| | 2次元構造（横）× | 3 | 左のアンバランス | | |
| | | 4 | 右のアンバランス | | |
| | 3次元構造（高さ）× | 5 | 上下のアンバランス | | |
| | 4次元構造（時間）× | 6 | 衝撃のアンバランス | ② 過労医学（免震機能の低下） | |
| | | 7 | ねじれのアンバランス | | |
| | 5次元構造（環境）× | 8 | 患部環境のアンバランス | ③ 環境医学（運動機能の低下） | |
| 事故・けが・病気的要因 | | | 後天的アンバランス | 臨床医学 | |

図66　健康は足が80％を司る

　図66のように足の異常や不安定は過労学的損傷（過剰な衝撃とねじれ）を最も多く伝える他に、（前）・（後）・（左）・（右）・（上下）の構造学的歪みをも発生させ、さらに日常における環境学的条件に対しても、その影響力をより多く伝えてしまう。つまり1から8までのアンバランスに関係し、さらに後天的アンバランスにも影響してしまう。したがって「健康は足が80％司る」といっても過言ではない。

## 「90％の潜在的損傷」を見分ける目

　「90％の潜在的損傷」とは潜在的な損傷が自分でも気付かないうちに90％進行していて、この段階ではまだ痛みを感じなくても、すでに痛くなるべき要因が90％蓄積されていたところに、あとわずか10％の新鮮な損傷が原因で、100％損傷したのと同じ程度の損傷を負ってしまう状態をいう。ほんのわずかな原因、あるいは負傷の瞬間を自覚できないまま発生した亜急性・慢性の損傷、そして治りにくい痛み、そのほとんどがこの「90％の潜在的損傷」に入る。

「階段でちょっとひねった」、「いつもより長く立っていた」、「いつもより長時間の買い物」「歩き始めや次の動作に移るときわずかな痛みがあった」と思う程度のことで痛みが長引く。そのときは痛みもなく気にもとめずにいたのに、帰ってきた後からや次の日からだんだん痛くなったり、腫れたりする。これらはみんな「90％の潜在的損傷」に入る。患者の声を妄信するのではなく90％の潜在的な慢性の損傷を計算する必要がある。
　この場合、慢性の損傷が潜在的に90％蓄積されていたことも事実であるが、また残りの10％も新鮮な損傷であるという事実も尊重しなければならない。このように負傷の瞬間がはっきりと自覚できなくても、必ず隠れた「慢性の損傷」が90％確実に潜在している、この事実を「過労医学」の理論を持って解明し自覚することが、必要な時代なのである。患者の80％以上が亜急性、慢性疾患であり、原因を特定できない、自覚できない、はっきりしないまま起こる痛みであるから、この「90％の潜在的損傷」の理論が重要であり、これを過労医学で理解することが必要なのだ。
　さらに重要なことは90％の潜在的要因と10％のわずかな外力で100％の損傷を負っているわけであるから、治療も新鮮な損傷と同じような処置、固定をしなければならないということだ。一般的に原因がはっきりしない場合やまた、あったとしてもわずかな原因である場合は、固定をしなくてもいいというような誤った先入観により治療が「気休め」、「慰安」、「対処的」な行為で終わり、治療医学の根本である「固定学」がおろそかになってしまい、結果的に治せないで気休め、慰安的になり「長期蔓延治療」「惰性の治療」「あきらめ半分の治療」になってしまう。これが慢性患者の増産という悪循環の根源だったのである。
　これが30年前より負傷の瞬間を特定できない損傷に対する治療医学が進歩していない、30年前より治癒率が上がっていないといわれるゆえんだったのである。

# 第8章
## スポーツ障害は「過労医学」で解明

### スポーツ障害は「過労医学」で解明

　全スポーツ障害の80％が負傷の瞬間を特定できない損傷である。

　今までこれらの損傷に対し、オーバーユース（使い過ぎ症候群）と説明してきたが、これには大きな矛盾がある。なぜなら、同じ条件で同じスポーツをしても、ある特徴を持って損傷を起こす者と、起こさない者に分かれるからだ。その特徴とは「指上げ足」や「外反母指」であり、負傷の瞬間を特定できないスポーツ障害を起こす者のほとんどに足裏の異常に伴う不安定があり、またそれが共通点になっている。

　足裏の異常は免震機能を著しく低下させ、時間経過と共に過労性となる「過剰な衝撃波とねじれ波」が反復性の介達外力となって、その有害性を増していくのである。この現象を構造物に例えると、地震の「縦揺れ」と「横揺れ」に当てはまる。

- 縦揺れと横揺れが瞬間的に発生したのが地震であり、スポーツでいえば、新鮮な損傷ということで誰にでも原因を特定できる。
- 縦揺れと横揺れが反復性の介達外力となり、3カ月、1年、5年と繰り返され時間経過に伴って発生した過労性の損傷を、使いすぎ（オーバーユース）からくるスポーツ障害、さらには変形・老化と呼び、これが今まで負傷の瞬間を特定できないスポーツ障害になっていたのである。
- 重要なこととして、瞬間的に起こる新鮮な損傷と、時間をかけて起こる過労性の損傷は細胞損傷の事実やその程度は同等である、という認識を医師をはじめ治療家やトレーナーは理解しなければならない。

　反復性の介達外力となる「過剰な衝撃波」と「過剰なねじれ波」は有害なエネルギーとなってスポーツ障害を発生させているパターンを各関節や部位ごとに解明したのが、

・衝撃のアンバランスカテゴリー　№1〜№5

・ねじれのアンバランスカテゴリー　No.1～No.5

という形に分類したものであり、図で説明している。

　スポーツ障害は大きく分けると、「衝撃のアンバランスによるもの」「ねじれのアンバランスによるもの」とがあるが、この両方の場合も多くある。衝撃性とねじれ性の両方が加わっている場合は、そのどちらかがより多くのストレスを伝えているかを判断することが重要である。

## 衝撃のアンバランスカテゴリー

●身体に繰り返される反復性の介達外力「衝撃のアンバランスカテゴリー」とは…

　過剰な衝撃波が過労時間と共に有害性を増し、主に骨組織を破壊したスポーツ障害を発生させる。このメカニズムを「衝撃のアンバランスカテゴリー」と名づけ、これをそれぞれ5通りのパターンで解明したのが「衝撃のアンバランスカテゴリーNo.1～No.5」までの理論であり、次の通りである。

　(1)　衝撃のアンバランスカテゴリーNo.1
　　　　＝足部へ過剰な衝撃波が繰り返されるパターン
　(2)　衝撃のアンバランスカテゴリーNo.2
　　　　＝膝部へ過剰な衝撃波が繰り返されるパターン
　(3)　衝撃のアンバランスカテゴリーNo.3
　　　　＝腰部へ過剰な衝撃波が繰り返されるパターン
　(4)　衝撃のアンバランスカテゴリーNo.4
　　　　＝背部へ過剰な衝撃波が繰り返されるパターン
　(5)　衝撃のアンバランスカテゴリーNo.5
　　　　＝頚部へ過剰な衝撃波が繰り返されるパターン

次にNo.1～No.5までのパターンを図で説明する。

## （1）衝撃のアンバランスカテゴリーNo.1とは

　足部における前・後・左・右・上下の構造学的歪みのいずれかに、地面からの過剰な衝撃波が環境学的条件によって反復性の介達外力となり、これに体重の負荷が足底部に繰り返しかかり過労学的損傷が発生するパターンを指す。

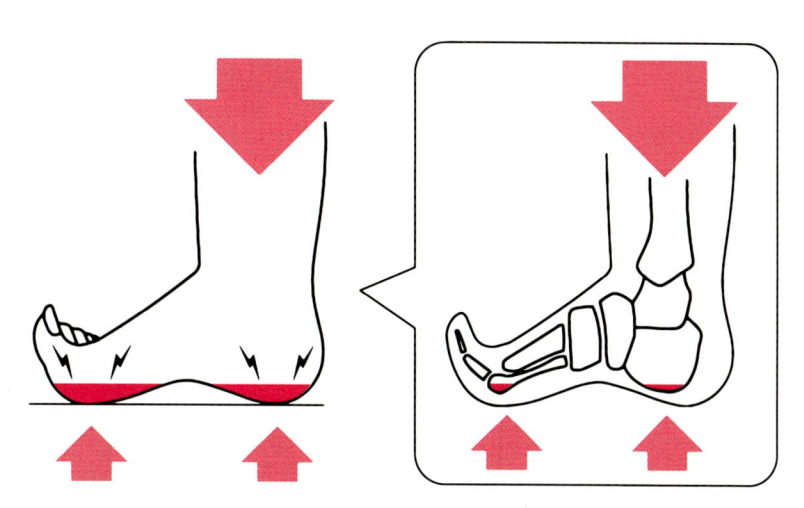

「外反母指・指上げ足」と過剰な衝撃

【スポーツ障害発生例】

| | |
|---|---|
| 踵骨骨端炎 | アキレス腱炎 |
| 踵骨骨底棘 | 足背部の痛み |
| 中足骨骨頭痛 | 舟状骨部の痛みと隆起 |

### (2) 衝撃のアンバランスカテゴリーNo.2とは

　膝部における前・後・左・右・上下の構造学的歪みのいずれかに、地面からの過剰な衝撃波が環境学的条件によって反復性の介達外力となり、これに体重の負荷が膝部に繰り返しかかり過労学的損傷が発生するパターンを指す。

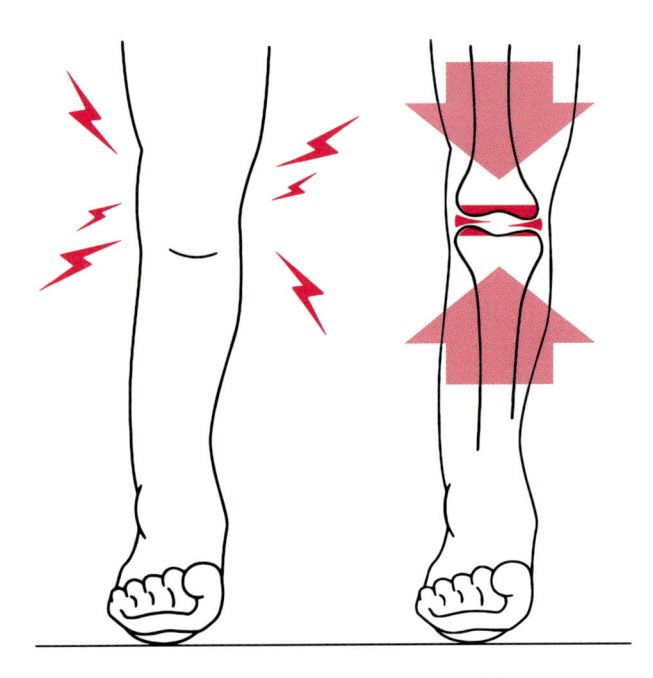

「外反母指・指上げ足」と過剰な衝撃

【スポーツ障害発生例】

内側関節裂隙痛　　　膝関節内軟骨損傷
変形性膝関節症　　　棚障害
半月板損傷　　　　　脛骨粗面裂離骨折
ジャンパー膝

## (3) 衝撃のアンバランスカテゴリーNo.3とは

　腰部における前・後・左・右・上下の構造学的歪みのいずれかに、地面からの過剰な衝撃波が環境学的条件によって反復性の介達外力となり、上半身の負荷が腰部に繰り返しかかり過労学的損傷が発生するパターンを指す。

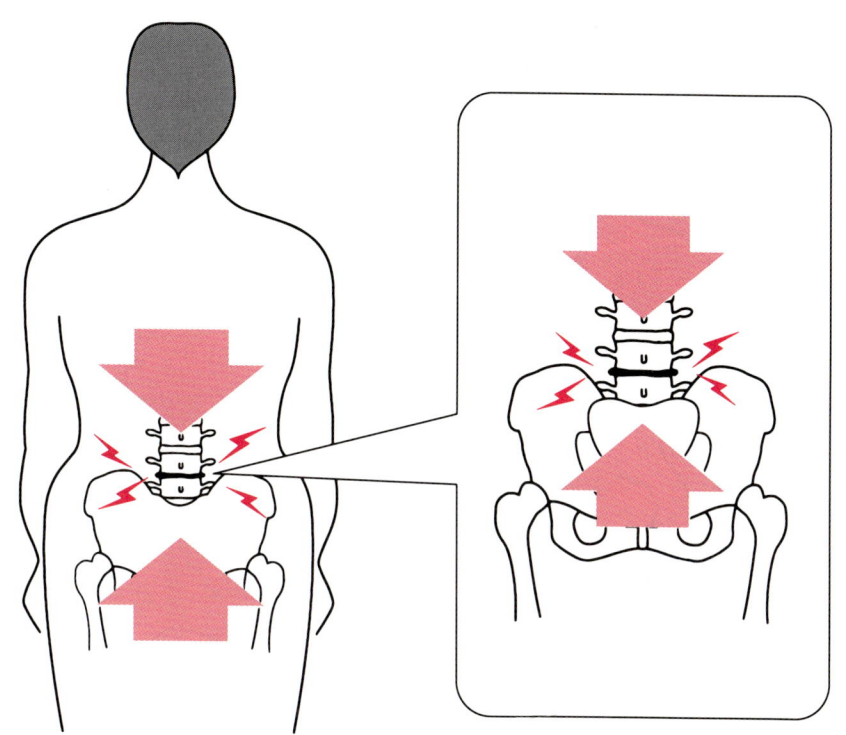

「外反母指・指上げ足」と過剰な衝撃

【スポーツ障害発生例】

| | |
|---|---|
| 腰椎ヘルニア | 腰椎圧迫骨折 |
| 腰椎分離症 | 変形性の腰痛（ぎっくり腰を含む） |
| 腰椎すべり症 | 右側の腰痛や股関節痛 |
| 腰椎狭窄症 | |

### (4) 衝撃のアンバランスカテゴリーNo.4とは

　背部における前・後・左・右・上下の構造学的歪みのいずれかに、地面からの過剰な衝撃波が環境学的条件によって反復性の介達外力となり、これに体重による負荷が背部に繰り返しかかり過労学的損傷が発生するパターンを指す。

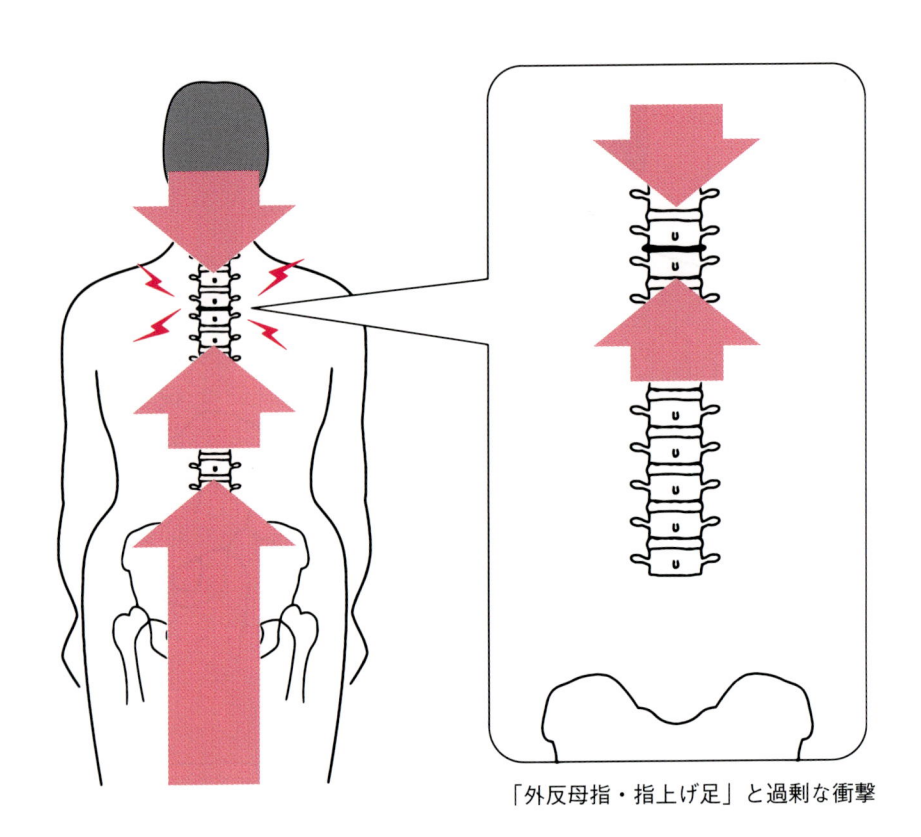

「外反母指・指上げ足」と過剰な衝撃

【スポーツ障害発生例】

脊椎分離症　　　背部痛
脊椎すべり症　　肋間神経痛
脊椎圧迫骨折

## （5）衝撃のアンバランスカテゴリー№5とは

　頚部における前・後・左・右・上下の構造学的歪みのいずれかに、地面からの過剰な衝撃波が環境学的条件によって反復性の介達外力となり、これに頭部の負荷が頚部に繰り返しかかり過労学的損傷が発生するパターンを指す。

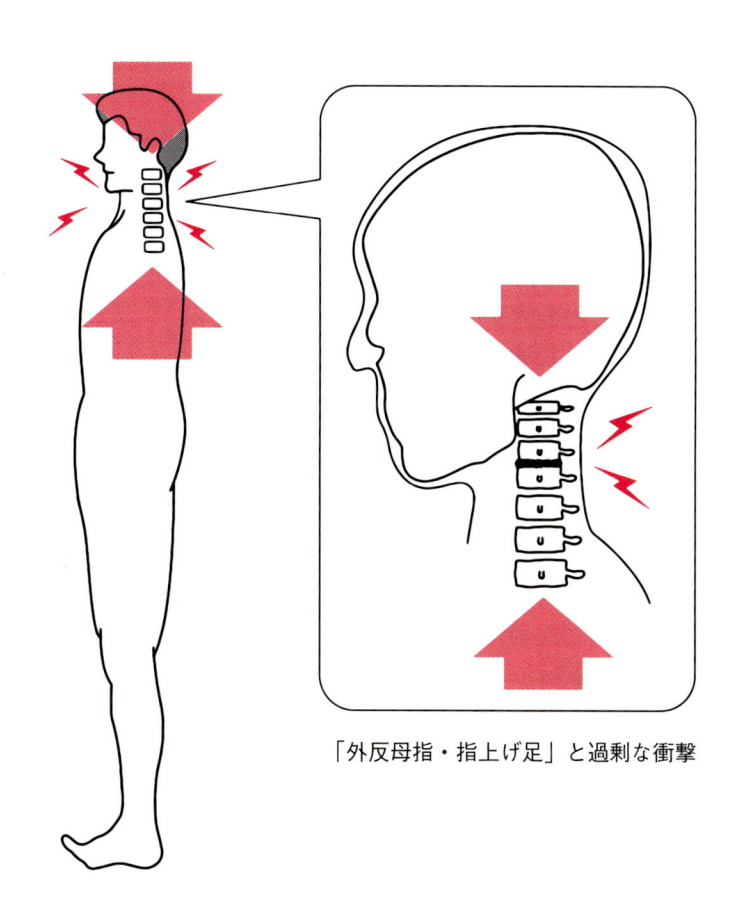

「外反母指・指上げ足」と過剰な衝撃

【スポーツ障害発生例】

| | |
|---|---|
| 頚椎ヘルニア（指部のしびれ） | 自律神経失調症（副交感神経障害） |
| 変形性頚椎症 | メニエール氏病 |
| 右側の頭痛 | 耳鳴り |
| 肩こり | 眩暈 |

# ねじれのアンバランスカテゴリー

●身体に繰り返される反復性の介達外力「ねじれのアンバランスカテゴリー」とは……

　過剰なねじれ波が過労時間と共に有害性を増し、主に軟部組織と骨組織を破壊したスポーツ障害を発生させる。このメカニズムを「ねじれのアンバランスカテゴリー」と名づけ、これをそれぞれ5通りのパターンで解明したのが「ねじれのアンバランスカテゴリーNo.1～No.5」までの理論であり、次の通りである。

　(1) ねじれのアンバランスカテゴリーNo.1
　　　＝足部へ過剰なねじれ波が繰り返されるパターン
　(2) ねじれのアンバランスカテゴリーNo.2
　　　＝下腿及び膝部へ過剰なねじれ波が繰り返されるパターン
　(3) ねじれのアンバランスカテゴリーNo.3
　　　＝腰部へ過剰なねじれ波が繰り返されるパターン
　(4) ねじれのアンバランスカテゴリーNo.4
　　　＝背部へ過剰なねじれ波が繰り返されるパターン
　(5) ねじれのアンバランスカテゴリーNo.5
　　　＝頚部及び顔面へ過剰なねじれ波が繰り返されるパターン

次に、No.1～No.5までのパターンを図で説明する。

# 第8章 スポーツ障害は「過労医学」で解明

## (1) ねじれのアンバランスカテゴリーNo.1とは

　足部における前・後・左・右・上下の構造学的歪みのいずれかに、地面からの過剰なねじれ波が環境学的条件によって反復性の介達外力となり、これに体重の負荷が足部に繰り返しかかり過労学的損傷が発生するパターンを指す（このとき、母指が力点・母指球部が支点・足背部や足関節が作用点となる痛みや障害）。

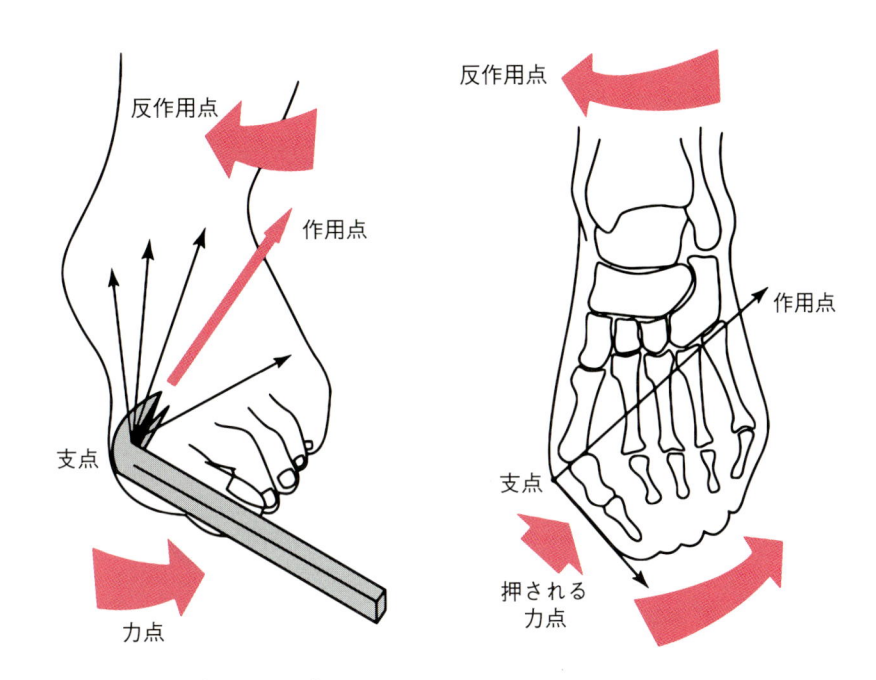

「外反母指・指上げ足」と過剰なねじれ

## 【スポーツ障害発生例】

| | | |
|---|---|---|
| 外反母指痛 | 足底筋膜炎 | 小指内方移行痛（内反小指痛） |
| 中足骨疲労骨折 | 第1・第2中足骨間の痛み | 舟状骨炎 |
| 甲の痛み | 足関節の慢性痛 | 足関節内果周辺痛 |

　作用点は外側へ逸脱しようとする力が働き、その上部は標準を保とうとする相反するねじれのストレスが繰り返される損傷。

## （2）ねじれのアンバランスカテゴリーNo.2とは

　下腿部・膝部における前・後・左・右・上下の構造学的歪みのいずれかに、地面からの過剰なねじれ波が環境学的条件によって反復性の介達外力となり、これに体重の負荷が膝部や下腿部に繰り返しかかり過労学的損傷が発生するパターンを指す（このとき、母指球部が力点・足関節が支点・下腿部や膝外側面が作用点となる痛みや障害）。

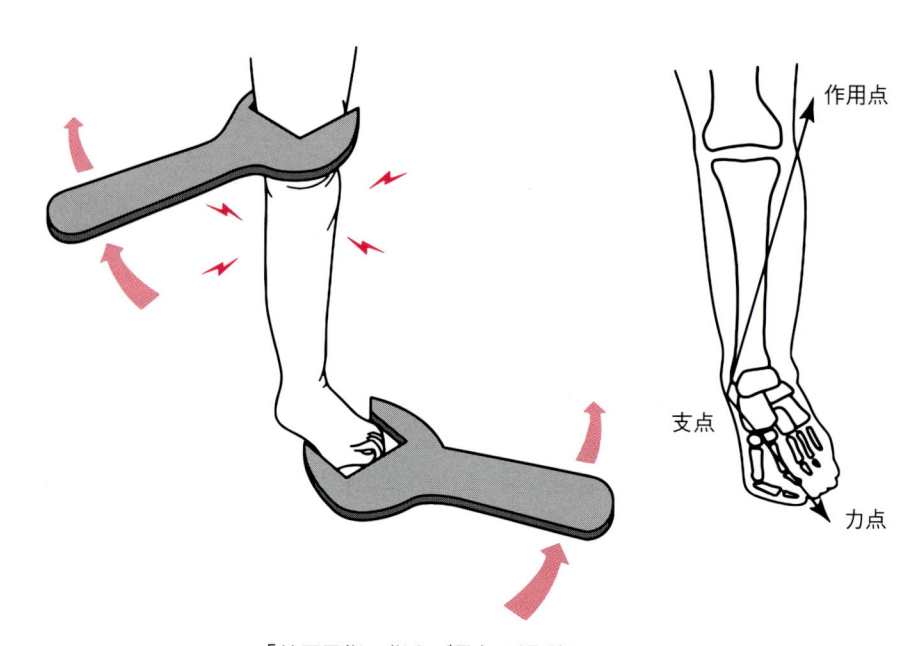

「外反母指・指上げ足」と過剰なねじれ

【スポーツ障害発生例】

| | |
|---|---|
| 過労性骨膜炎 | 腓骨下3分の1部のしびれ |
| 下腿骨疲労骨折（シンスプリント） | 膝外側部痛 |
| 腓骨小頭部の痛み | 前脛骨筋の疲労 |
| 十字靭帯損傷 | |

　作用点は外側へ逸脱しようとする力が働き、その上部は標準を保とうとする相反するねじれのストレスが繰り返される損傷。

### (3) ねじれのアンバランスカテゴリーNo.3とは

　腰部における前・後・左・右・上下の構造学的歪みのいずれかに、地面からの過剰なねじれ波が環境学的条件によって反復性の介達外力となり、これに体重の負荷が腰部や仙腸関節に繰り返しかかり過労学的損傷が発生するパターンを指す（このとき、下肢が力点・股関節が支点・腰部や仙腸関節が作用点となる痛みや障害）。

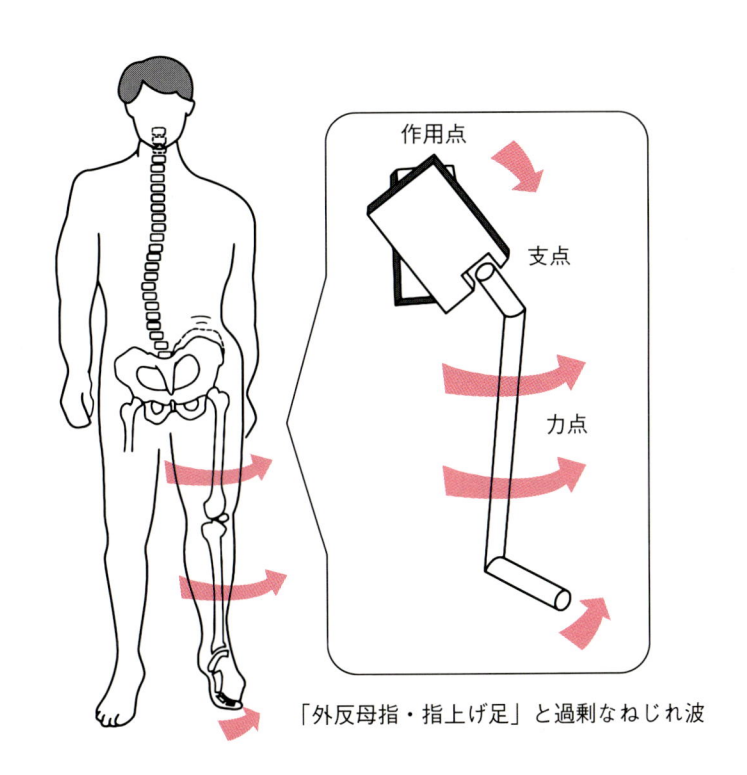

「外反母指・指上げ足」と過剰なねじれ波

【スポーツ障害発生例】

| | |
|---|---|
| 左側の腰痛 | 尾骨及び肛門付近の痛み |
| 仙腸関節痛 | 骨盤のズレ |
| 下肢の長短差発生 | 左股関節痛 |

　作用点は外側へ逸脱しようとする力が働き、その上部は標準を保とうとする相反するねじれのストレスが繰り返される損傷。

### (4) ねじれのアンバランスカテゴリーNo.4とは

　背部における前・後・左・右・上下の構造学的歪みのいずれかに、地面からの過剰なねじれ波が環境学的条件によって反復性の介達外力となり、これに体重の負荷が背部に繰り返しかかり過労学的損傷が発生するパターンを指す（このとき、股関節が力点・骨盤が支点・背部が作用点となる痛みや障害）。

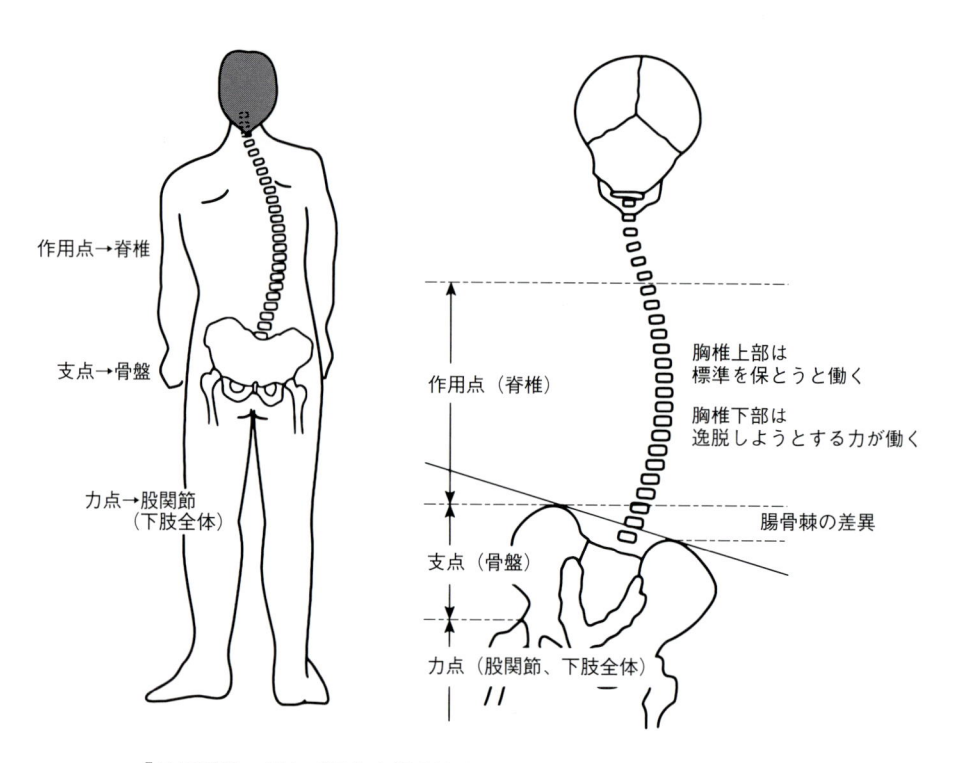

図中ラベル：
- 作用点→脊椎
- 支点→骨盤
- 力点→股関節（下肢全体）
- 作用点（脊椎）
- 支点（骨盤）
- 力点（股関節、下肢全体）
- 胸椎上部は標準を保とうと働く
- 胸椎下部は逸脱しようとする力が働く
- 腸骨棘の差異

「外反母指・指上げ足」と過剰なねじれ
作用点の胸椎下部は外側へ逸脱しようとする力が働き
胸椎上部は標準を保とうとする力が働くため
胸椎の下部と上部で相反するねじれのストレスが繰り返される。

【スポーツ障害発生例】

側弯症　　背部筋肉の左右差
背部痛　　姿勢の不均衡

　作用点は外側へ逸脱しようとする力が働き、その上部は標準を保とうとする相反するねじれのストレスが繰り返される損傷。

## （5）ねじれのアンバランスカテゴリーNo.5とは

　頚部における前・後・左・右・上下の構造学的歪みのいずれかに、地面からの過剰なねじれ波が環境学的条件によって反復性の介達外力となり、これに頭部の負荷が頚部に繰り返しかかり過労学的損傷が発生するパターンを指す（このとき、骨盤が力点・脊椎が支点・頚部や後頭骨が作用点となる痛みや障害）。

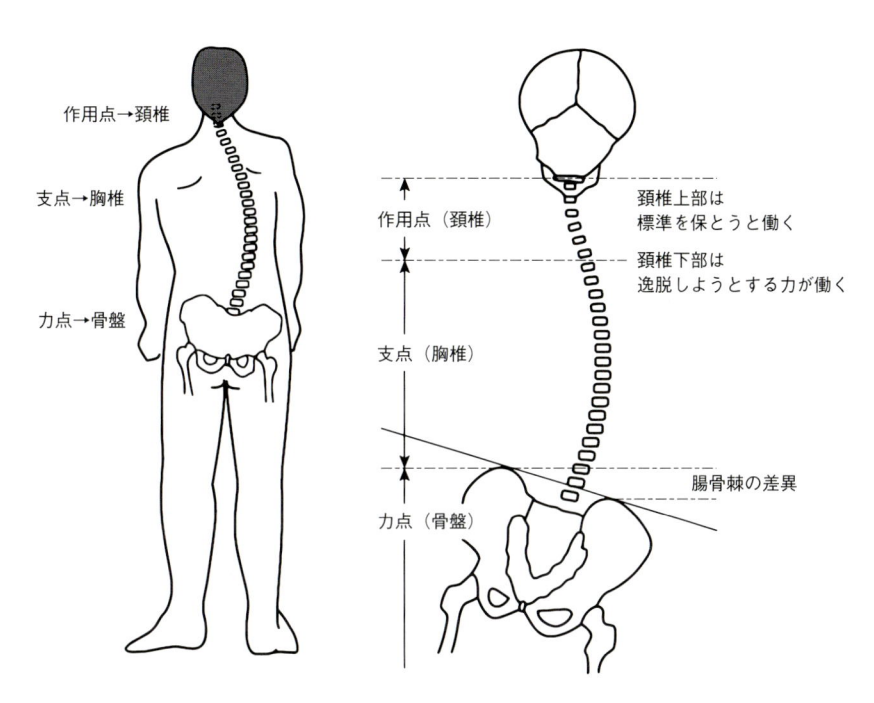

「外反母指・指上げ足」と過剰なねじれ
作用点の頚椎下部は外側へ逸脱しようとする力が働き
頚椎上部は標準を保とうとする力が働くため
頚椎の下部と上部で相反するねじれのストレスが繰り返される。

【スポーツ障害発生例】

| 頚椎の歪み | 顔面の左右差 | 左肩こり |
|---|---|---|
| 咬合異常 | 頚部の傾き | |
| 顎関節症 | 偏頭痛 | |

　作用点は外側へ逸脱しようとする力が働き、その上部は標準を保とうとするねじれのストレスが繰り返される損傷。

## スポーツ障害を引き起こす「指上げ足」と「外反母指」

①**指上げ足**…スポーツシューズが脱げないようにするため、本能的に指を上げ指の背部をシューズの内側上部にひっかけロックをしたような形で足と靴とをフィットさせ、重力とのバランスを保とうとする足形。この「指上げ足」も歩行時、指上げ歩きをしてしまい、主に過剰な衝撃波を身体に繰り返し伝えてしまう。

②**外反母指**…母指が外反したり、また小指が内反すると踏ん張る力が不足する。足指の力不足をかばうため、つまずかないようにと指先を上げて歩く、これもまた指上げ歩きをしてしまい、主に過剰なねじれ波を身体に繰り返し伝えてしまう。

　「指上げ足」「外反母指」など足裏の異常は、免震機能の低下を招き、時間経過に伴い「過剰な衝撃波とねじれ波」という破壊のエネルギーを増していくのである。(1)この破壊のエネルギー（過労性）が(2)スポーツなどの環境学的条件の中で反復され、(3)構造学的に歪みの大きいところから破壊していく。これが負傷の瞬間を特定できないスポーツ損傷の最大原因なのである（図67）。

　医療関係者およびスポーツ指導者はまず、選手の足の特徴を判断してからスポーツのメニューを決定しなければならない。その目を養うことが必要である。

| 自然界5次元構造の法則 | 縦×<br>横×<br>高さ× | ① | 患部に対し、前・後・左・右・上下の構造学的歪みによるストレスの度合いを20〜30％と考える | 構造学的歪み |
|---|---|---|---|---|
| | 時間× | ② | 足裏の免震機能低下から発生する過労学的損傷によるストレスの度合いを50〜80％と考える | 過労学的損傷 |
| | 環境× | ③ | スポーツによって反復性の介達外力が発生する環境学的条件によるストレスの度合いを10〜20％と考える | 環境学的条件 |

①構造学的歪み＋②過労学的損傷＋③環境学的条件を同時にかつ総合的に判断する方法を「過労性の損傷」と呼んでいる。

**図67　足から診たスポーツ障害の診断例**

## (1)「指上げ足」…足指が地面に接地しない足

　免震機能の低下で「過剰な衝撃」が発生し、過労学的損傷による負傷の瞬間がはっきりしないスポーツ障害を発生。

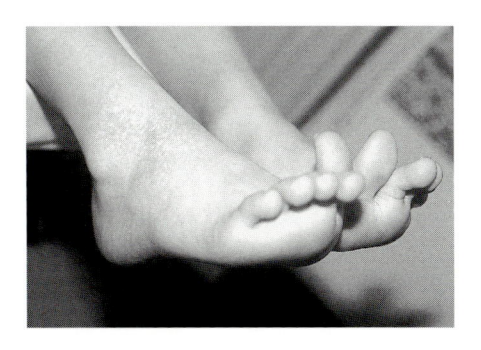

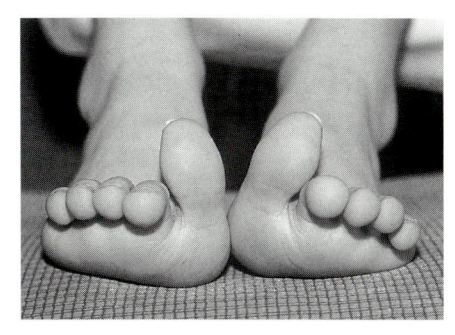

　「指上げ足」…指が上に向き、指の付け根で歩いたりスポーツをしている。以下の写真は「指上げ足」のため、免震機能が低下し「過剰な衝撃波」が主な原因となるスポーツ障害。

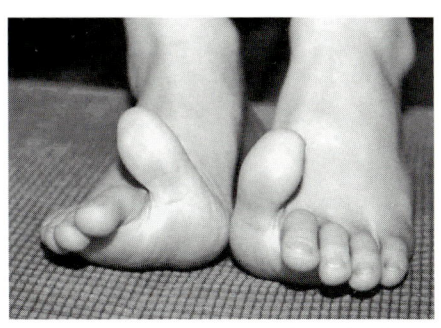

バスケットにて、腰痛・顎関節症（中学生・女子）

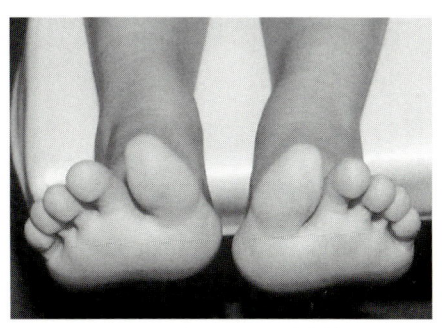

サッカーにて、腰痛ヘルニア（中学生・女子）

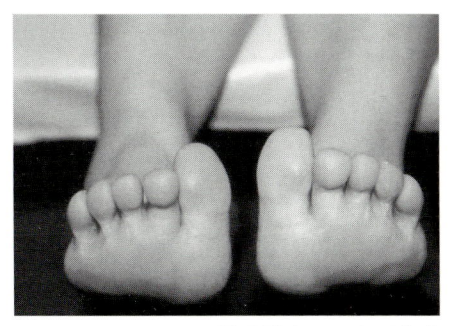

バスケットにて、腰椎分離症・腰痛（中学生・女子）

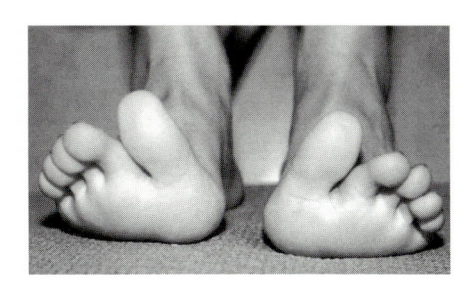

サッカーにて、脊椎分離症（中学生・男子）

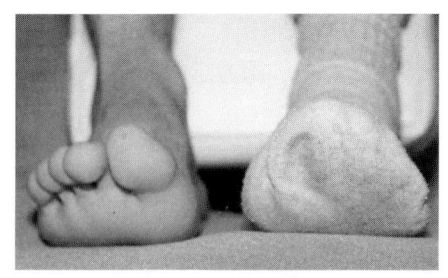

サッカーにて、半月板損傷（高校生・男子）

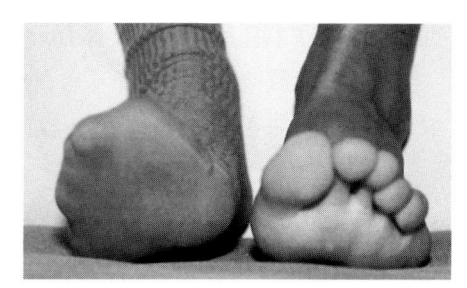

サッカーにて、腰椎ヘルニア（高校生・男子）

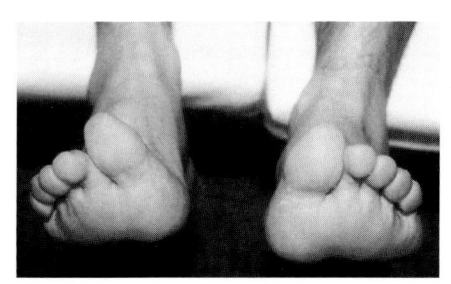

野球にて、腰椎すべり症（高校生・男子）

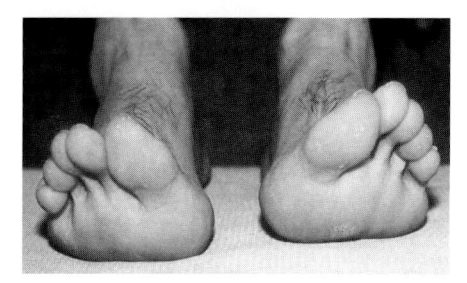

サッカーにて、十字靱帯損傷の腰痛（高校生・男子）

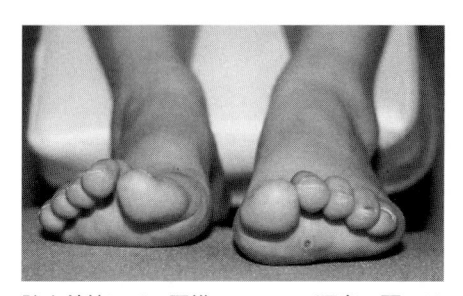

陸上競技にて、腰椎ヘルニア・頭痛・肩こり（高校生・女子）

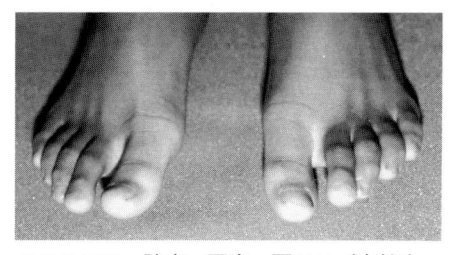

テニスにて、膝痛・腰痛・肩こり（高校生・女子）。指が上がっていても、上から見たのではわかりづらいのが特徴

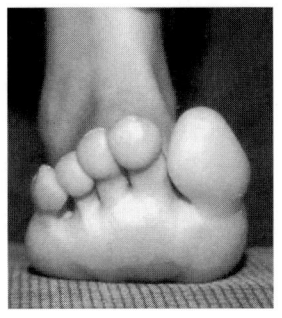

第8章　スポーツ障害は「過労医学」で解明　133

剣道にて、膝痛・腰痛（高校生・女子）

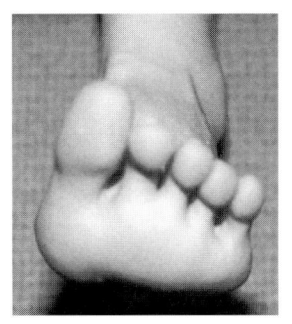

バスケットにて、腰椎ヘルニア（高校生・男子）

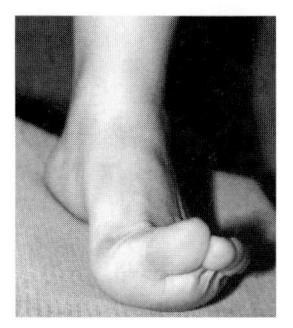

テニスにて、過労性骨膜炎・腰痛（高校生・女子）

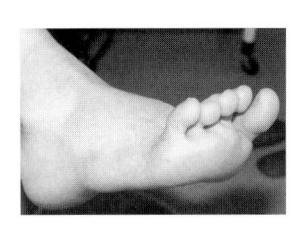

陸上にて、半月板損傷・腰椎ヘルニア（高校生・女子）

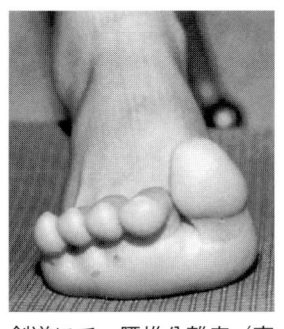

剣道にて、腰椎分離症（高校生・女子）

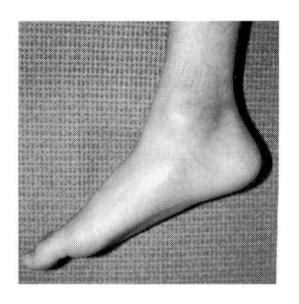

陸上にて、舟状骨痛・偏平足（中学生・男子）

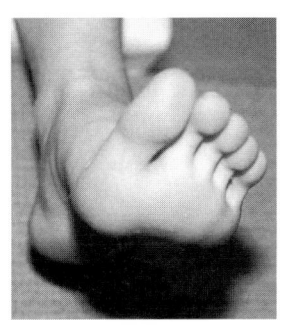

野球にて、腰椎ヘルニア（高校生・男子）

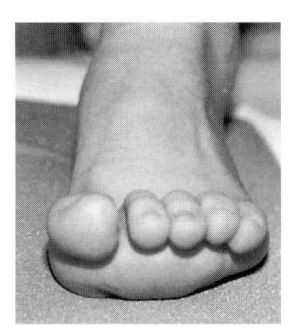

バスケットにて、ジャンパー膝・腰痛（中学生・女子）

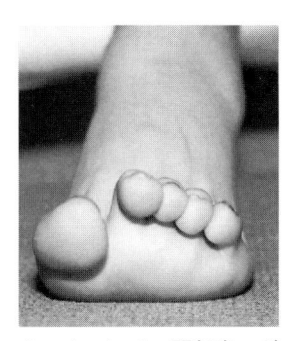

サッカーにて、頚部痛・ぎっくり腰（高校生・男子）

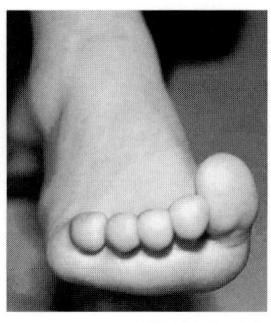

テニスにて、股関節痛（高校生・女子）

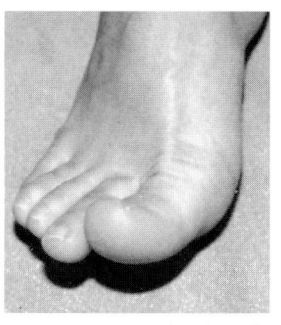

サッカーにて、半月板損傷（中学生・男子）

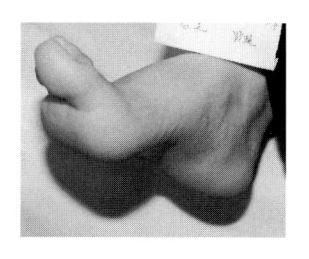

野球にて、腰椎分離症（中学生・男子）

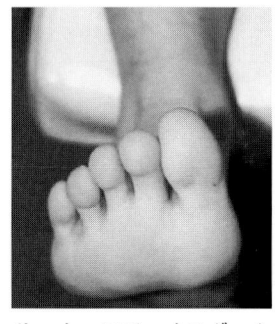

サッカーにて、オスグット病（中学生・男子）

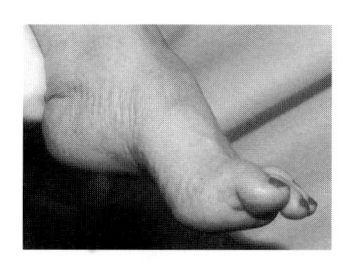

陸上にて、半月板損傷・腰椎ヘルニア（大学生・女子）

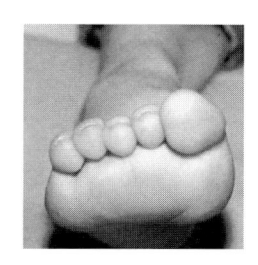

バドミントンにて、脊椎すべり症（中学生・女子）

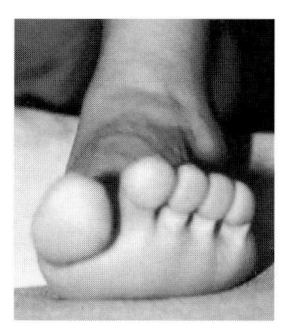

野球にて、半月板損傷（高校生・男子）

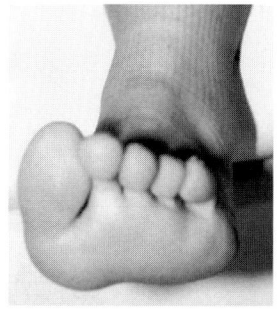

弓道にて、反張膝痛（中学生・女子）

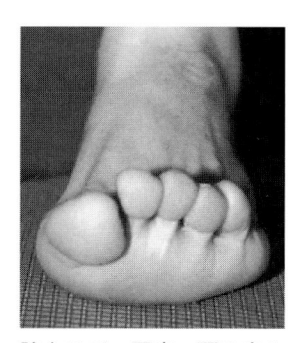

陸上にて、腰痛・頚の痛み（高校生・女子）

## (2)「外反母指」…これも足指が地面に接地しない

　安定機能の低下で「過剰なねじれ」が発生し、構造学的歪みによる負傷の瞬間がはっきりしないスポーツ傷害を発生。

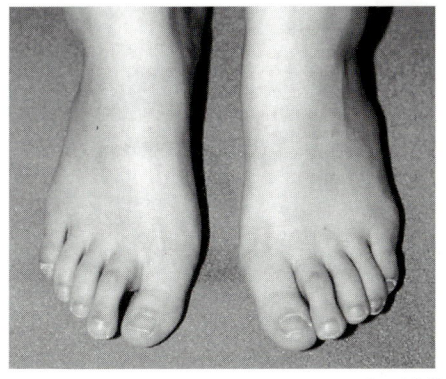

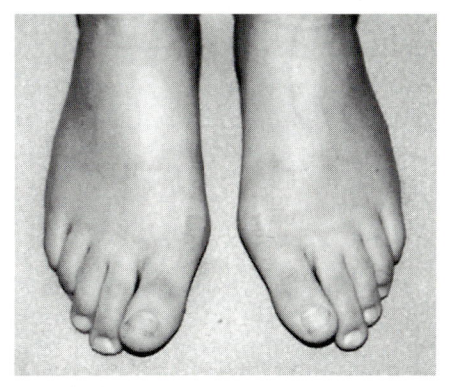

母指が小指側に外反変形

　「外反母指」……母指が小指側に外反変形。指のつけ根で歩いたりスポーツをしている。以下の写真は「外反母指」のため安定機能が低下し「構造学的歪み」が主な原因となるスポーツ傷害。

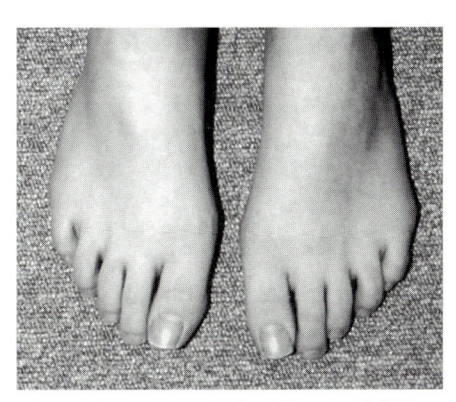

バレーボールにて、腰痛・肩こり（高校生・女子）

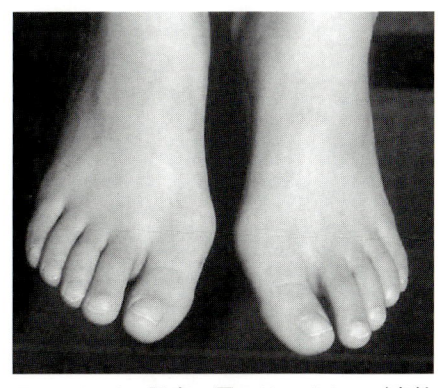

テニスにて、腰痛・肩こり・めまい（高校生・女子）

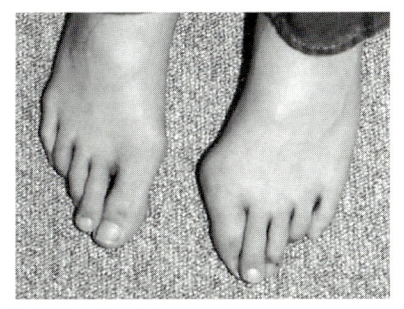

バレーボールにて、側弯症・顎関節症（中学生・女子）

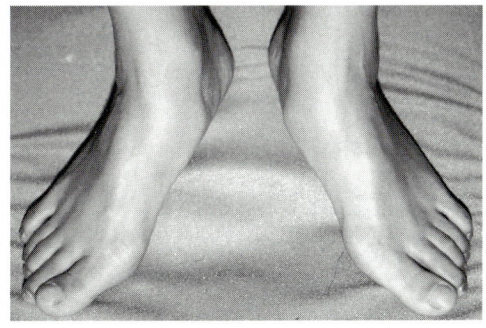

陸上にて、舟状骨の痛み（中学生・男子）

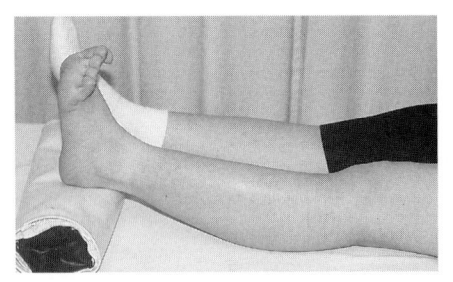

陸上にて、膝反張痛（中学生・女子）

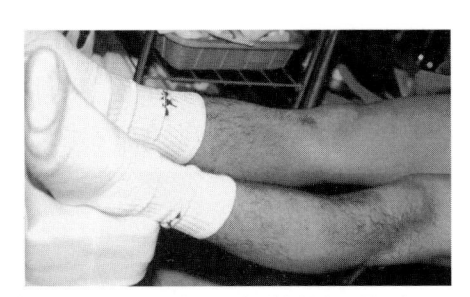

陸上にて、膝反張痛（高校生・男子）

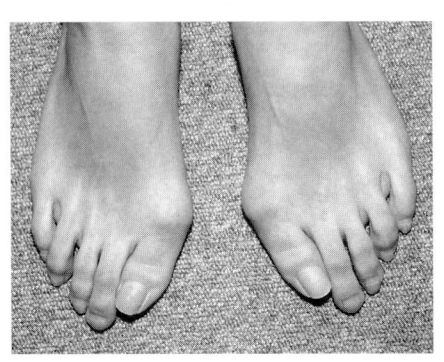

バドミントンにて、腰椎ヘルニア（大学生・女子）

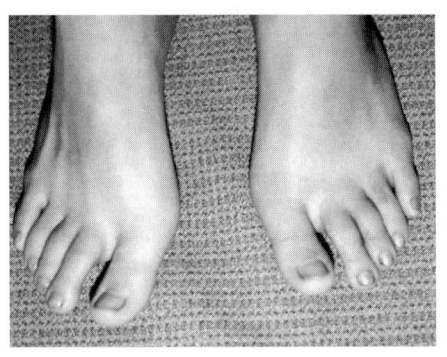

バレーボールにて、腰椎分離症（大学生・女子）

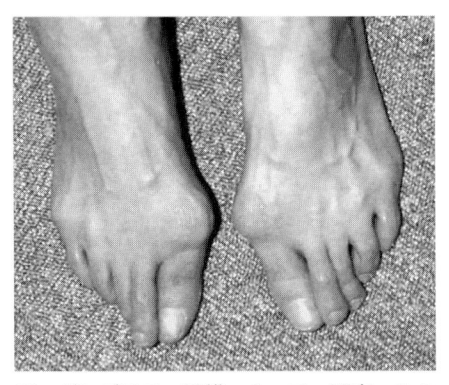

ジョギングにて、腰椎ヘルニア・頭痛・めまい（主婦）

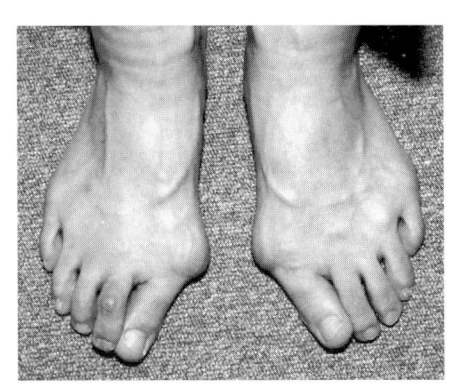

ジョギングにて、半月板損傷・腰椎すべり症（主婦）

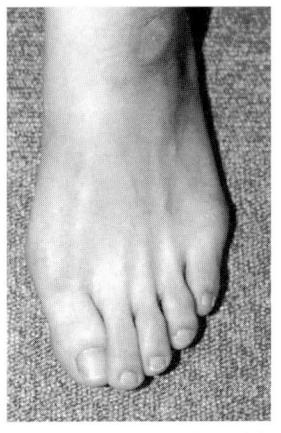

第8章 スポーツ障害は「過労医学」で解明　137

剣道にて、腰椎分離症（大学生・女子）

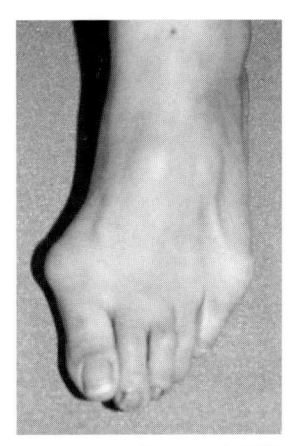

ウォーキングにて、変形性膝関節症・腰痛・頚椎ヘルニア（主婦）

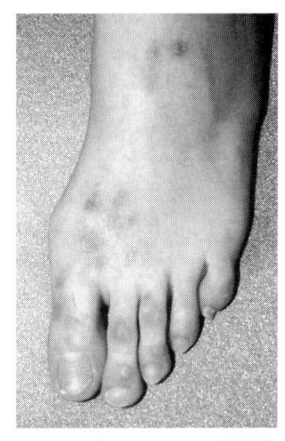

エアロビクスにて、足関節痛・腰痛（OL）

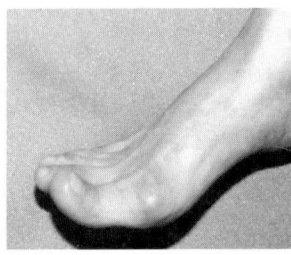

ジョギングにて、変形性膝関節症・腰椎分離症・頚の変形（主婦）

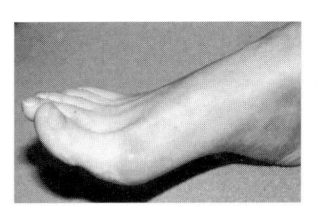

ジョギングにて、頭痛・肩こり・メニエール氏病（主婦）

ジョギングにて、頚椎ヘルニア・自律神経失調（主婦）

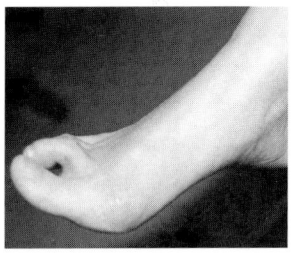

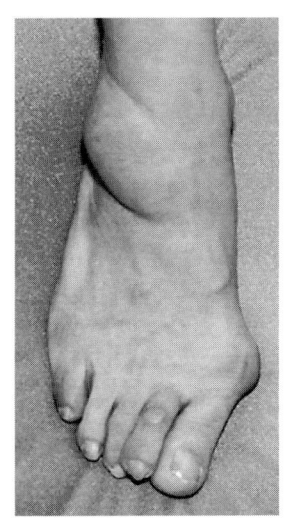

ウォーキングにて、足関節脂肪腫（主婦）

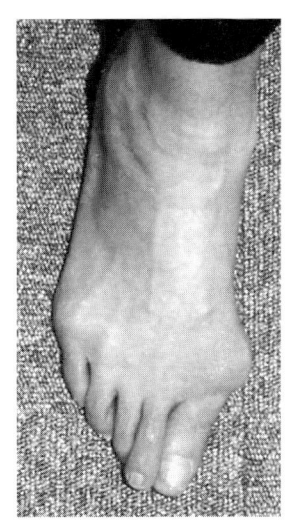

ウォーキングにて、変形性膝関節症・頭痛・肩こり（主婦）

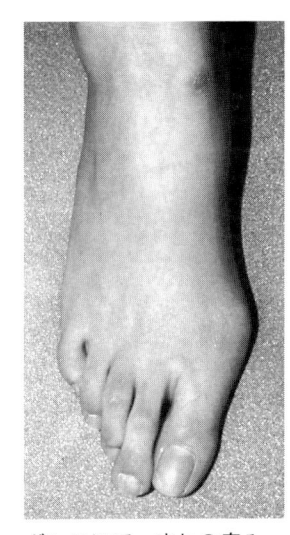

ダンスにて、すねの痛み・頭痛・肩こり（OL）

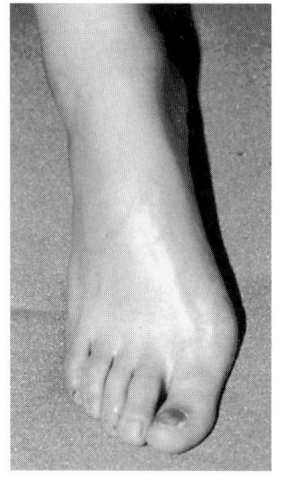

ゴルフにて、腰痛・肩こり・めまい（OL）

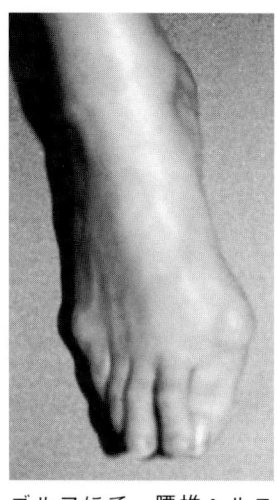

ゴルフにて、腰椎ヘルニア・変形性膝関節痛・頭痛・肩こり（主婦）

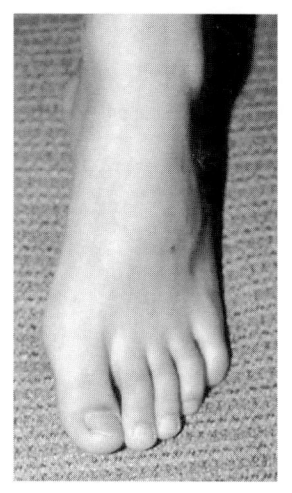

サッカーにて、過労性骨膜炎（小学6年生・男子）

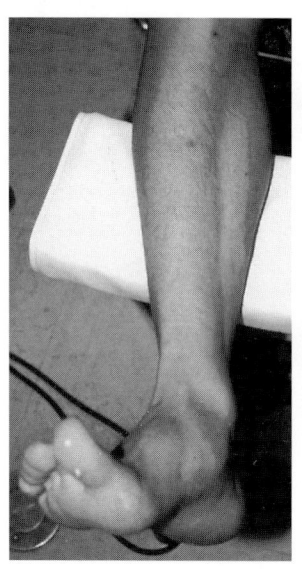

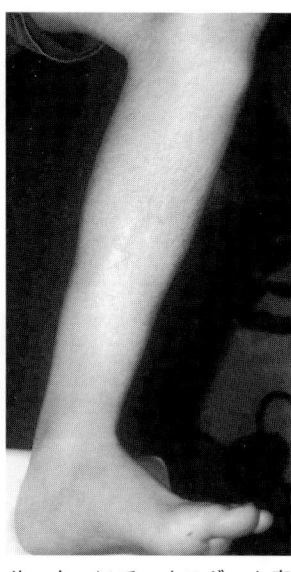

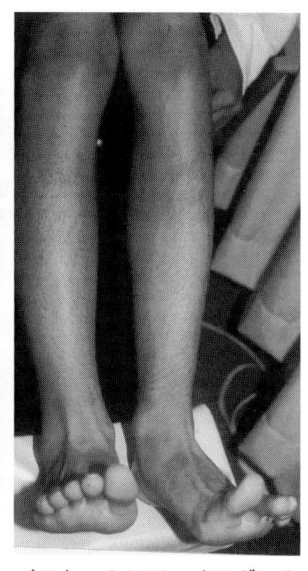

サッカーにて、オスグット病、舟状骨痛（高校生・男子）

サッカーにて、オスグット病（中学生・男子）

バスケットにて、オスグット病（中学生・男子）

## （3）裸足で生活する国の人の安定した足

踏ん張る力が強いため、安定機能・免震機能・運動機能が正常。

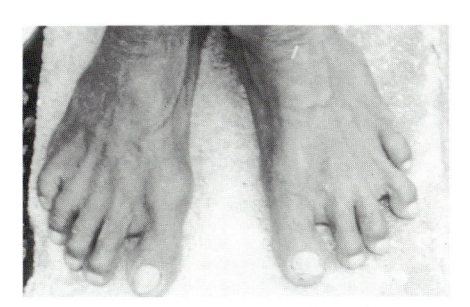

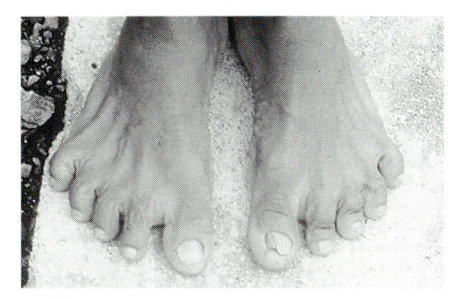

指が地面をしっかりと捉えている

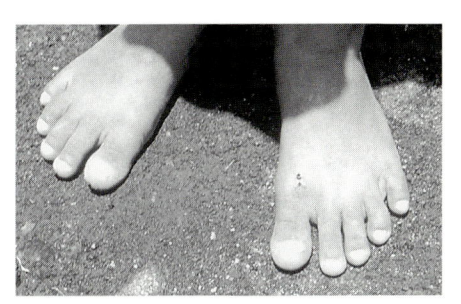

子供の足

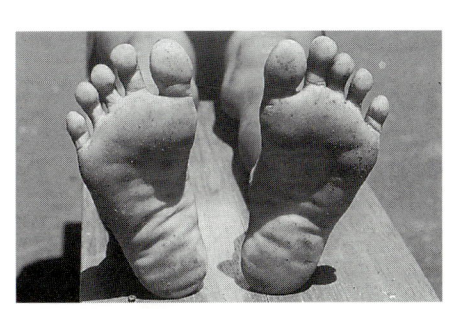

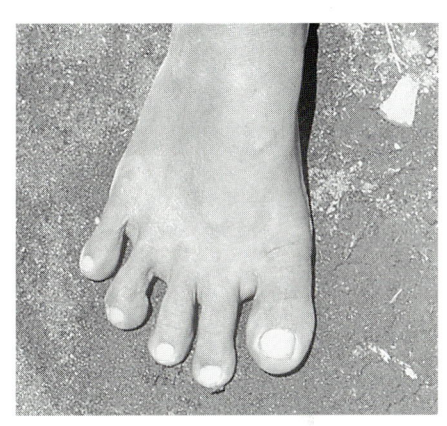

子供でも指の間が開いている

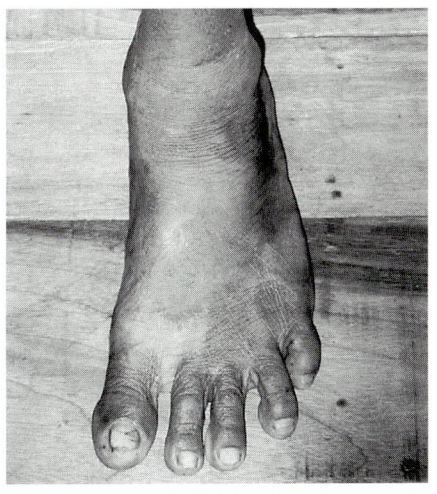

成年男子の足

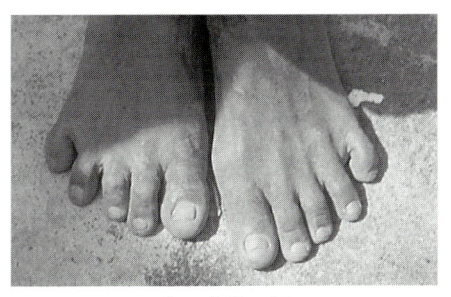

若い女性の足

指がそれぞれ、安定機能・免震機能・運動機能の役割を助けている

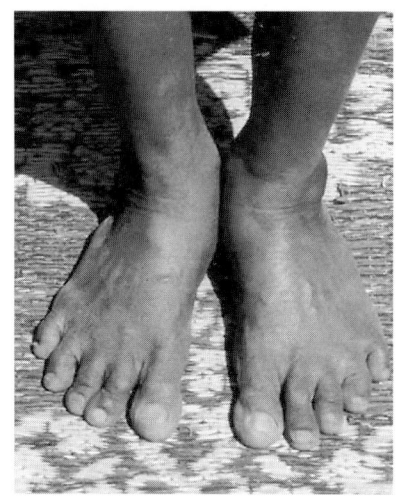

足指がしっかりしているため、頸への負担が少ない

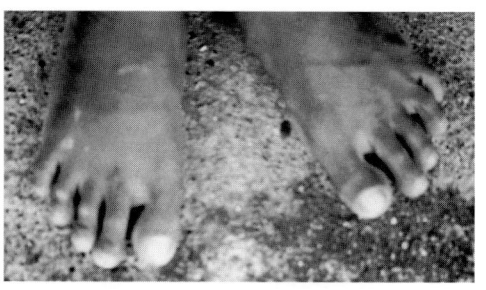

踏ん張る力が強く、安定している

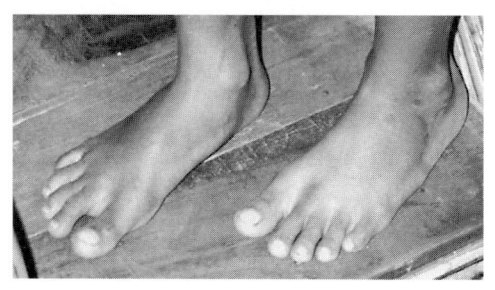

指が開いている

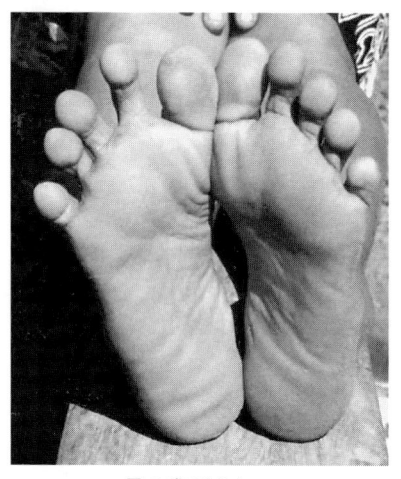

足の裏がきれい

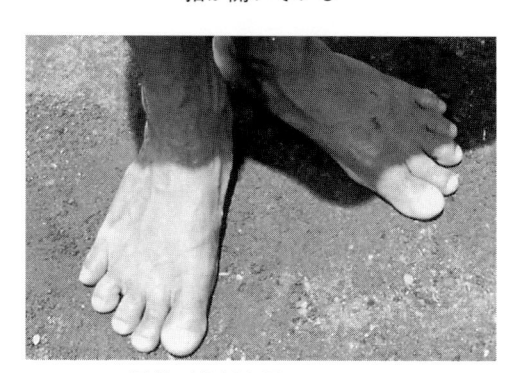

足指が役割を果たしている

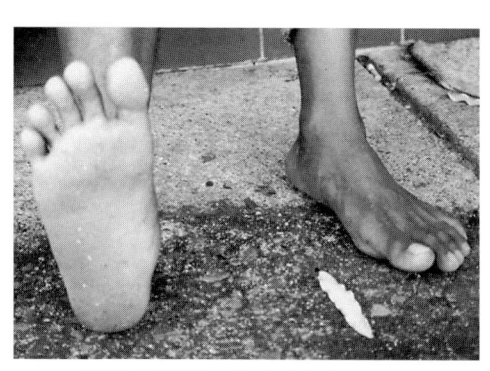

若者の足は踏ん張り安定している

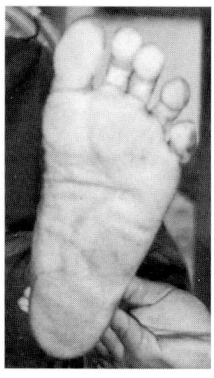

老人であっても指が開き、安定機能・免震機能・運動機能が正常に働いている

第8章　スポーツ障害は「過労医学」で解明　141

［補足①］足関節の角度に「過剰なねじれ」が加わる下腿部のスポーツ障害

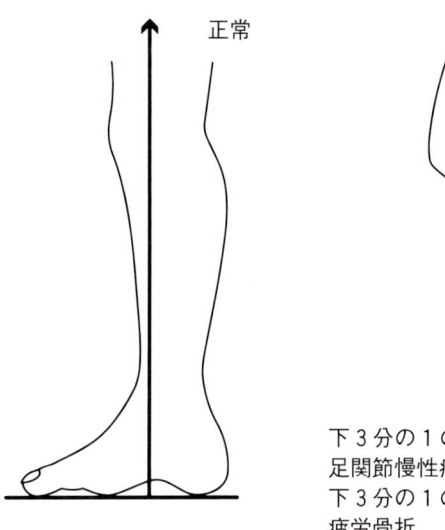

正常

卓球・バドミントン・テニスなどによる損傷

下3分の1の傷害
足関節慢性痛
下3分の1の腓骨疲労骨折

陸上などによる損傷

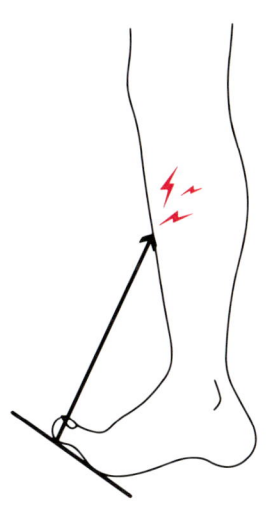

中3分の1の傷害
中3分の1の疲労骨折
過労性骨膜炎
シンスプリント

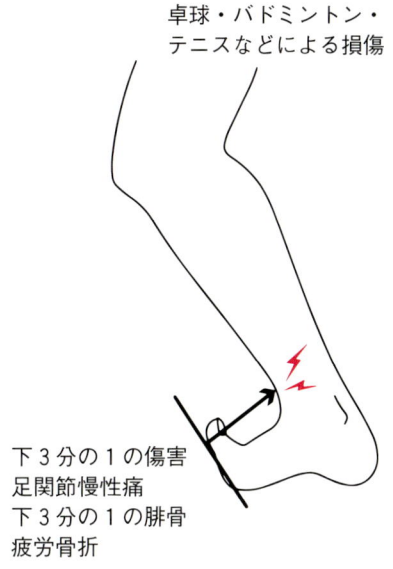

陸上・ダンスなどによる損傷

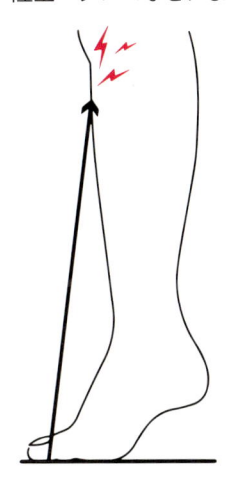

上3分の1の傷害
腓骨小頭部痛
シンスプリント
上3分の1疲労骨折

［補足②］指上げ足が「過剰な衝撃」を発生させ、上半身に影響を及ぼす

＜スポーツ障害例＞

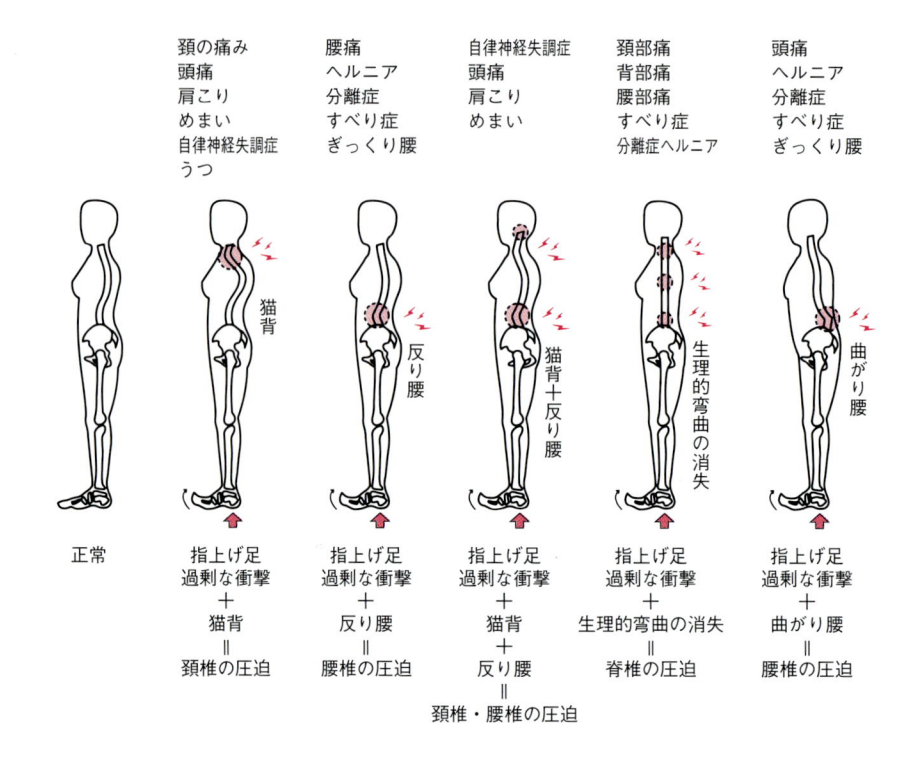

| 正常 | 頚の痛み<br>頭痛<br>肩こり<br>めまい<br>自律神経失調症<br>うつ | 腰痛<br>ヘルニア<br>分離症<br>すべり症<br>ぎっくり腰 | 自律神経失調症<br>頭痛<br>肩こり<br>めまい | 頚部痛<br>背部痛<br>腰部痛<br>すべり症<br>分離症ヘルニア | 頭痛<br>ヘルニア<br>分離症<br>すべり症<br>ぎっくり腰 |
|---|---|---|---|---|---|
| | 猫背 | 反り腰 | 猫背＋反り腰 | 生理的弯曲の消失 | 曲がり腰 |
| | 指上げ足<br>過剰な衝撃<br>＋<br>猫背<br>＝<br>頚椎の圧迫 | 指上げ足<br>過剰な衝撃<br>＋<br>反り腰<br>＝<br>腰椎の圧迫 | 指上げ足<br>過剰な衝撃<br>＋<br>猫背<br>＋<br>反り腰<br>＝<br>頚椎・腰椎の圧迫 | 指上げ足<br>過剰な衝撃<br>＋<br>生理的弯曲の消失<br>＝<br>脊椎の圧迫 | 指上げ足<br>過剰な衝撃<br>＋<br>曲がり腰<br>＝<br>腰椎の圧迫 |

# PART II

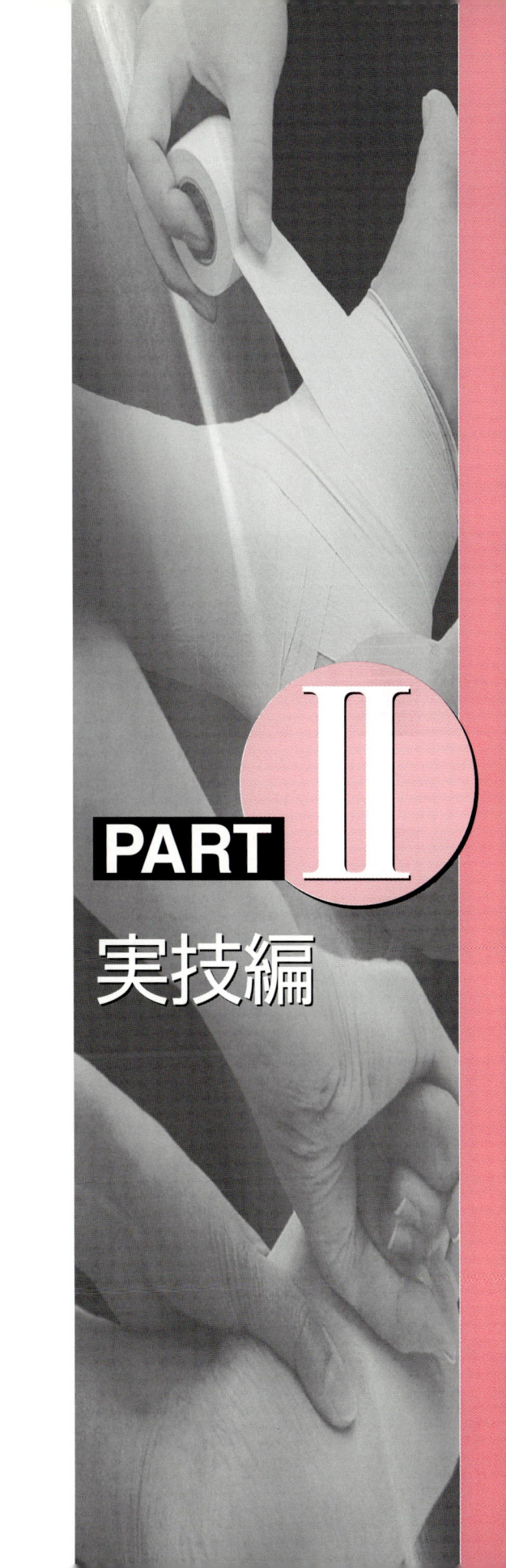

## 実技編

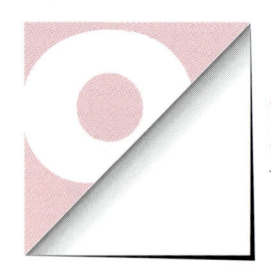

# 第9章

## 施術法とその手順

### ■ カイロプラクティックに対するカサハラ理論

　第９章〜第13章では、これまでのカサハラ理論を実際の施術の中でどのように当てはめるか、また手技・カイロプラクティックを用いてどのように治癒に導くのか、その手段を「過労性構造体医学」の定義にそって具体的に説明する。

**カイロプラクティックを行う前の注意点**

　カイロプラクティックに対する考え方と注意点を説明する。はじめに、一般のカイロプラクティックは、３原則にあたる１つ目の「構造医学」に対するアプローチが主体であり、２つ目の「過労医学」と３つ目の「環境医学」が欠落している。そのため、それに伴う危険性や事故例が多数報告されている。

　カイロプラクティックは、１つ目の「構造学的歪み」（縦×横×高さ＝前・後・左・右・上下）に対しては一定の効果がある一方、これとは逆に２つ目の「過労学的損傷」（過剰な衝撃波やねじれ波）に対しては危険である。なぜなら、たとえ痛みはなくてもまた軽度であっても時間経過と共に90％の損傷が蓄積されている場合が多いからだ。この両者の違いや時間経過に伴う潜在損傷の程度を判断する知識や経験が必要である。

　カイロプラクティックの原理は通常言われている通り、「頸椎７個、胸椎12個、腰椎５個に対してこの脊椎のいずれかに歪みや変位が起こり、その歪みや変位が神経を圧迫し、その先にある支配神経に関連した筋肉・臓器・器官に痛みや機能低下を起こすとし、この疾病の因果関係上にある歪みや変位した椎骨をアジャストし正常な位置に戻すことによって、痛みや疾病を治癒に導く」というものである。しかし多くの場合、カイロプラクティックが有効とされる「歪み」や「変位」つまり構造学的歪み（縦×横×高さ＝前・後・左・右・上下）による痛みや疾病の数より、変形による潜在損傷つまり過労学的損傷となる足裏からの「過剰な衝撃波やねじれ波」によって発生する痛みや疾病の方が多い。ま

たこの損傷によってすでに軟骨や骨組織が変形し、微細な疲労骨折や磨耗などが潜在的に蓄積されている場合が多く、この事実に注意を払わなければならない。これらの過労学的損傷が蓄積されている患者にアジャストすることは危険極まりなく、もっての外である。よく知られているように、頚椎へのアジャストや矯正は事故が多いと指摘されており、過去の例からして、未熟な者がアジャストをすると甚大な危険が伴うという見解がある。事故が多く発生する原因は、「脊椎の構造学的歪み」だけを診ているからであり、時間経過に伴う「過労学的損傷」を診ていないからだ。つまり、足裏の不安定から繰り返される「過労学的損傷」（過剰な衝撃波とねじれ波）が反復性の介達外力となりそれに比例して損傷度が蓄積されていく、という潜在的な損傷度の計算ができないからである。そのため、今までのカイロプラクティックでは限界があり、施術の有効性や理論にも矛盾が起こってしまうのである。

　カイロプラクティックは、本書の力学的理論をよく理解した上で実行するのが望ましい。なぜなら、椎骨の変位矯正を必要とする人たちのほとんどが負傷の瞬間を特定できない潜在損傷、つまり「過労学的損傷」であるからだ。

### 過労性構造体理論に裏づけられたカイロプラクティック

１．椎骨の歪み及び変位矯正の前提として「８方向の診断」を用いる
　①（縦×横×高さ）からなる「構造学的歪み」なのか。
　②（過剰な衝撃波やねじれ波）による「過労学的損傷」なのか。
　③「構造学的歪み」と「過労学的損傷」が繰り返される「環境学的条件」なのか
　その３つのうちどれが最大原因となっているのか、またはいくつかが複合したものなのかを判断する。

２．理論と効果を把握する
　①自然界と人間の体は力学的には同じ構造体であり、よって理論は自然界における重力及び力学の法則に従わなければならない。
　②重力の絶対的支配下の中では、足裏から上半身のバランスを整えていくという考え方こそ自然であり、足裏のバランスを整えると上半身のバランスも整うという、積み木の一段目の法則に従わなければならない。
　③カイロプラクティックを行った後、足裏のバランスを整えておくとその効果が数倍持続する事実に従わなければならない。

３．アジャストが可能か否かを判断する
　アジャストが可能な場合は、必ず椎骨付着の硬縮筋や腱を十分弛緩させた後、

歪み・変位矯正のアジャストを行う。その際、潜在する「過労学的損傷」の有無やその程度に応じて各人の強弱を決定しなければならない。なお、ヘバーデン結節やリウマチがある患者に対しては強い矯正・アジャストを行ってはならない。または注意深く行うことが必要である。

４．筋肉や腱の硬縮原因を追究する

　筋肉や腱が硬縮する原因として、「構造学的歪み」「過労学的損傷」「環境学的条件」のいずれか、または複合によって神経が圧迫を受け、圧迫された神経はそれぞれの筋肉内を網走しているため、支配を受ける筋肉が緊張し次第に硬縮してくる。筋肉や腱が硬縮するとその先の付着部が引っ張られ、剥離骨折や炎症・痛みとなって現れるというメカニズムをイメージする。

５．硬縮筋や腱の弛緩法を用いる

　①カイロプラクティックの施術後、さらに足裏バランステーピング法で正しい歩行を促し、足裏から全身の「構造学的歪み」の回復を図り、全身や患部の硬縮筋や腱を弛緩させる。

　②電気・マッサージ等を用いて血行の回復と痛みを和らげ、「過労学的損傷」にある患部に対し「マイナス時間から価値的時間となるプラス時間に変える」ことで、全身や患部に関わる硬縮筋や腱を弛緩させる。

　③固定により損傷度（破壊力）より安静度（回復力）が上回る患部の「環境学的条件」を整えることで、患部の硬縮筋や腱を弛緩させる。または損傷した軟部組織や骨組織の安静固定により自然治癒力を発揮させる。

　注意点として、硬縮筋や腱を弛緩させる場合、瞬間的な解決を目指すのではなく症状により上記の方法を用いて焦ることなく日数を要しながら安全に行うべきである。

６．足裏のバランスに着目する

　人間は重力とのバランスを効率的に保つことを第一優先している。その重力とのバランスを最も多くコントロールしているところが「足裏」なのである。よって足裏から椎骨の歪みや変位、「構造学的歪み」「過労学的損傷」の程度、アジャストの必要性の有無を追求しなければ、カイロプラクティックの今後の進歩発展にもつながらない。足裏のバランスを整え正しい歩行を促すことで、何ら椎骨や顎関節をアジャストすることなく正常な位置に戻すことができるのも事実である。人間の土台・基礎から全身のバランスを整えていかなければ、すぐに歪んだり変位状態に戻り１～２日で症状が再発してしまうという問題点も直視しなければならない。そして、施術は一時的なものであったりまた気休め・慰安的行為で終わってはならない。カイロプラクティックにおいても「過

労性構造体医学」の中にある固定学を応用していかなければならない時代に入ったのである。

## 施術法とその実際の手順

### 【『治療の3原則』による施術法】

| 1 | 縦×横×高さ | 患部の構造学的歪みの回復 | バランス |
| 2 | 時間 | 患部の過労学的損傷の回復 | 血行 |
| 3 | 環境 | 患部の環境学的条件の回復 | 固定 |

１．構造学的歪みの回復法

　カイロプラクティックで全身のバランスを整え、さらに身体の土台となる足裏に「カサハラ式足裏バランステーピング法」を行い、全身及び患部に関わる硬縮筋や腱を弛緩させ、足裏から全身の構造学的アンバランスの回復を図り自然治癒力を発揮させる。

２．過労学的損傷の回復法

　過労時間（マイナス時間）からさらに価値的時間（プラス時間）に変えるため、電気・マッサージ等を用いて全身及び患部に関わる硬縮筋や腱を弛緩させ、痛みを和らげると共に、患部の血行の回復を図り、自然治癒力を発揮させる。

３．環境学的条件の回復法

　患部に対し、負担度より安静度が上回る固定にて環境学的条件の回復を図ることで患部の硬縮筋や腱を弛緩させ自然治癒力を発揮させる。

　固定法は症状によって変わるので各部位別に詳しく後述する。

**【施術法の手順】**

①過労学的損傷の回復を行う

　血行の回復を図り、全身及び患部に関わる硬縮筋や腱の弛緩と痛みの緩和

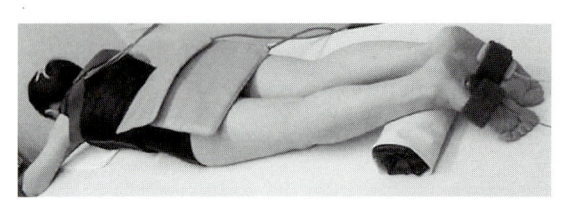

低周波など各種、電気・光線・温熱療法 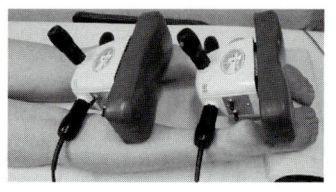　　専用マッサージ器など各種血行促進行為

②構造学的歪みの回復を行う

　カイロプラクティックと足裏バランステーピング法で構造学的にバランスを整えて、全身及び患部に関わる硬縮筋や腱の弛緩と痛みの緩和

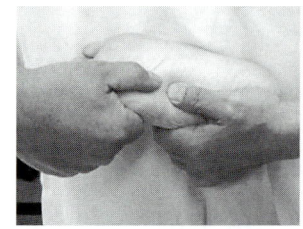

リスフラン関節の整復 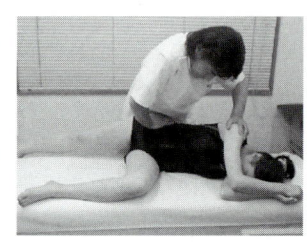　　全身のカイロプラクティック 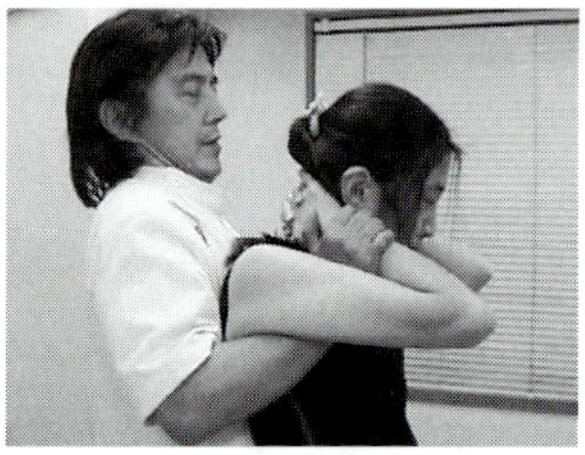　　背筋を伸ばす矯正

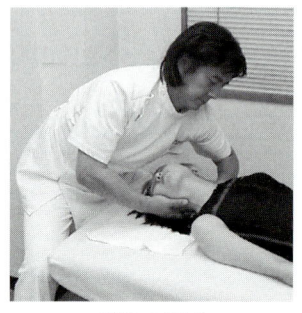

頚椎の矯正 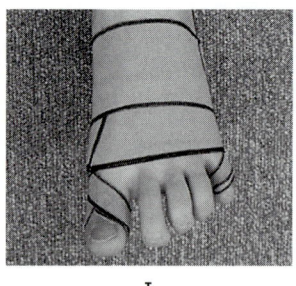　　　Ⅰ 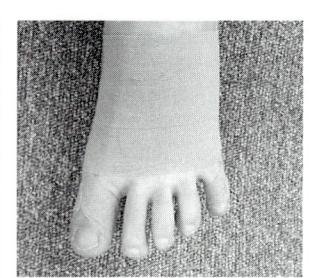　　　　　　　　Ⅱ
　　　　　　　　足裏バランステーピング法

③環境学的条件の回復を行う

　固定で患部の環境条件を整え、硬縮筋や腱の弛緩と痛みの緩和。固定法は症状によって変わるので各部位別に詳しく後述する。

# 第10章

## 足部の施術法

### 痛みを伴う外反母指

**【症状と原因】**

「痛みを伴う外反母指」には5種類のパターンがある。

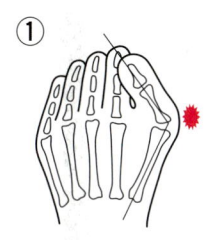

① 指が曲がる「靱帯性外反母指」

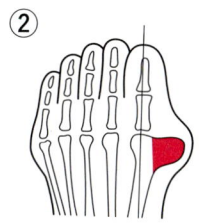

② 骨が出っ張る「仮骨性外反母指」

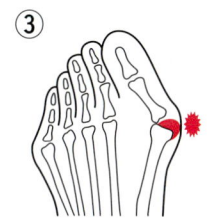

③ ①と②が合わさった「混合性外反母指」

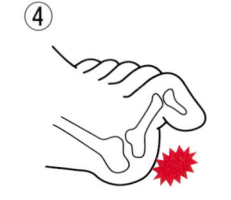

④ 遺伝的要素を含む「ハンマートウ性外反母指」

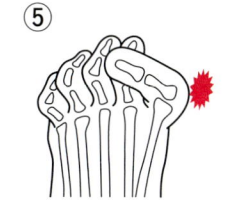

⑤ リウマチやヘバーデン結節から起こる「病変性外反母指」

①靱帯性外反母指

　足裏の刺激不足が原因で母指の力が弱いために中足関節(横アーチ)が緩み、母指が小指側に曲がる。この場合、主に骨は出っ張らないで母指が曲がる。曲がるときに痛みが出る。

②仮骨性外反母指

　靴先の内側に指を上げて引っ掛ける癖やヒールやパンプスが脱げないように同じく靴先の内側に指を引っ掛けたり、指を縮こまらせてZ形やロックをした

ような状態で歩くため、母指の付け根を地面に打ち付け過ぎることが原因となって起こる。この場合は、主に骨だけが出っ張る。骨（過剰仮骨）が出っ張るときに痛みが出る。

③混合性外反母指

年齢が増すにつれ、靱帯性外反母指と仮骨性外反母指が合併したもの。進行しているときに痛みが出る。

④ハンマートウ性外反母指（遺伝的要因も含む）

指上げ足で生まれつき指が長すぎたり、指がハンマーのように縮こまっていたりで、指が上を向き過ぎている場合。遺伝的要素も含まれる。痛んだら早めの処置が重要。

⑤病変性外反母指（外傷も含む）

病的要因（リウマチ・ヘバーデン結節）や事故・ケガが加わって著しい変形や脱臼を伴っているもの。リウマチ・ヘバーデン結節で腫れや痛みがあるときは、早めの処置をしておくと変形を最小限にくい止めることができる。

これらの痛みがある外反母指の場合は、炎症とともに変形が進んでいる時期であるため、一刻も早くテーピングで足裏のバランスを整えることである。早ければ早いほど痛みも早く取れ、何より変形を最小限にくい止めることができる。人によっては痛みの後１〜２カ月で急に骨が出っ張ったり曲がったりする。また、痛みが軽く慢性的な場合でも、我慢して２〜３年放っておくと、骨が出っ張ったり曲がったりするが痛みだけは自然となくなってくる。しかし、変形は一生残ってしまい、さらに二次的な障害を発症させてしまう。このような人は、すでに慢性痛や自律神経などの不調が存在するはずだ。いずれにせよ８方向の診断で、患部の構造学的歪みと過労学的損傷度を知ることである。

## 【固定の方法】
**損傷部位とその固定法**

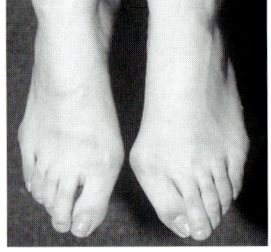

症例1 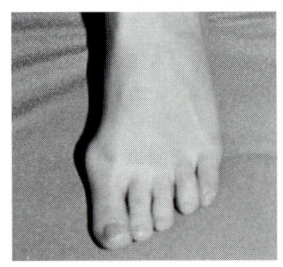　　　　　症例2 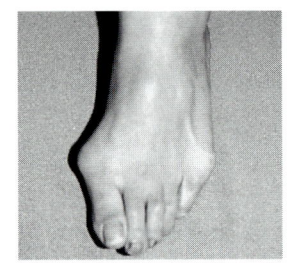　　　　　症例3

「痛みを伴う外反母指」のテーピング法は、テーピングの前に中足関節を5裂包帯で4〜5回巻いて固定力を高める方法である。これを4〜6カ月間施すことで、患部の硬縮筋や腱を弛緩させ、または損傷した軟部組織や骨組織を安静に保つことで患部の環境条件の回復を図り自然治癒力を発揮させる。

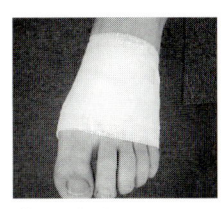

①5裂包帯を4〜5回巻く 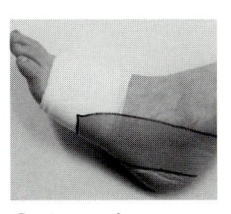　②踵テープ 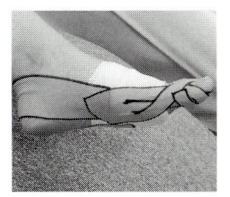　③母指テープ 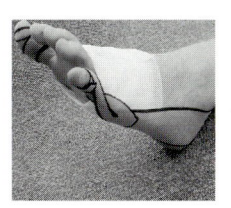　④小指テープ

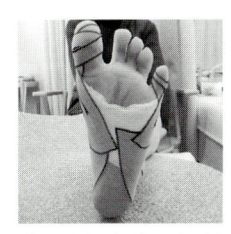

⑤足裏側包帯の指付け根部分を丸くカット 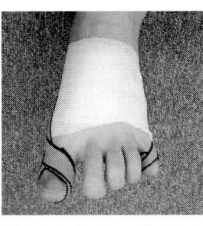　⑥甲面包帯の指側を丸くカット 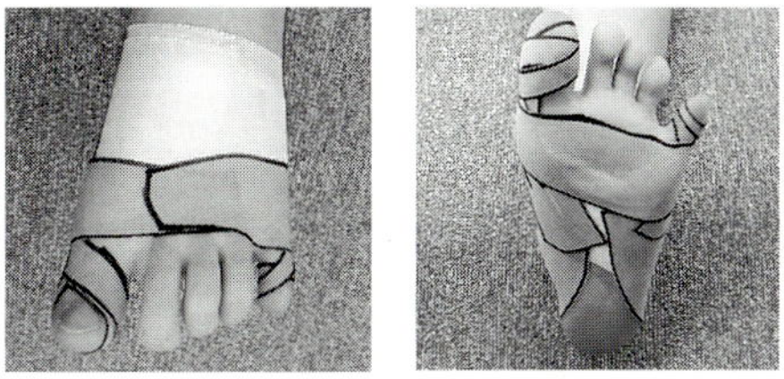　⑦足裏横テープ（上下から見た様子）

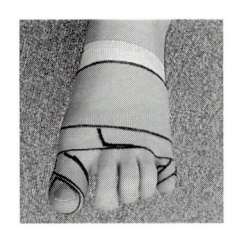

⑧基本テープ（中足関節の補強） 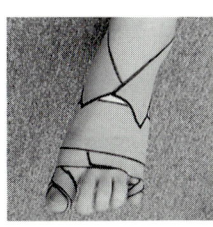　⑨踵テープ(2) 踵から甲面に張る(包帯ズレ防止) 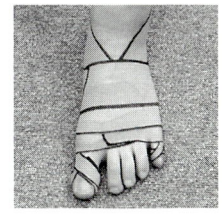　⑩補強テープ(リスフラン関節の補強)／完成

### 【治療のポイント】

構造学的な歪みを整えて安静固定（環境学的条件）を保つことによって、「過剰仮骨の吸収と付加骨の添加」という自然治癒力の法則に従うこと。痛みには固定が絶対であり、そして普段と変わりなく歩けることがこのテーピング法の特徴である。また、グーパーリハビリ運動（巻末付録 p.288）も効果的であるが、痛みのあるうちは軽く行うのがポイント。

### 【治療期間】

3〜6カ月。痛みがひどい場合は1年を要する。

# 痛みを伴わない外反母指

### 【症状と原因】

　「痛みを伴わない外反母指」にも「痛みを伴う外反母指」と同じく5種類のパターンがある（p.149参照）。

　「痛みを伴わない外反母指」は、母指が変形して曲がりたとえ今痛みがなくても、足裏の不安定から発生する2つの有害なストレス「過剰な衝撃波とねじれ波」は時間と共に全身に蓄積され、二次的障害となって負傷の瞬間がはっきりしない、また原因のない痛みや不調、さらには病気まで誘発させてしまうため、今痛まなくても早めの処置や予防、適切な対策が必要である。頭痛・肩こり・めまい・腰痛・膝痛のほかに、自律神経失調に伴う神経の不調や全身的な不定愁訴を訴える場合が多い。いずれにせよ8方向の診断で患部の構造学的アンバランスと過労学的損傷度を知ることである。

### 【固定の方法】
**損傷部位とその固定法**

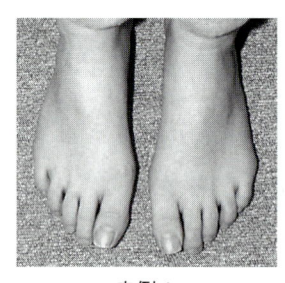

症例1 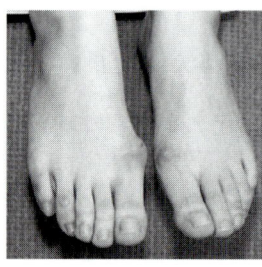　　　　　　　症例2 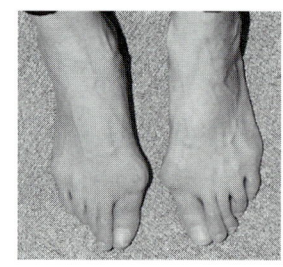　　　　　　　症例3

　バランスを保つための固定を目的として、痛みのない場合のテーピング法を4～6カ月間行うか、またはテーピングの代わりになるテーピング靴下やサポーターを施すことで患部の硬縮筋や腱を弛緩させ、患部の環境条件の回復を図り自然治癒力を発揮させる。

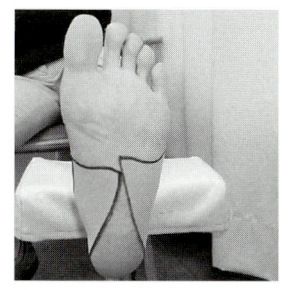

①踵テープ 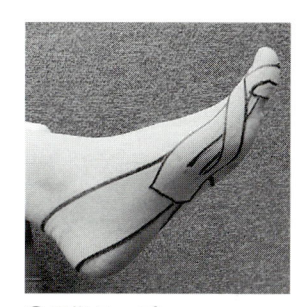　　　　　　②母指テープ 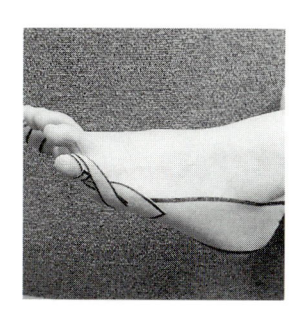　　　　　　③小指テープ

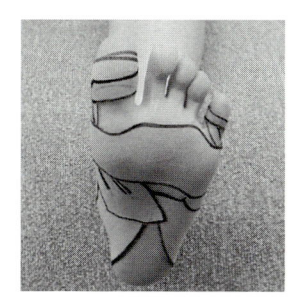

④足裏横テープ 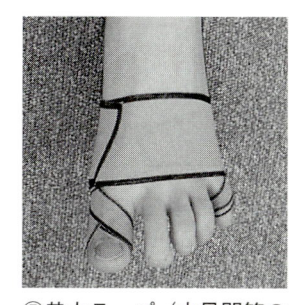　　　　⑤基本テープ（中足関節の補強） 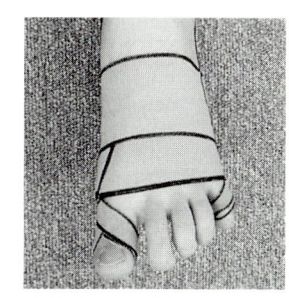　　⑥補強テープ（リスフラン関節の補強）／完成

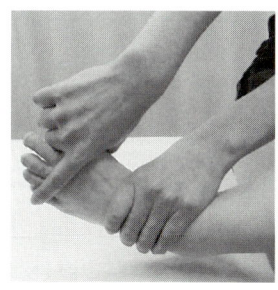

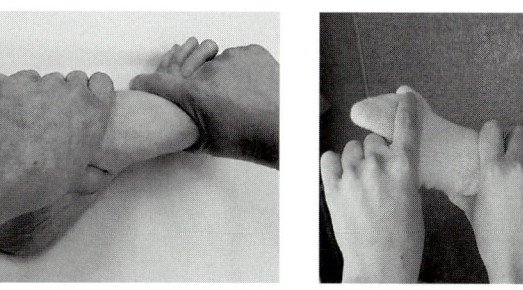

さらに、グーパーリハビリ運動を毎日片足5分ずつ行う　　テーピング靴下を履いて行うのも効果的

### 【治療のポイント】

　テーピングをしたまま、またはテーピング靴下を履いたままの状態で、グーパーリハビリ運動を強めに片足5分ずつ行うと、さらに効果的である。足裏のバランスを整えて正しい歩行を促すことが、このテーピング法の目的である。

### 【治療の期間】

　3～6カ月。変形が著しい場合は1年間を要する。

# 示指付け根の痛み

## 【症状】

この部分を上下から指でつまむと激痛がある

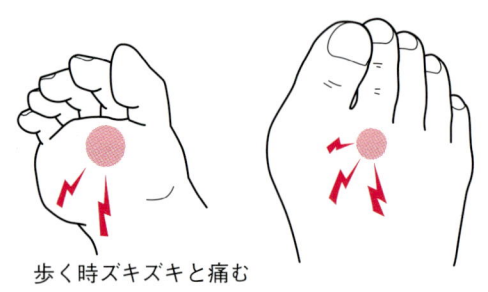

歩く時ズキズキと痛む

外反母指で指を浮かせて歩く人は要注意

　最初はチクチクした軽い痛みから始まり、我慢して放っておくと歩く度にズキズキとした痛みに変わり、そのうちに示指の付け根の部分が熱っぽくなったりするのと共に腫れも出て、歩く度に激痛がするようになる。なかにはすでに疲労骨折を起こしていて、その部分の骨が太くなっていたり、示指が上方に変形したり、脱臼を伴っている場合がある。示指の付け根を上下から強くつまんでみると激痛があり、骨の肥厚が感じとれるのですぐにわかる。X線像に異常が現れないので医師を始め多くの人が迷って病院を転々とする場合が多い。

## 【原因】

歩行時、踵よりも早く示指の付け根を着地させる

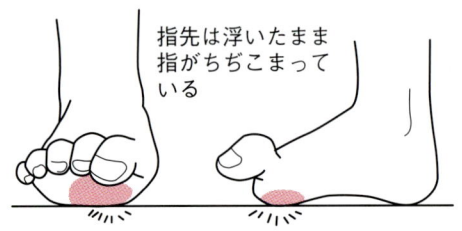

指先は浮いたまま指がちぢこまっている

歩く時この部分を過度に打ちつけてしまうため

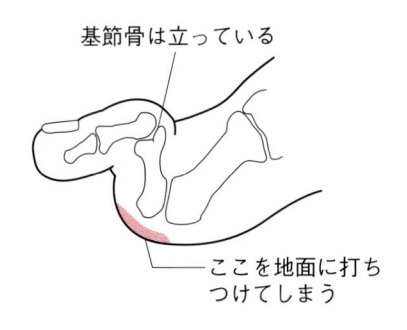

基節骨は立っている

ここを地面に打ちつけてしまう

　外反母指や指上げ足などの「構造学的歪み」があり、これに立ち仕事や外歩きの仕事をする人に多く見られるが、普段外出しない主婦が固い靴を履き急に長時間外出するなど「環境学的条件」が加わった場合にも損傷することが多くある。

　このような痛みを起こす大半の人は、外反母指や指上げ足で母指が浮いてしまうため、示指の付け根の骨が、母指の代わりとなり地面からの過剰な衝撃「過労学的損傷」を直接受けてしまうからである。歩行時に、示指の基節骨が立

ったままの状態で地面を直撃するため、「過剰な衝撃」が反復され、第2中足骨骨頭部の骨が破壊されたように変形し、変形した骨が周りの神経を刺激し痛みを引き起こしている。

## 【8方向の診断目安】
**8方向の診断で患部のアンバランスと損傷度を知る**

| 構造 | 縦× | 1 | 前のアンバランス |
|---|---|---|---|
| | | 2 | 後のアンバランス |
| | 横× | 3 | 左のアンバランス |
| | | 4 | 右のアンバランス |
| | 高さ× | 5 | 上下のアンバランス |
| 過労 | 時間× | 6 | 衝撃のアンバランス |
| | | 7 | ねじれのアンバランス |
| 環境 | 環境× | 8 | 患部環境のアンバランス |

○「①前のアンバランス」 40%
（重心が前方移動した「構造学的歪み」）
○「⑥衝撃のアンバランス」 50%
（歩行時、示指の付け根に過剰な衝撃波が繰り返される「過労学的損傷」）
○「⑧患部環境のアンバランス」 10%
（日常生活や硬い靴の使用・スポーツ等で「構造学的歪み」や「過労学的損傷」が反復される「環境学的条件」）

## 【固定の方法】
**損傷部位とその固定法**

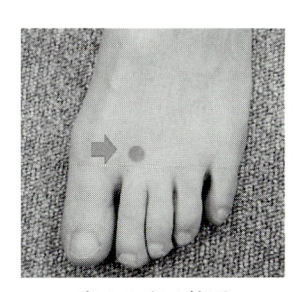

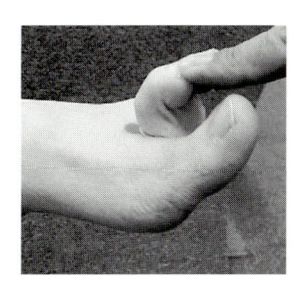

痛みの出る箇所　　原因（指が縮こまっているため）　　症例

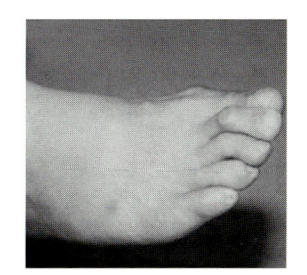

　負担度（破壊力）より安静度（回復力）が上回る適量の固定とは、テーピングの前に中足関節を5裂包帯で4〜5回巻いて固定を高めることを指し、これを4〜6カ月間施すことで、患部の硬縮筋や腱を弛緩させる。または、損傷した軟部組織や骨組織を安静に保つことで患部の環境条件の回復を図り自然治癒力を発揮させる。

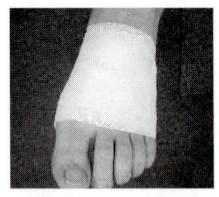

① 5裂包帯を4～5回巻く 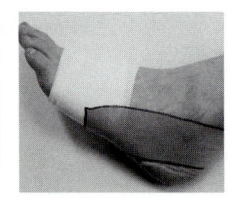　②踵テープ 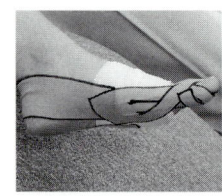　③母指テープ 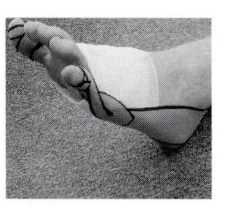　④小指テープ

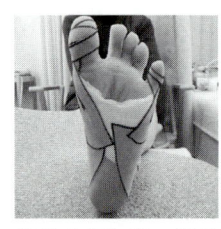

⑤足裏側包帯の指付け根部分を丸くカット 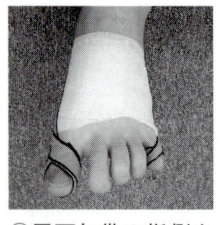　⑥甲面包帯の指側を丸くカット 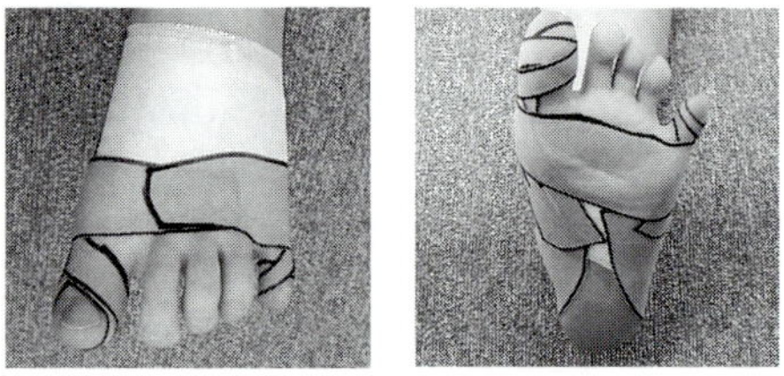　⑦足裏横テープ（上下から見た様子）

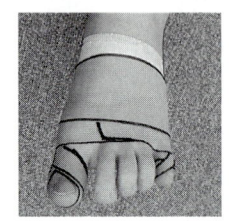

⑧基本テープ（中足関節の補強） 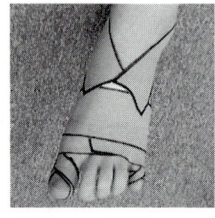　⑨踵テープ（2）踵から甲面に張る（包帯ズレ防止）　⑩補強テープ（リスフラン関節の補強）／完成

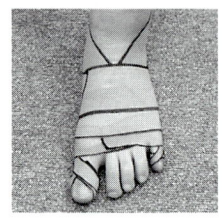

### 【治療のポイント】

　通常X線像には異常が現れないので必ず触診（上下から指で強くつまむ）で損傷の程度を確認する。こじらせ悪化させた場合（後期）のみ、疲労骨折としてX線上に異常が現れる。また、たとえ痛みがなくても疲労骨折が潜在していると、テーピング靴下の弾力性で中足関節を締めることにより初めて痛みが現れる場合がある。この時、「痛みのある場合のテーピング法」を4～6カ月施すと根本的に治癒する。痛みが消失してからグーパーリハビリ運動を行う。

### 【治療期間】

　4～6カ月。

## 中指・環指付け根の痛み

### 【症状】

指の付け根で歩く人は要注意

中指・環指の付け根の部分にトゲでも刺さっているようなチクチク、ピリピリした痛みがある

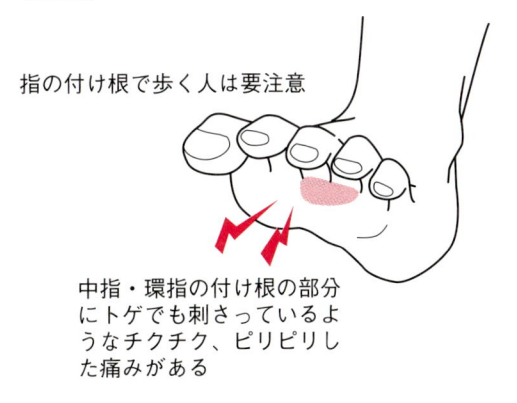

これは中足骨骨頭痛と呼ばれる症名で、主に足裏の中指・環指の付け根の部分に灼熱感、ほてりを伴った痛みや棘か針でも刺さっているような「チクチク」「ピリピリ」した痛みと違和感があり、人によって表現が様々である。タコまたは皮膚が分厚くなっているのは、まれでわかりづらいのが特徴。痛みがひどい人は疲労骨折まで進行している場合が多いので注意。

### 【原因】

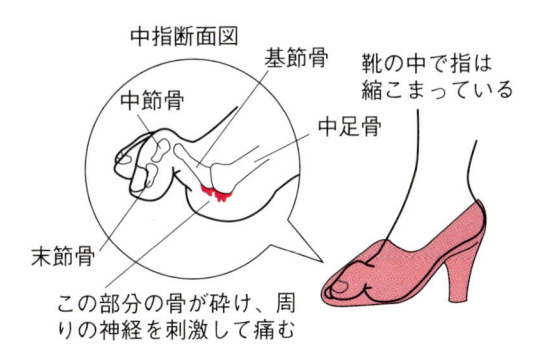

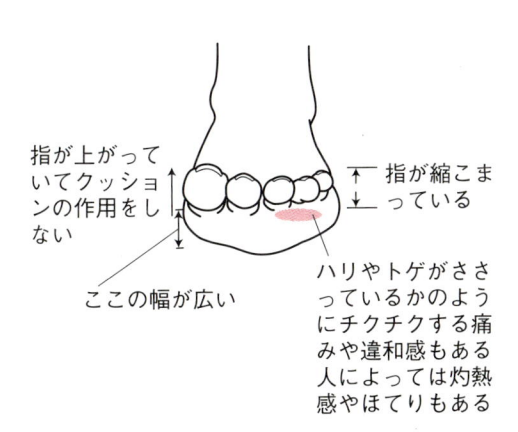

中指断面図
基節骨
中節骨
靴の中で指は縮こまっている
中足骨
末節骨
この部分の骨が砕け、周りの神経を刺激して痛む

指が上がっていてクッションの作用をしない
ここの幅が広い
指が縮こまっている
ハリやトゲがささっているかのようにチクチクする痛みや違和感もある人によっては灼熱感やほてりもある

外反母指のある人、つまり「構造学的歪み」が著しい人に多く見られ、つまずかないようにと無意識のうちに指上げ歩きをして、指の付け根を地面に過剰にそして、繰り返し打ち続けてしまうために起こる。指上げ足は靴の中で足先がＺ字形となり、上下から圧迫される格好で収まっているため、中足骨の骨頭部分がクッションなしに地面に打ち付けられ、「過労学的損傷」を繰り返すことになる。これを１日何万回と反復してしまう「環境学的条件」が加わるため、骨頭部分の骨が破壊されたり変形して棘のようになり、これが歩く度に神経を圧迫し、

様々な症状を起こしているのである。なお、この損傷原因を理解していない医療機関では「モートン病」として片付けている場合も多くある。

### 【8方向の診断目安】
8方向の診断で患部のアンバランスと損傷度を知る
○「①前のアンバランス」 40％
（重心が前方移動した「構造学的歪み」）
○「⑥衝撃のアンバランス」 40％
（歩行時に中指・環指の付け根が過剰な衝撃波を受ける「過労学的損傷」）
○「⑧患部環境のアンバランス」 20％
（日常生活や姿勢・仕事・硬い靴・スポーツなどで「構造学的歪み」や「過労学的損傷」が反復される「環境学的条件」）

### 【固定の方法】
損傷部位とその固定法

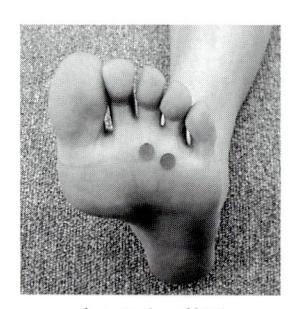

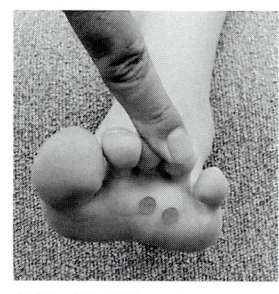

痛みの出る箇所　　　原因（指が縮こまっているため）　　　症例

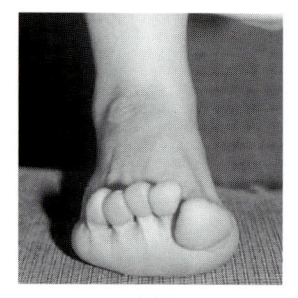

　負担度（破壊力）より安静度（回復力）が上回る適量の固定とは、テーピングの前に中足関節を5裂包帯で4～5回巻いて固定を高めることを指し、これを4～6カ月間施すことで、患部の硬縮筋や腱を弛緩させる。または、損傷した軟部組織や骨組織を安静に保つことで患部の環境条件の回復を図り自然治癒力を発揮させる。

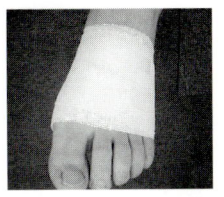

①5裂包帯を4〜5回巻く 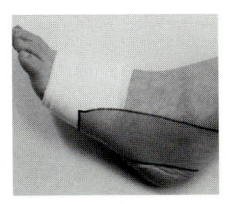　②踵テープ 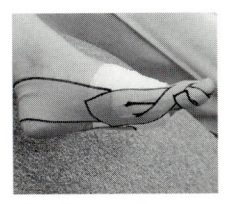　③母指テープ 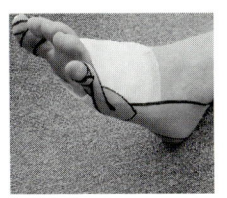　④小指テープ

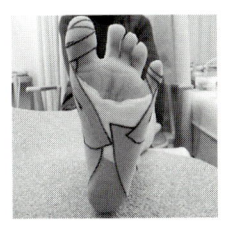

⑤足裏側包帯の指付け根部分を丸くカット 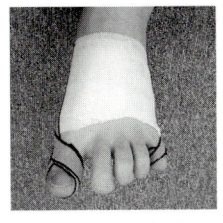　⑥甲面包帯の指側を丸くカット 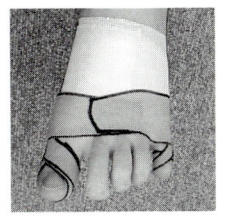 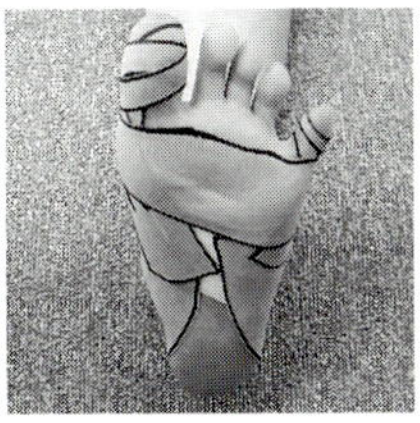　⑦足裏横テープ（上下から見た様子）

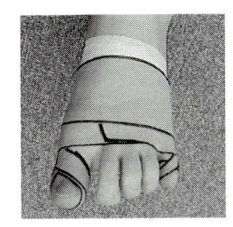

⑧基本テープ（中足関節の補強） 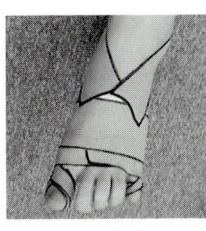　⑨踵テープ(2) 踵から甲面に張る（包帯ズレ防止）　⑩補強テープ（リスフラン関節の補強）／完成

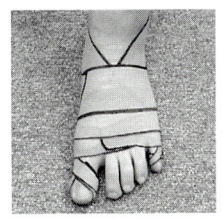

## 【治療のポイント】

　これもX線像には異常が現れないので、触診（上下から指で強くつまむ）で損傷の程度を確認する。悪化させてしまった場合のみ、疲労骨折としてX線像に異常が現れる。初期・中期の変形や損傷が見落とされるので要注意。また、中・後期においてはモートン病と診断されることがある。母指に対し強めのグーパーリハビリ運動を行うと効果的。

## 【治療期間】

　4〜6カ月。

# 第1・2中足骨間の痛み

## 【症状】

上下から強くつまんでみると足背部と足底部に同じような痛みがある

外反母指で中足関節が弛んでいる人は要注意

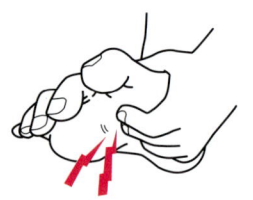

歩き始めにピリピリ痛む

歩き始めやスポーツの始めに第1・2中足関節にピリピリとした痛みがあり、慣れてくると楽になるといった症状。痛みは足背部だけに起きるとは限らず、その裏にあたる足底部にも多く現れ、なかには足の裏だけが痛い、しびれると訴える人もいる。第1・2中足骨間を上下から強めに指でつまんでみると両方に同じような痛みを訴えるのが特徴である。

## 【原因】

第1・2中足骨間が無理矢理開かされてしまう

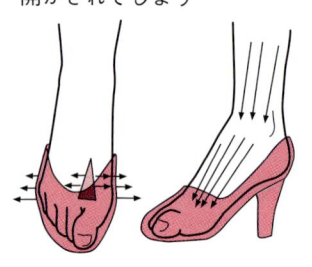

中足関節が弛んでしまう

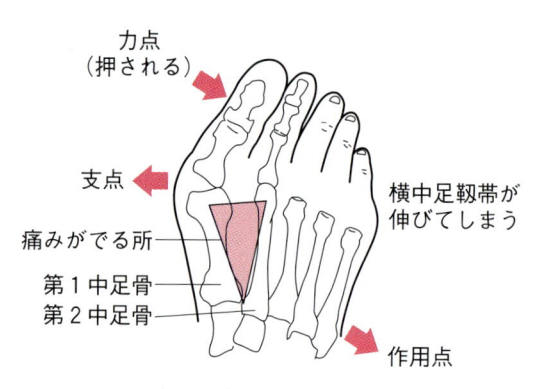

力点（押される）
支点
痛みがでる所
第1中足骨
第2中足骨
横中足靱帯が伸びてしまう
作用点

テコの作用で無理矢理開かされてしまう

　外反母指や母指が力不足の人など「構造学的歪み」が著しい人が、ハイヒールやパンプスでつま先を多大に使い、第1・2中足骨部に体重が集中し、横中足靱帯が無理矢理左右に引っ張られる形（開かされる形）となり、痛みを起こす。つまり、「過労学的損傷」となる。若年層ではつま先を激しく使うスポーツで、中高年層ではデパートの買い物やハイキングなどで長時間歩いた後、あるいは普段あまり履かない靴や底の固い新しい靴を履いた後に頻繁に発生している。これが「環境学的条件」となる。このとき、母指が力点、母指球部が支点となり、作用点上の第1・2中足骨間部が開かされる形となる損傷。

## 【8方向の診断目安】
8方向の診断で患部のアンバランスと損傷度を知る
○「①前のアンバランス」 40％
（重心が前方移動した「構造学的歪み」）
○「⑦ねじれのアンバランス」 50％
（歩くときに母指が力点となり、母指球部が支点、足背部が作用点となる過剰なねじれ波による「過労学的損傷」）
○「⑧患部環境のアンバランス」 10％
（日常生活や仕事・スポーツ・緩い靴などで「構造学的歪み」や「過労学的損傷」が反復される「環境学的条件」）

## 【固定の方法】
損傷部位とその固定法

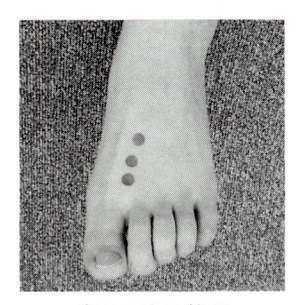

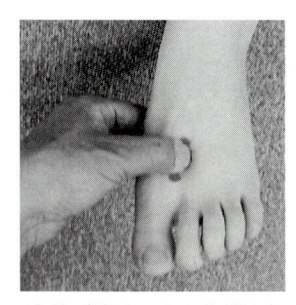

痛みの出る箇所　　症状（強くつまむと痛む）　　症例

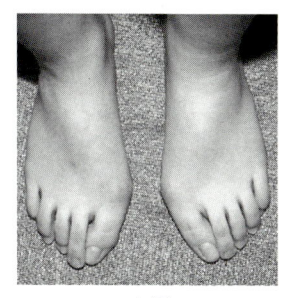

　負担度（破壊力）より安静度（回復力）が上回る適量の固定を3週間施すことで患部の硬縮筋や腱を弛緩させる。または、損傷した軟部組織や骨組織を安静に保つことで患部の環境条件の回復を図り自然治癒力を発揮させる。なお、症状がひどい場合は包帯を用いた「痛みのある場合のテーピング法」で1～2カ月間の固定が必要。

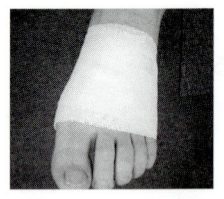

①5裂包帯を4〜5回巻く 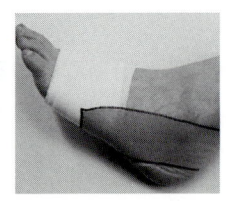　②踵テープ 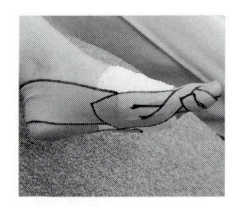　③母指テープ 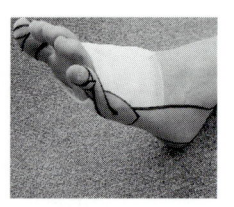　④小指テープ

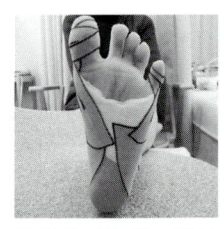

⑤足裏側包帯の指付け根部分を丸くカット 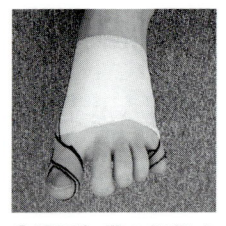　⑥甲面包帯の指側を丸くカット 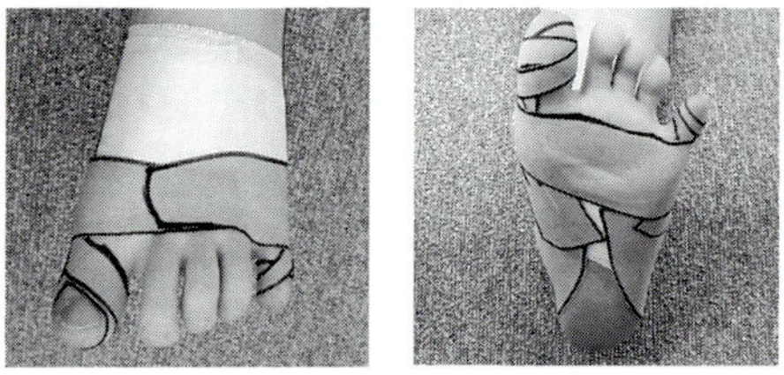　⑦足裏横テープ（上下から見た様子）

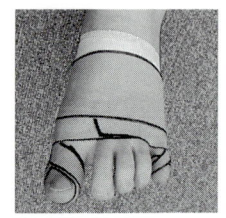

⑧基本テープ（中足関節の補強） 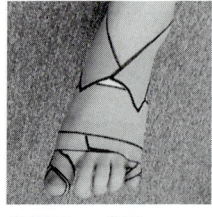　⑨踵テープ（2）踵から甲面に張る（包帯ズレ防止）　⑩補強テープ（リスフラン関節の補強）／完成

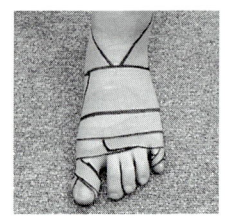

### 【治療のポイント】

　あくまでも筋の問題でありX線像には全く異常が現れないので必ず触診（第1・2中足骨間を指で強くつまむ）で損傷の程度を確認する。中足関節を固定保持すると、3〜4週間くらいで簡単に治癒するが、診断を誤り固定をしないと長引くので注意。痛みの発生メカニズムをよく理解し、固定を実行することである。また、テーピング靴下を履きながらグーパーリハビリ運動を行う。

### 【治療期間】

　1カ月。

## 母指のしびれ感や痛み

### 【症状】

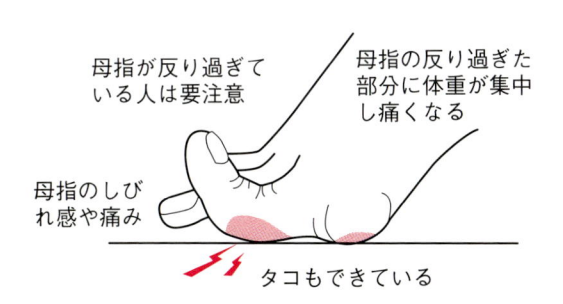

母指が反り過ぎている人は要注意
母指の反り過ぎた部分に体重が集中し痛くなる
母指のしびれ感や痛み
タコもできている

　母指の先のしびれ感と痛みとは、外反母指による母指の付け根の痛みではなく、母指の指先の周りや関節のところがしびれたり、痛んだりする症状である。関節の部分を指で強くつまんでみると痛みがあるのですぐわかる。こういう人は手の母指も反っている（バチ指）場合が多いので体質を確認しておく。

### 【原因】

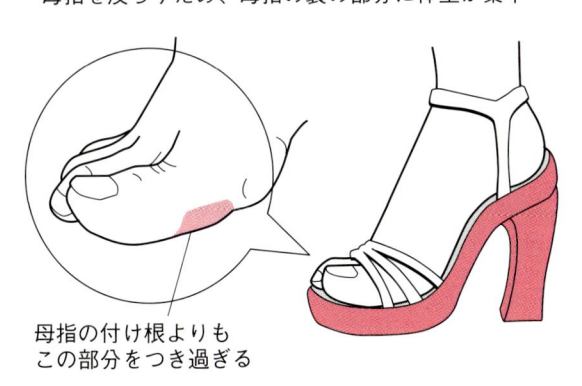

母指を反らすため、母指の裏の部分に体重が集中
母指の付け根よりもこの部分をつき過ぎる

　このような症状を訴える人たちに共通しているのが、母指の反り過ぎ状態である（「構造学的歪み」）。反った母指の裏側の関節を多く使って歩いているのである。それを裏づけるように、母指の裏側や側面の皮が厚くなっていたり、タコができている場合がほとんどである。つまり、反り返った母指の裏側の関節のところに過剰な衝撃などの「過労学的損傷」が繰り返され、ヒールやパンプス・立ち仕事などの「環境学的条件」も加わって炎症を起こし、しびれ感や痛みとなって現れていたのである。反り過ぎた母指を固定すると通常3〜4週間で治癒するが、ひどい場合は1カ月半を要す。原因を腰からと誤ってはならない。

### 【8方向の診断目安】

**8方向の診断で患部のアンバランスと損傷度を知る**

○「⑤上下のアンバランス」 60％
（重心が母指の下へ集中した「構造学的歪み」）
○「⑥衝撃のアンバランス」 20％
（母指の裏側へ過剰な衝撃波が繰り返される「過労学的損傷」）
○「⑧患部環境のアンバランス」 20％
（日常生活や仕事・硬い靴・スポーツなどで「構造学的歪み」や「過労学的損傷」が反復される「環境学的条件」）

### 【固定の方法】

**損傷部位とその固定法**

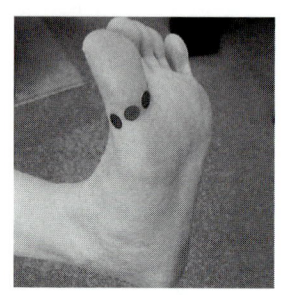

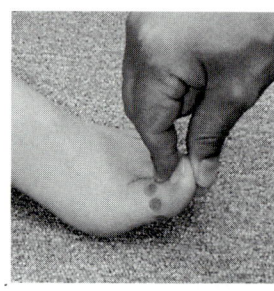

しびれ感や痛みの出る箇所　　原因（母指が反っているために末節関節に負担が集中）　　症例

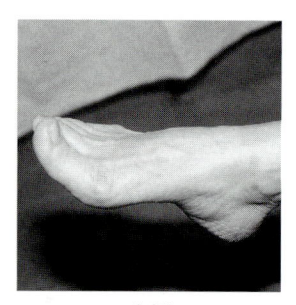

　負担度（破壊力）より安静度（回復力）が上回る適量の固定とは、テーピングの前に中足関節から母指にかけて8裂の包帯を4～5回巻き、これを3～4週間施すことで、患部の硬縮筋や腱を弛緩させる。または、損傷した軟部組織や骨組織を安静に保つことで患部の環境条件の回復を図り自然治癒力を発揮させる。なお、症状がひどい場合は1～2カ月間の固定が必要。

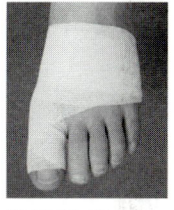

①5裂包帯を4～5回巻く
②踵テープ 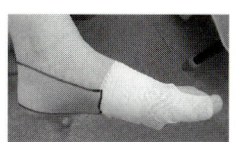
③母指テープ 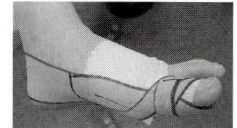
④小指テープ 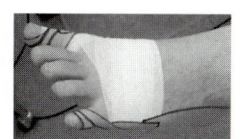
⑤足裏側包帯の指付け根部分を丸くカット 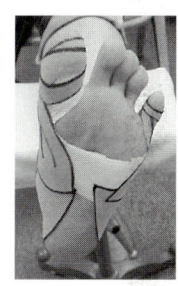
⑥甲面包帯の指側を丸くカット 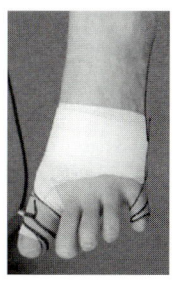
⑦足裏横テープ（上下から見た様子） 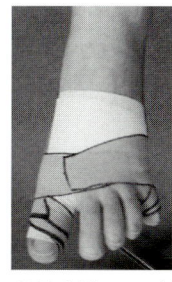
⑧基本テープ（中足関節の補強） 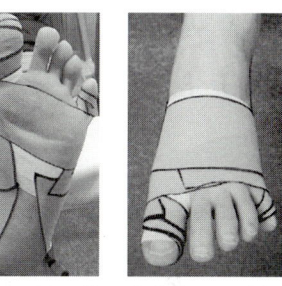
⑨踵テープ（2）踵から甲面に張る（包帯ズレ防止） 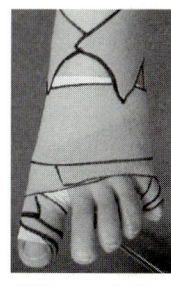
⑩補強テープ（リスフラン関節の補強）／完成 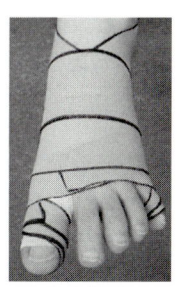

### 【治療のポイント】

　筋及び関節の問題でありＸ線像には全く異常が現れないので必ず触診（母指の関節を指で強くつまむ）で損傷の程度を確認する。痛みの原因が母指の反りすぎ、つまり医学的に「上下のアンバランス」であることを知り、固定で治すという考え方が重要。グーパーリハビリ運動は効果的。

### 【治療期間】

　1カ月～1カ月半。

## 足背部の痛み（中足骨疲労骨折）

### 【症状】

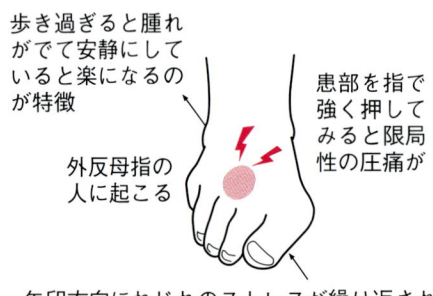

- 歩き過ぎると腫れがでて安静にしていると楽になるのが特徴
- 患部を指で強く押してみると限局性の圧痛が
- 外反母指の人に起こる
- 矢印方向にねじれのストレスが繰り返されやがて疲労骨折を起こす

長時間歩いた後や急にスポーツをした後に足背部が腫れたり痛くなる症状で、「歩き過ぎると腫れが出て、安静にしていると楽になる」のが特徴。これを繰り返しているうちに腫れや発赤と共に痛みがひどくなり、最後には足をつく度にビリビリと響くような激痛がしてくる。患部を指で強くつまんでみると、限局性の圧痛があるのですぐわかり、また進行した場合は骨の肥厚、つまり骨が太くなっているのが触知でき、疲労骨折を確認できる。

### 【原因】

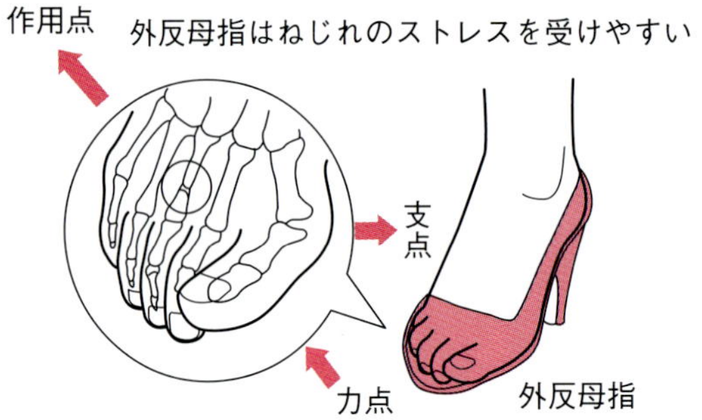

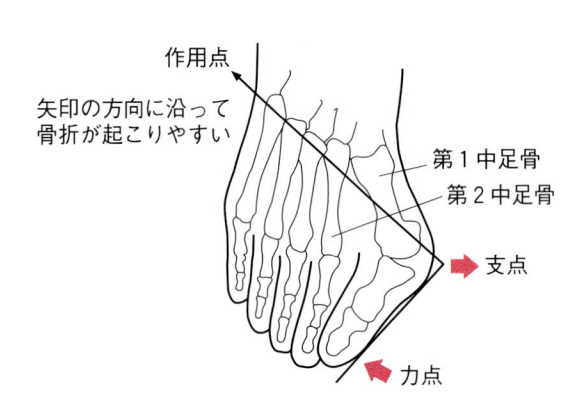

- 作用点
- 外反母指はねじれのストレスを受けやすい
- 支点
- 力点
- 外反母指
- 作用点
- 矢印の方向に沿って骨折が起こりやすい
- 第1中足骨
- 第2中足骨
- 支点
- 力点

外反母指や足指の力不足の人など「構造学的歪み」のある人が急にスポーツをしたり、固い履物で長時間歩いたり、またウェイトレスのように歩き過ぎや立ちっぱなしの人など「環境学的条件」の悪い場合に頻繁に発生。母指側からのねじれのストレス「過労学的損傷」が中足骨に繰り返され、ちょうど針金を何回も曲げると破断するのと同じように損傷が徐々に進行する。図のように母指が力点、母指の付け根が支点となり、第5中足骨基底部方向の作用点上のいずれかに損傷が発生する。

## 【8方向の診断目安】

**8方向の診断で患部のアンバランスと損傷度を知る**

○「①前のアンバランス」 10％
（重心が前方に移動した「構造学的歪み」）

○「⑦ねじれのアンバランス」 80％
（母指が力点、母指球部が支点、第５中足骨基底部方向が作用点となり、ねじれ波が発生する「過労学的損傷」）

○「⑧患部環境のアンバランス」 10％
（日常生活や仕事、スポーツなどで「構造学的歪み」や「過労学的損傷」が反復される「環境学的条件」）

## 【固定の方法】

**損傷部位とその固定法**

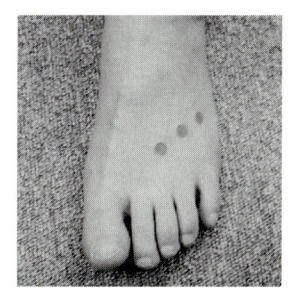

痛みの出る箇所（作用点上に出る）　　原因（母指を反らす）　　症例

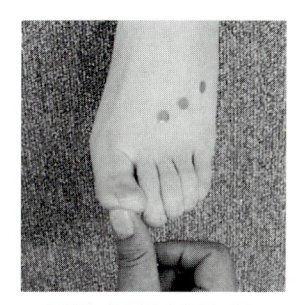

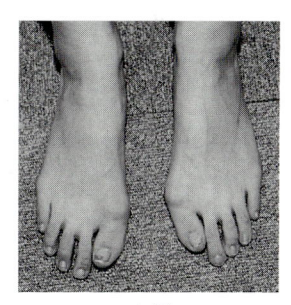

　負担度（破壊力）より安静度（回復力）が上回る、「痛みのある場合のテーピング法」の固定を３週間施すことで、患部の硬縮筋や腱を弛緩させる。または、損傷した軟部組織や骨組織を安静に保つことで患部の環境条件の回復を図り自然治癒力を発揮させる。なお、症状がひどい場合は１～２カ月の固定が必要。

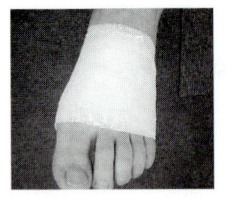

①5裂包帯を4〜5回巻く 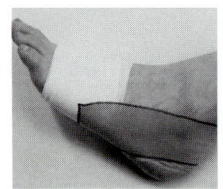　②踵テープ 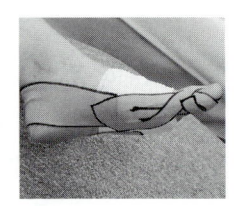　③母指テープ 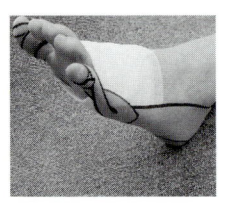　④小指テープ

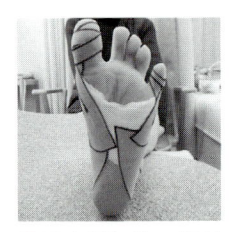

⑤足裏側包帯の指付け根部分を丸くカット 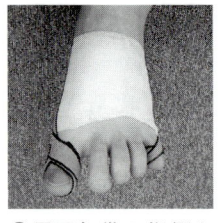　⑥甲面包帯の指側を丸くカット 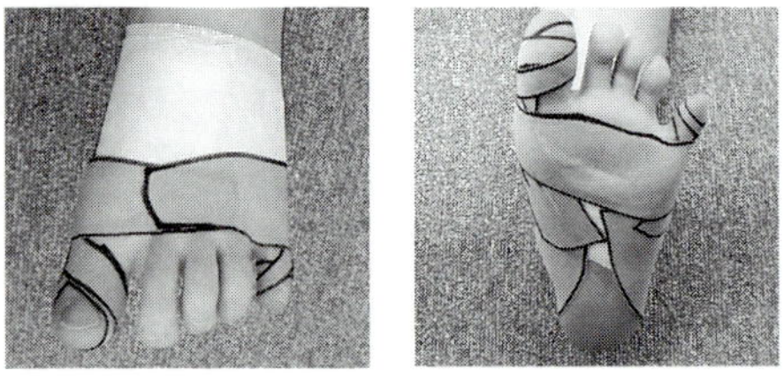　⑦足裏横テープ（上下から見た様子）

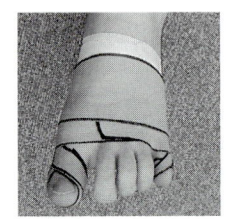

⑧基本テープ（中足関節の補強） 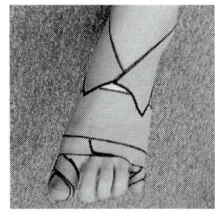　⑨踵テープ（2）踵から甲面に張る（包帯ズレ防止）　⑩補強テープ（リスフラン関節の補強）／完成

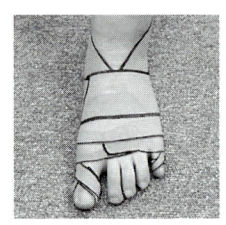

### 【治療のポイント】

　初期、中期ではX線像ではわかりにくく見過ごされがちだが、後期になるとX線像で確認できるようになる。指で強めにつまんで必ず患部の骨の肥厚を確認すること。中足関節の固定保持を1ヵ月間行うと良好に治癒するが、固定をしないと長引くので注意が必要。必ず損傷の発生メカニズムをテコの原理で正確に知り、固定をすることが重要。

### 【治療期間】

　1ヵ月。

# 足の甲の痛み

## 【症状】

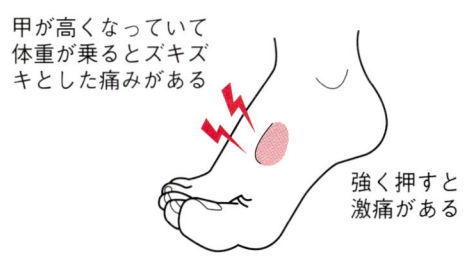

甲が高くなっていて体重が乗るとズキズキとした痛みがある

強く押すと激痛がある

ハイアーチで指上げ歩きをする人は要注意

甲の骨が知らないうちに高くなっていて、歩く度にズキズキしたりあるいは、甲に触れるだけでも痛みを感じることがある。急性の場合は激痛で足がつけないこともある。こうした足の症状を起こす人は、仮骨性の外反母指があり、甲高になっている場合がほとんどで甲にある関節（リスフラン関節）も亜脱臼していることが多くある。これらの症状は母指が反っていたり、母指が浮いている人に集中して損傷が起こる。

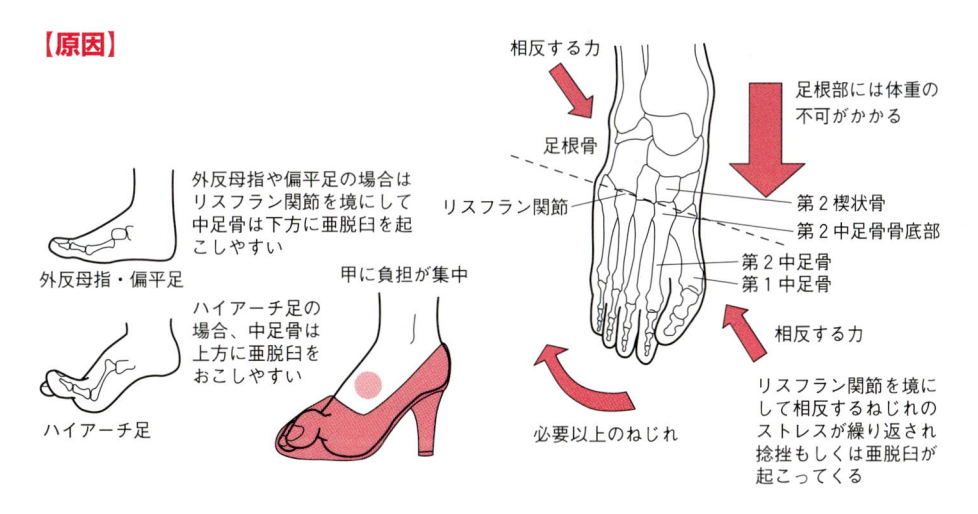

## 【原因】

外反母指や偏平足の場合はリスフラン関節を境にして中足骨は下方に亜脱臼を起こしやすい

外反母指・偏平足

ハイアーチ足の場合、中足骨は上方に亜脱臼をおこしやすい

ハイアーチ足

甲に負担が集中

相反する力
足根骨
リスフラン関節
足根部には体重の不可がかかる
第2楔状骨
第2中足骨骨底部
第2中足骨
第1中足骨
相反する力
必要以上のねじれ
リスフラン関節を境にして相反するねじれのストレスが繰り返され捻挫もしくは亜脱臼が起こってくる

外反母指や偏平足、ハイアーチ足など「構造学的歪み」のある人は足指の力が弱いため、体重が甲の一部分に集中し、重力による「過労学的損傷」の負担が繰り返されて過剰仮骨が形成され、骨が高く盛り上がってしまう。外反母指や偏平足の人は中足骨が下方に、ハイアーチ足の人は上方にそれぞれ亜脱臼している場合が多くある。歩くとき、母指が力点、母指球部が支点となり、外果部方向の作用点上において甲部に負担が集中して損傷が発生する。このとき、緩い靴や片寄った作業などの日常における「環境学的条件」が加わり痛みが起こってくる。

### 【8方向の診断目安】

**8方向の診断で患部のアンバランスと損傷度を知る**

○「⑤上下のアンバランス」 40％
（重心が中心部へ移動した「構造学的歪み」）
○「⑥⑦衝撃とねじれのアンバランス」 50％
（甲部へ過剰な衝撃波とねじれ波が繰り返される、「過労学的損傷」）
○「⑧患部環境のアンバランス」 10％
（日常生活や仕事・硬い靴・スポーツなどで、「構造学的歪み」や「過労学的損傷」が反復される「環境学的条件」）

### 【固定の方法】

**損傷部位とその固定法**

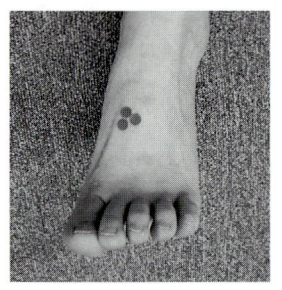

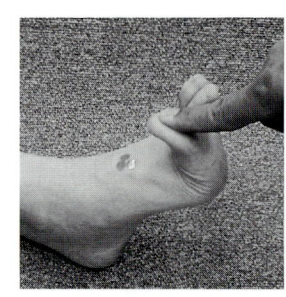

痛みの出る箇所　　原因（母指を反らす）　　症例

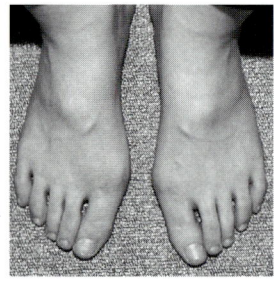

　負担度（破壊力）より安静度（回復力）が上回る適量の固定を2～3週間施すことで、患部の硬縮筋や腱を弛緩させる。または、損傷した軟部組織や骨組織を安静に保つことで患部の環境条件の回復を図り自然治癒力を発揮させる。なお、症状がひどい場合は6～8カ月間の固定が必要。「痛みのある場合のテーピング法」は固定を兼ねる。

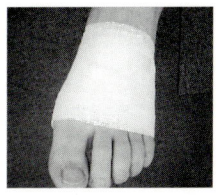

①5裂包帯を4〜5回巻く 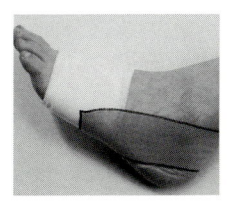　②踵テープ 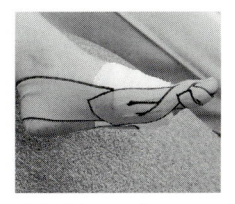　③母指テープ 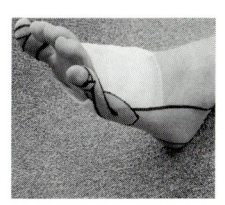　④小指テープ

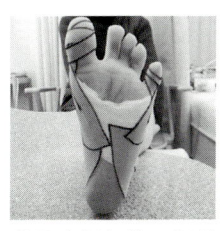

⑤足裏側包帯の指付け根部分を丸くカット 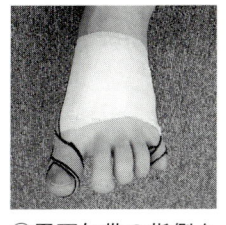　⑥甲面包帯の指側を丸くカット 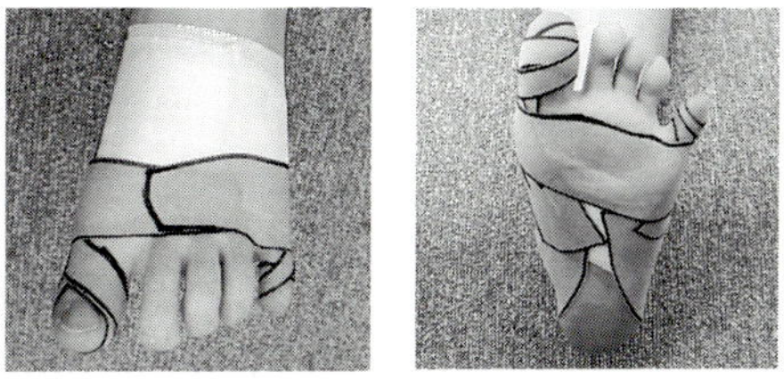　⑦足裏横テープ（上下から見た様子）

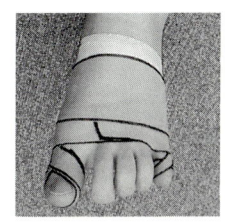

⑧基本テープ（中足関節の補強） 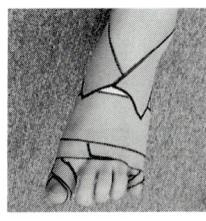　⑨踵テープ（2）踵から甲面に張る（包帯ズレ防止）　⑩補強テープ（リスフラン関節の補強）／完成

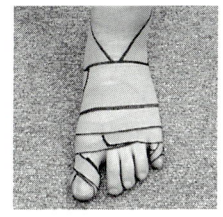

### 【治療のポイント】

　X線像に異常は出ない。母指の付け根をしっかり握ってグリグリ回す。ポキッとしたリスフラン関節亜脱臼の整復音を聞くことがある。外反母指や偏平足、ハイアーチなど足裏のバランスが不安定になっている人に多く発生し、左右で比べた場合、体重による負荷が集中する右足に多い。初期や軽い症状の場合は、2〜3週間で治癒するが、体重がオーバーしている人や進行し悪化させてしまった場合は6〜8カ月間を要するため根気よく「固定包帯」を行う。

### 【治療期間】

　1〜8カ月間。

## 小指の付け根の痛み（内反小指）

**【症状】**

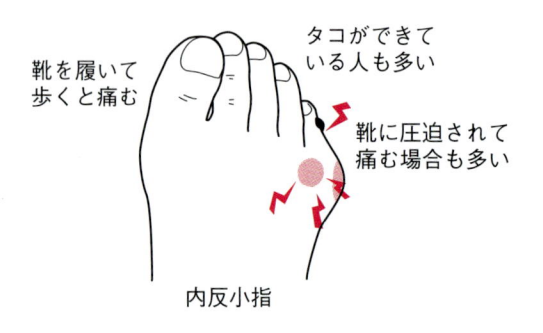

（図中ラベル）
- 靴を履いて歩くと痛む
- タコができている人も多い
- 靴に圧迫されて痛む場合も多い
- 内反小指

小指の付け根が緩んでいて、その周りが歩く度に痛む、またその裏や外側面にタコができ皮膚が分厚くなっていたり、あるいは小指自体が圧迫により赤く腫れて痛みを伴っている場合も多く見受けられる。外反母指と逆に小指が母指側に曲がり過ぎている症状。

**【原因】**

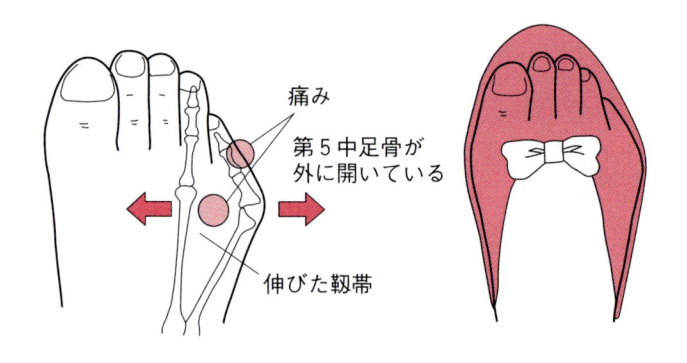

（図中ラベル）
- 痛み
- 第5中足骨が外に開いている
- 伸びた靭帯

　小指側の横中足靭帯が伸びてしまう「構造学的歪み」があると、第5中足骨が外側に開いてしまう形となり、逆に小指は内側に曲がるため、小指の付け根に体重が集中する「過労学的損傷」により痛みが起こる。テコの原理で力学的に説明すると、母指が力点、付け根が支点となり、作用点の小指の付け根から第5中足骨基底部に力が逃げるため、小指が逆に内反するのである。これにヒールやパンプスなどを履き続ける「環境学的条件」が加わり痛みとなる。

## 第10章　足部の施術法

### 【8方向の診断目安】

８方向の診断で患部のアンバランスと損傷度を知る

○「①②左・右のアンバランス」　40％
（重心が外側へ移動した「構造学的歪み」）

○「⑦ねじれのアンバランス」　50％
（母指が力点、母指球部が支点、小指が作用点となる過剰なねじれ波による「過労学的損傷」）

○「⑧患部環境のアンバランス」　10％
（日常生活や細い靴・緩い靴・スポーツなどで「構造学的歪み」や「過労学的損傷」が反復される「環境学的条件」）

### 【固定の方法】

損傷部とその固定法

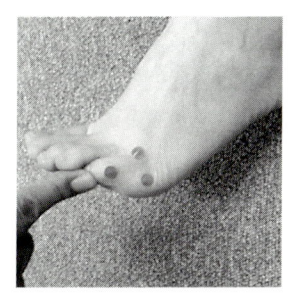

痛みの出る箇所 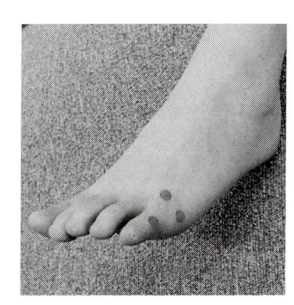　　　　原因（内反小指） 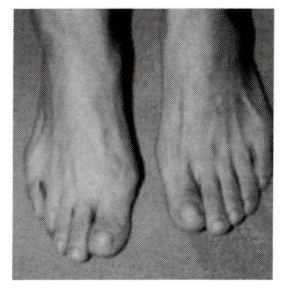　　　　症例

　負担度（破壊力）より安静度（回復力）が上回る適量の固定を１〜２カ月施すことで、患部の硬縮筋や腱を弛緩させる。または、損傷した軟部組織や骨組織を安静に保つことで患部の環境条件の回復を図り自然治癒力を発揮させる。「痛みのある場合のテーピング法」は固定も兼ねる。

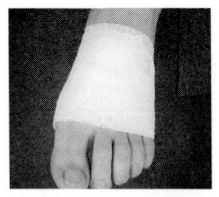

①5裂包帯を5回程度巻く 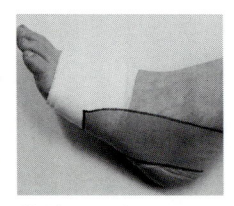　②踵テープ 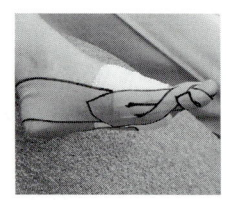　③母指テープ 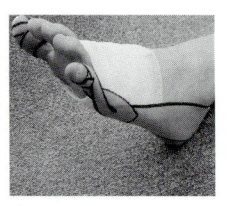　④小指テープ

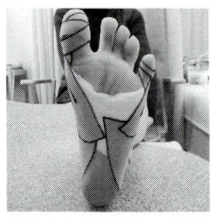

⑤足裏側包帯の指付け根部分を丸くカット 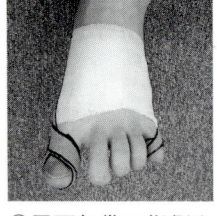　⑥甲面包帯の指側を丸くカット 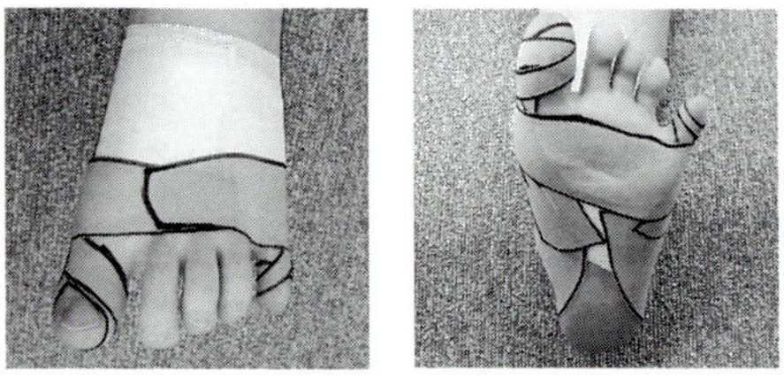　⑦足裏横テープ（上下から見た様子）

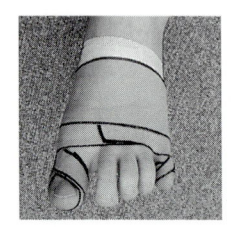

⑧基本テープ（中足関節の補強） 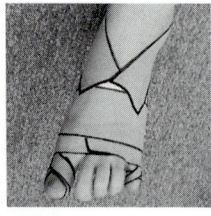　⑨踵テープ（2）踵から甲面に張る（包帯ズレ防止）　⑩補強テープ（リスフラン関節の補強）／完成

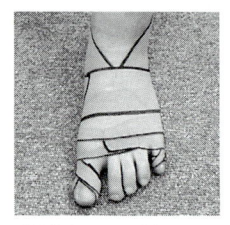

### 【治療のポイント】

　X線像に骨の異常は出ない。触診（小指の付け根や第4・5中足骨の間を指で強くつまむ）で、損傷の程度を確認する。この症状がある人は、首の痛み・肩こり・腰痛・便秘もあるので注意する。また、小指の外側にタコのできている人は靴に当たり激痛が起こることがあるので、タコを削ってから「痛みのある場合のテーピング法」を行う。どんなひどい痛みも1～2カ月で消退するが、タコがある場合は再発を防ぐため6カ月間の固定が必要。グーパーリハビリ運動は効果的。

### 【治療期間】

　1～2カ月。

# 足関節の慢性的な痛み

## 【症状】

外果周辺が痛み足首を回すと
ポキポキとした音がする

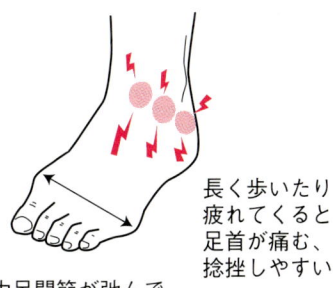

長く歩いたり
疲れてくると
足首が痛む、
捻挫しやすい

中足関節が弛んで
いる人は要注意

「スポーツをしただけで原因もないのに足首が痛い」「ちょっと長く歩いただけで足首が痛くなった」「疲れてくると痛みが出る」「足首を回すとゴキゴキと音がする」、このように訴える人がいるが、これは慢性捻挫と呼ばれる症名で、足関節を支える靭帯が緩み過ぎている状態なのである。

## 【原因】

下腿部は内側へねじれ、足先は外側へねじれ、足関節に相反するねじれのストレスが繰り返される

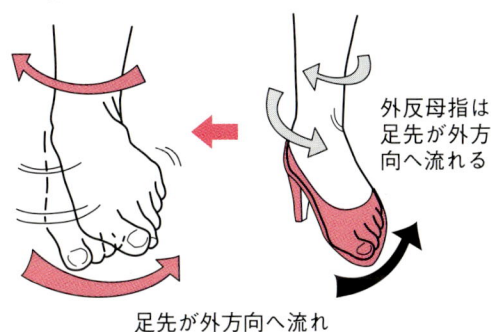

外反母指は
足先が外方
向へ流れる

足先が外方向へ流れ
足首がねじれる

足関節は正しく使われる分にはいくら歩いても耐えられる構造になっているが、外反母指や指上げ足「構造学的歪み」があると歩行時、足先が外方向へ流れてしまう、つまり足首が必要以上ねじれることになるのである。このねじれのストレス「過労学的損傷」が普段から蓄積され、足関節が疲労し限界状態にあると、わずかな歩行や負担ですぐ痛くなってしまうのである。また、「環境学的条件」となる運動のし過ぎなどで疲労度が上回ると、同じように足先が外方向へ流れやすく過剰なねじれが、足関節の外果部へ繰り返されることが損傷の最大原因となる。メカニズムは、歩行時に母指が力点となり、母指球部が支点となって、外果部が作用点となりねじれのストレスが発生。これに体重が加わり損傷が進行する。

### 【8方向の診断目安】
8方向の診断で患部のアンバランスと損傷度を知る

○「②後のアンバランス」 10%
（重心が後方移動した「構造学的歪み」）
○「⑦ねじれのアンバランス」 80%
（母指が力点、母指球部が支点、足関節の外果部が作用点となる過剰なねじれ波による「過労学的損傷」）
○「⑧患部環境のアンバランス」 10%
（日常生活や姿勢・仕事・スポーツ・緩い靴など「構造学的歪み」や「過労学的損傷」が反復される「環境学的条件」）

### 【固定の方法】
損傷部位とその固定

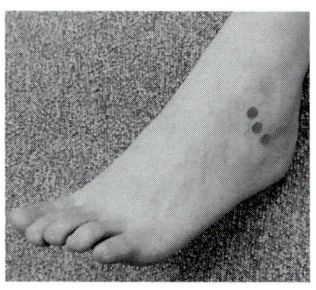

痛みの出る箇所 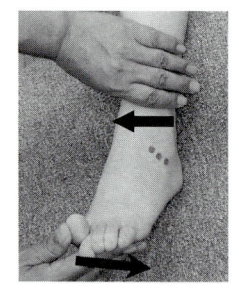　　　　原因（ねじれ）

　テーピングで足裏のバランスを整えてから負担度（破壊力）より安静度（回復力）が上回る適量の固定を足関節へ1～2カ月間施すことで、患部の硬縮筋や腱を弛緩させる。または、損傷した軟部組織や骨組織を安静に保つことで患部の環境条件の回復を図り自然治癒力を発揮させる。なお、症状がひどい場合は5～6カ月間の固定が必要。

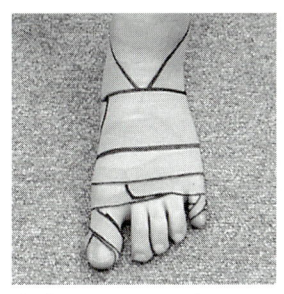

第10章　足部の施術法

①「痛みのない場合のテーピング法」を行う
②綿花を巻き包帯による摩擦を防ぐ 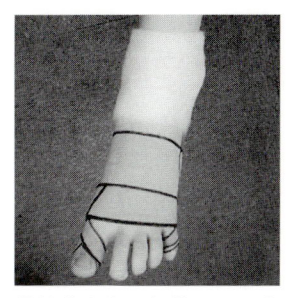
③サラシを巻く 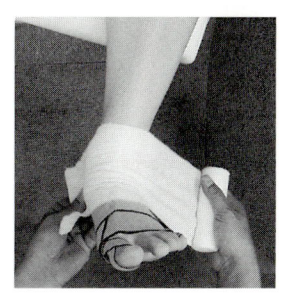
④3裂のサラシ包帯完成 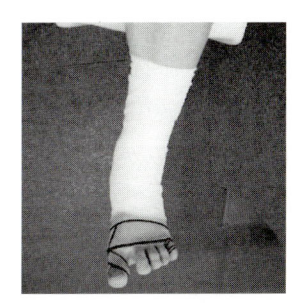
⑤さらにその上から4裂の綿包帯を巻く 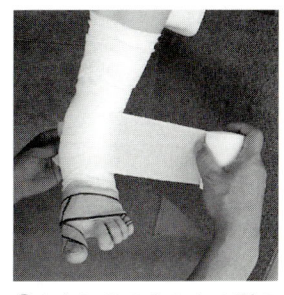
⑥完成 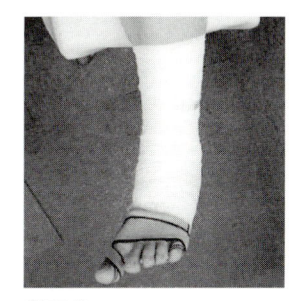

**【治療のポイント】**

　通常、X線像に異常は出ないが、肥満で何年も我慢をしたり、痛みのひどい人はまれに足根骨に骨棘を認める場合がある。なお、肥満で足関節に腫脹。歩行痛として骨棘がある場合は足関節が拘縮し、正座も困難になる。骨棘があると10カ月〜1年を要する。

**【治療期間】**

　5〜6カ月。

# 足底部の痛み（足底筋膜炎）

## 【症状】

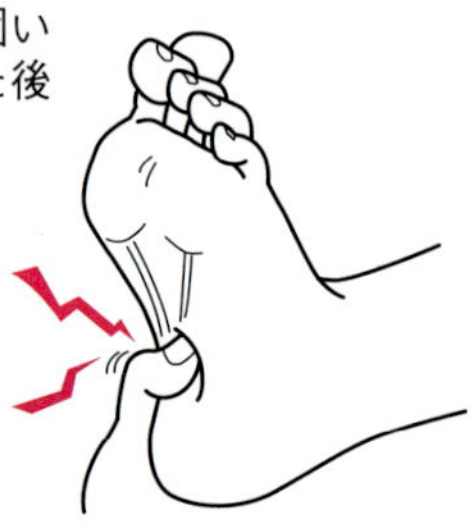

急に走った後や固い靴で長時間歩いた後に激痛が起こる

扁平足やハイアーチ足で指上げ歩きをする人は要注意

指で強く押すと激痛がある

　足底の踵に近いところが、歩き始めや歩いているときピリピリと痛む症状である。足の指を強く反らしても同じような痛みを感じる。スポーツを急に始めたり、硬い靴を長時間履いた後も起こることがある。患部を強く圧迫すると限局性の痛みがあるのですぐわかる。

## 【原因】

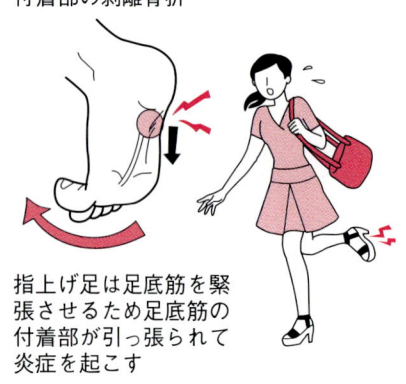

足底筋膜炎は足底筋群の付着部の剥離骨折

指上げ足は足底筋を緊張させるため足底筋の付着部が引っ張られて炎症を起こす

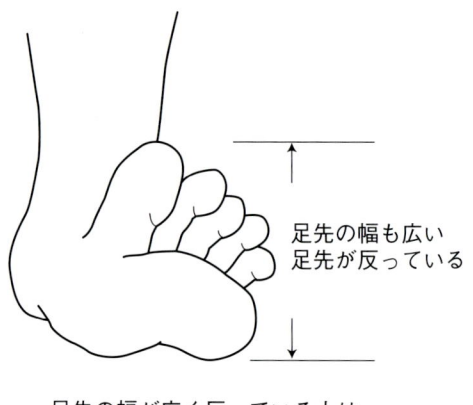

足先の幅も広い
足先が反っている

足先の幅が広く反っている人は走ると足底筋に何倍もの負担が繰り返される
この事実を見逃している専門家が多い

　このような障害を起こす人の特徴は、決まって指上げ歩きをしている。足先全体がめくれるように大きく反ってしまうため、足底筋群が余計引っ張られるかたちとなり、その付着部に炎症が起こってしまうわけである。ハイアーチ足や偏平足傾向の人（構造学的歪み）に多く見られる。特にハイアーチ足で、足指や指先全体を上げて歩いたりする「環境学的条件」が加わると、足底筋群の付着部が何倍もの力で引っ張られる「過労学的損傷」を受けることになり炎症を起こす。一種の剥離骨折である。

## 【8方向の診断目安】

8方向の診断で患部のアンバランスと損傷度を知る

○「⑤上下のアンバランス」 50%
（重心が中心部へ移動した「構造学的歪み」）
○「⑥⑦衝撃とねじれのアンバランス」 40%
（足底部へ過剰な衝撃波やねじれ波が繰り返される「過労学的損傷」）
○「⑧患部環境のアンバランス」 10%
（日常生活や仕事・スポーツなどで「構造学的歪み」や「過労学的損傷」が反復される「環境学的条件」）

## 【固定の方法】

損傷部位とその固定法

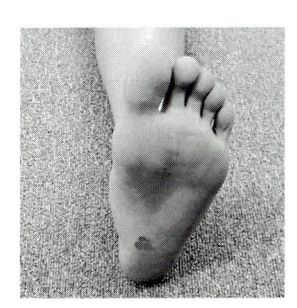

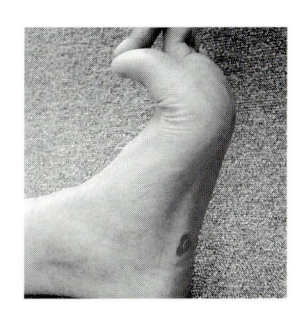

痛みの出る箇所　　原因（指が反っている）

　テーピングで足裏のバランスを整えてから負担度（破壊力）より安静度（回復力）が上回る適量の固定を足関節へ幅広く巻き、これを4～6ヵ月間施すことで、患部の硬縮筋や腱を弛緩させる。または、損傷した軟部組織や骨組織を安静に保つことで患部の環境条件の回復を図り自然治癒力を発揮させる。なお、症状がひどい場合は1年の固定が必要。

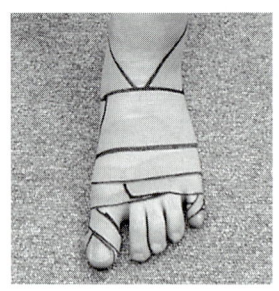

①「痛みのない場合のテーピング法」を行う 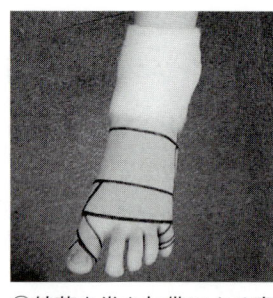 ②綿花を巻き包帯による摩擦を防ぐ 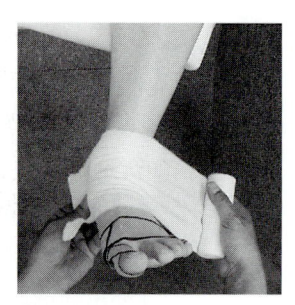 ③サラシを巻く

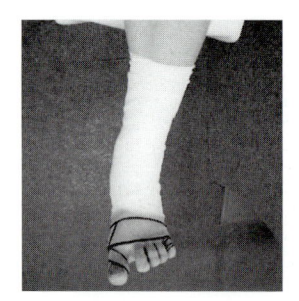

④3裂のサラシ包帯完成 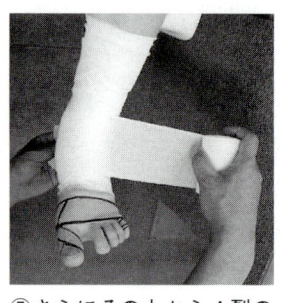 ⑤さらにその上から4裂の綿包帯を巻く 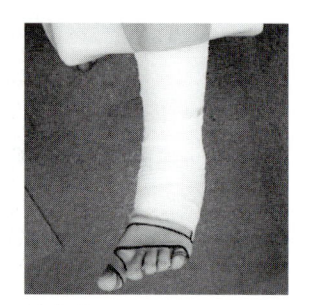 ⑥完成

### 【治療のポイント】

　X線像に異常は出ないので、患部を指で強圧し、損傷の程度を確認する。歩行時、常に体重が加わるため中途半端な処置ではなかなか治らない。本書の固定学は4～6カ月の固定を中心にしているので参考にし、固定で90％改善することを実感してほしい。強めのグーパーリハビリ運動が効果的である。

### 【治療期間】

　4～6カ月。

## 指間と小指のタコ

### 【症状】

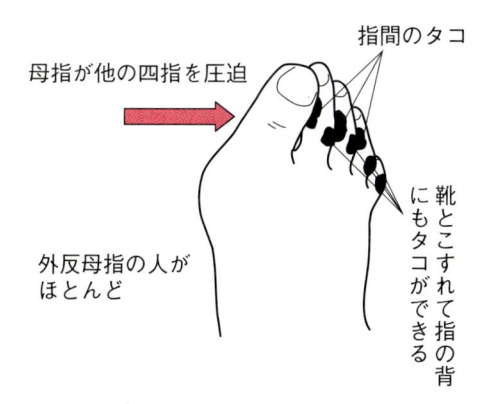

指の間のタコや小指の外側にタコができている人のほとんどに外反母指が見られ、歩く度に痛みが響く。特に小指の外側のタコは靴に圧迫され、激痛に変わることがある。また、外反母指と共に足指が縮こまっているため、指の背にも靴とこすれてタコができている人が多くいる。

図中ラベル：
- 母指が他の四指を圧迫
- 指間のタコ
- 靴とこすれて指の背にもタコができる
- 外反母指の人がほとんど

### 【原因】

図中ラベル：
- 母指からの圧迫
- 指間のタコは指どうしの圧迫
- 指の背のタコは靴の圧迫
- 小指のタコ
- 最近はここにタコができる人も多い
- 小指が圧迫
- 足先がロックされる
- 足は靴の中でこんな形になっている

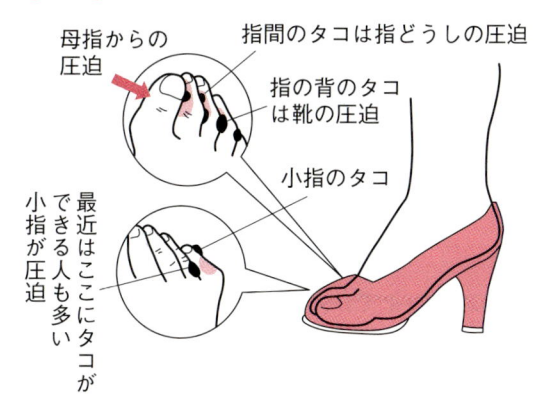

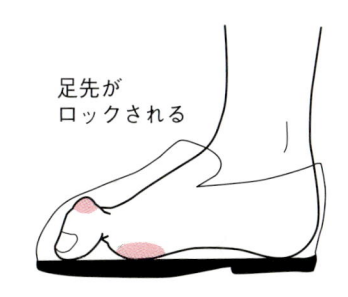

中足関節が緩み、外反母指と共に指が縮こまっている「構造学的歪み」に、靴の中で母指が他の指を圧迫してしまう。「過労学的損傷」とその圧迫が繰り返される「環境学的条件」が加わると、その部分が防御的な役割によって皮膚の一部の角質層が厚くなってしまうのである。

## 【8方向の診断目安】
8方向の診断で患部のアンバランスと損傷度を知る

○「①前のアンバランス」 10%
(重心が前方移動した「構造学的歪み」)

○「⑦ねじれのアンバランス」 60%
(母指から圧迫、ねじれ波が繰り返される「過労学的損傷」)

○「⑧患部環境のアンバランス」 30%
(日常生活やヒールなどの細い靴・小さい靴などで「構造学的歪み」や「過労学的損傷」が反復される「環境学的条件」)

## 【固定の方法】
診断部位とその固定法

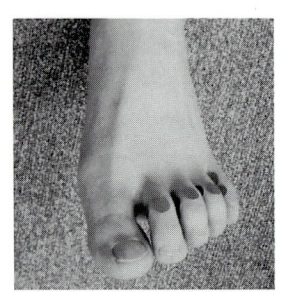

| 痛みの出る箇所 | 原因 | 症例 |

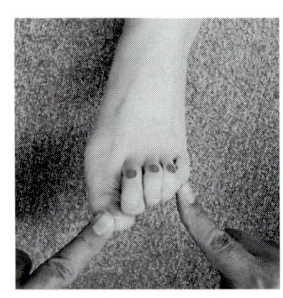

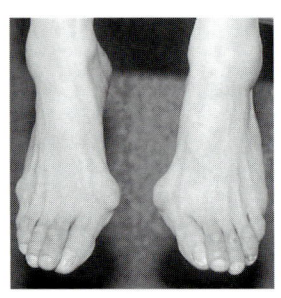

　テーピングで足裏のバランスを整えてから指にもテープを巻き、指どうしが擦れないように保護固定を6カ月間施すことで、患部の硬縮筋や腱を弛緩させる。または、損傷した軟部組織や骨組織を安静に保つことで患部の環境条件の回復を図り自然治癒力を発揮させる。なお、6カ月間の固定はタコを再発させないためである。

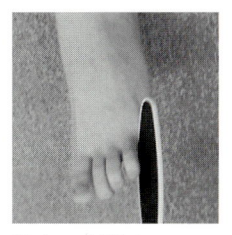

①タコを削る 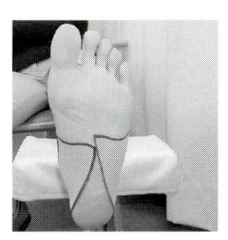　②踵テープ 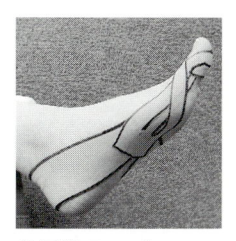　③母指テープ 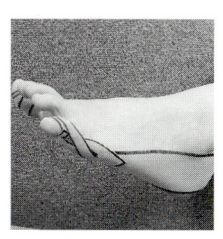　④小指テープ

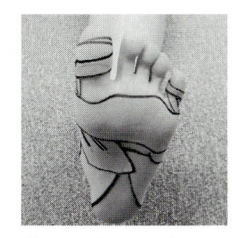

⑤足裏横テープ 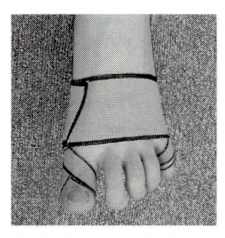　⑥基本テープ（中足関節の補強） 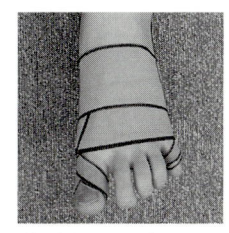　⑦補強テープ（リスフラン関節の補強） 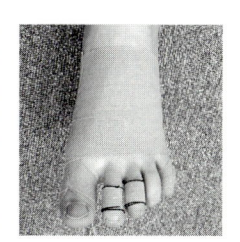　⑧最後に指もテープで固定／完成

### 【治療のポイント】

　タコ自体はX線像に異常は出ないが、圧迫され続けると指骨に疲労骨折を起こす恐れがあるので早めの処置が必要。また、タコを削っても皮膚が防御反応を記憶しているため、3週間くらいで同じようなタコが出てくるが、これを3回くらい繰り返しテーピングで足裏のバランスを整えておくと、再発しなくなる。タコは再発させないことがポイント。強めのグーパーリハビリ運動が効果的である。

### 【治療期間】

　6カ月。

## 指の付け根の分厚いタコ

**【症状】**

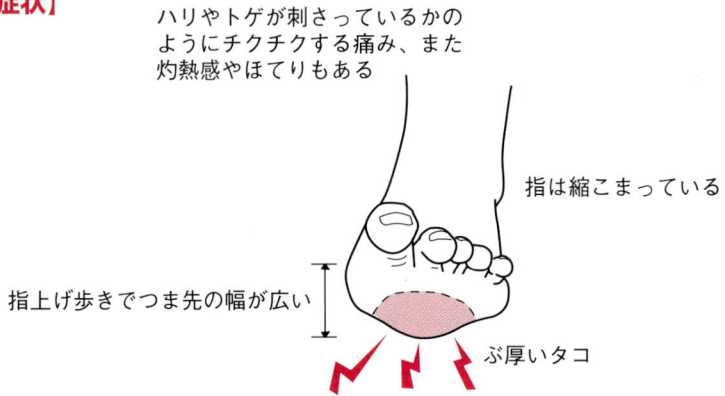

- ハリやトゲが刺さっているかのようにチクチクする痛み、また灼熱感やほてりもある
- 指は縮こまっている
- 指上げ歩きでつま先の幅が広い
- ぶ厚いタコ

　足裏の指の付け根全体にできている分厚いタコで、角質層が厚くなり過ぎて歩くときにタコが異物となり痛みを感じる。「中足骨胼胝腫」と呼ばれている。タコの一部が角質層より深い皮下に到達した場合、真ん中に芯ができる魚の目とがある。

**【原因】**

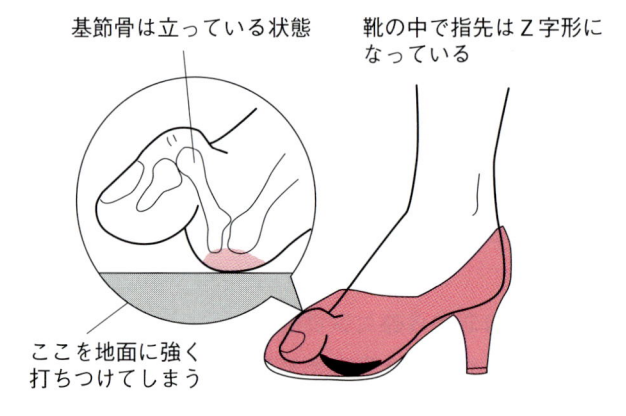

- 基節骨は立っている状態
- 靴の中で指先はZ字形になっている
- ここを地面に強く打ちつけてしまう

　外反母指や指上げ足、またハンマートウに似た足形は中足骨骨頭部が突き出してしまい、歩くときにこの「構造学的歪み」の部分を地面に打ちつけ過ぎてしまう（過労学的損傷）ため、中の骨を守ろうとする防御反応が起り、角質層が厚くなってくる。足指が縮こまっているので足の背にもタコができている場合が多くある。さらに、日常生活の中でヒールやパンプスなどを履く「環境学的条件」が反復された結果である。

### 【8方向の診断目安】
8方向の診断で患部のアンバランスと損傷度を知る

○「①前のアンバランス」 60％
(重心が前方移動した「構造学的歪み」)
○「⑥衝撃のアンバランス」 30％
(指の付け根に過剰な衝撃波が繰り返される「過労学的損傷」)
○「⑧患部環境のアンバランス」 10％
(日常生活やヒール・パンプス・硬い靴・スポーツなどで「構造学的歪み」や「過労学的損傷」が反復される「環境学的条件」)

### 【固定の方法】
損傷部位とその固定法

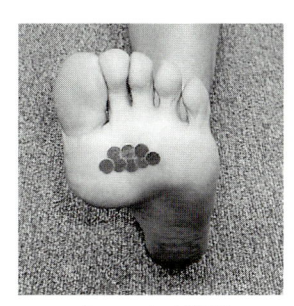

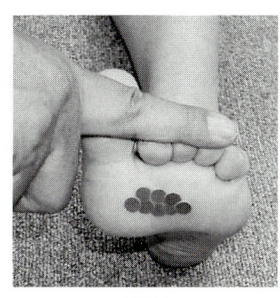

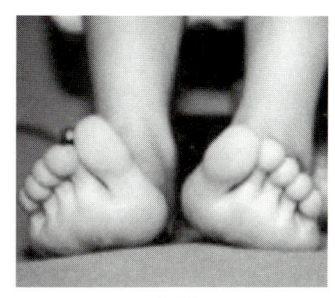

痛みの出る箇所　　　　　原因　　　　　　症例

　テーピングの前に5裂の包帯を中足関節に4～5回巻く固定を6カ月間施すことで、患部の硬縮筋や腱を弛緩させる。または、損傷した軟部組織や骨組織を安静に保つことで患部の環境条件の回復を図り自然治癒力を発揮させる。なお、タコには人工筋肉素地の免震インソールが効果的である。

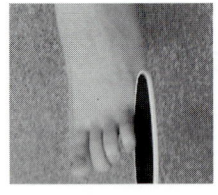

①タコを削る 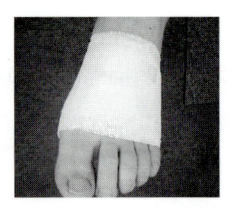　②5裂包帯を4～5回巻く 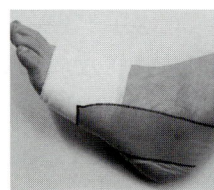　③踵テープ 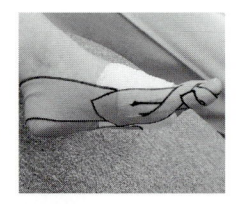　④母指テープ

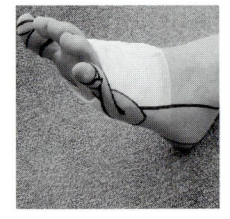

⑤小指テープ 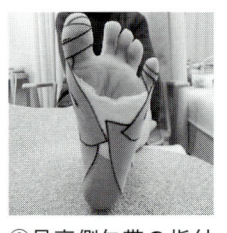　⑥足裏側包帯の指付け根部分を丸くカット 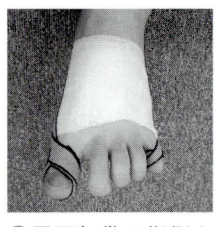　⑦甲面包帯の指側を丸くカット 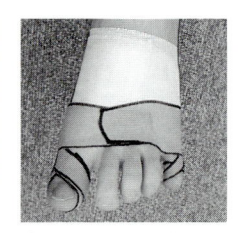　⑧足裏横テープ

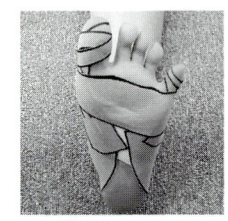

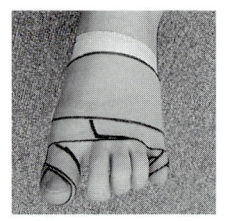

⑨基本テープ（中足関節の補強） 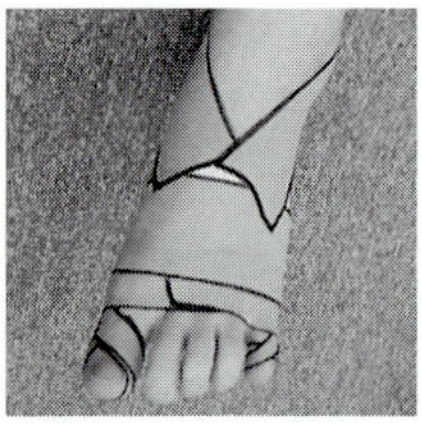　⑩踵テープ（2）踵から甲面に張る（包帯ズレ防止）　⑪補強テープ（リスフラン関節の補強）／完成

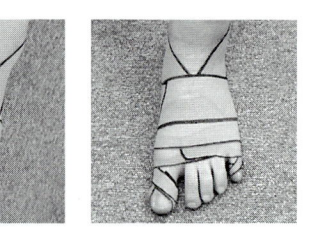

### 【治療のポイント】

　タコ自体はX線像に異常は出ないが、痛みがひどい場合には中足骨骨頭部の骨が砕けていると思って処置をする。圧迫され続けると中足骨にはっきりとした疲労骨折を起こす恐れがあるので早めの処置が必要。また、タコを削っても皮膚が防御反応を記憶しているため、3週間くらいで同じようなタコが出てくるが、これを3回くらい繰り返しテーピングで足裏のバランスを整えておくと、再発しなくなる。タコは再発させないことがポイント。なお、中足骨骨頭部の疲労骨折による痛みをタコによる痛みと錯覚している場合が多いので注意すること。

### 【治療期間】

　6～10カ月。

## 足指の疲労骨折及び変形

**【症状】**

歩く度に指が痛む、また腫れている

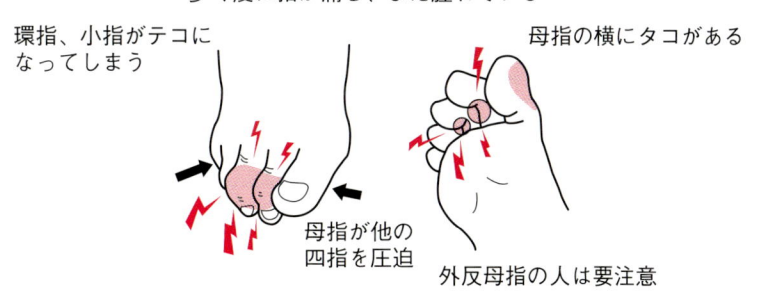

環指、小指がテコに
なってしまう

母指の横にタコがある

母指が他の
四指を圧迫

外反母指の人は要注意

指の骨が曲がっていたり太くなっている

　高齢者に多く、気がつかないうちに示指・中指が疲労骨折を起こして指が曲がっていたり、触ってみると骨が太くなっていたりする症状である。痛みがない場合がほとんどである。また、先の細い靴を履くなどして比較的急に起こった疲労骨折は、腫れと共に強い痛みもある。

**【原因】**

細い靴は指先を
圧迫する

母指が示指・中指を圧迫した疲労骨折

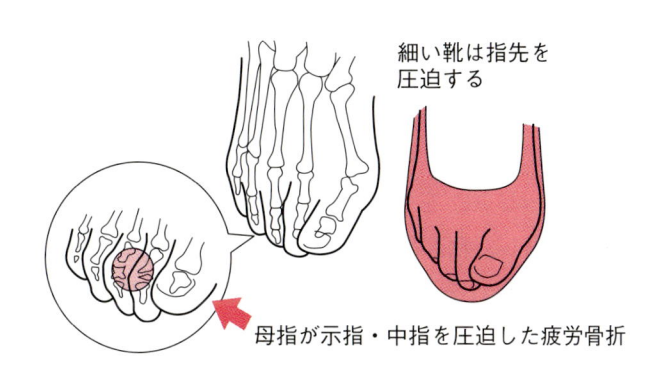

　指が曲がっていたり、疲労骨折を起こしている人のほとんどに外反母指（構造学的歪み）が見られる。歩行時（環境学的条件）、母指が示指・中指を圧迫し続け、このとき隣の指がテコとなってしまうため、折り曲げられる動作が繰り返され（過労学的損傷）、気がつかないうちに疲労骨折や変形・脱臼を起こし、指が曲がってしまうのである。

### 【8方向の診断目安】

8方向の診断で患部のアンバランスと損傷度を知る

○「①前のアンバランス」 10%
(重心が前方移動した「構造学的歪み」)
○「⑦ねじれのアンバランス」 60%
(母指からの圧迫、過剰なねじれ波による「過労学的損傷」)
○「⑧患部環境のアンバランス」 30%
(日常生活や細い靴・硬い靴・片寄った歩行などで「構造学的歪み」や「過労学的損傷」が反復される「環境学的条件」)

### 【固定の方法】

損傷部位とその固定法

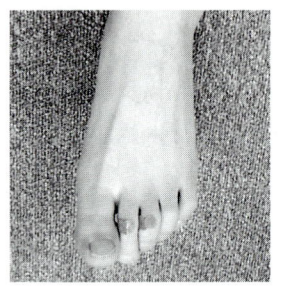

| 痛みの出る箇所 | 原因 | 症例 |

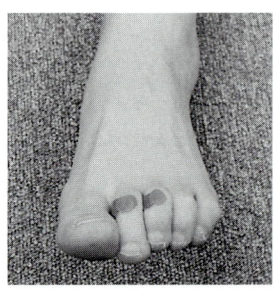

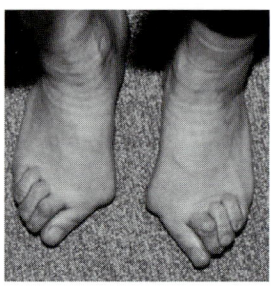

　負担度(破壊力)より安静度(回復力)が上回る適量の固定として、足指にも包帯とテーピングを1カ月間施すことで、患部の硬縮筋や腱を弛緩させる。または、損傷した軟部組織や骨組織を安静に保つことで患部の環境条件の回復を図り自然治癒力を発揮させる。テーピングで足裏のバランスを整えた上で、指を固定するという考えが必要。

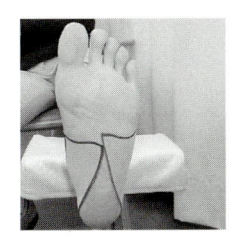

第10章　足部の施術法

①踵テープ 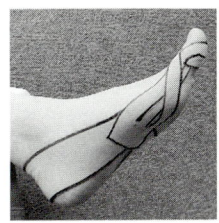　　②母指テープ 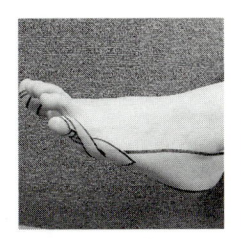　　③小指テープ 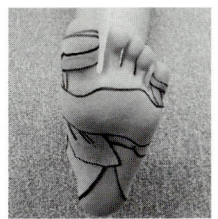　　④足裏横テープ

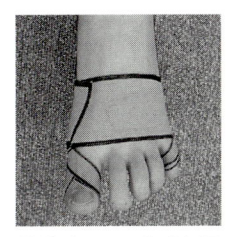

⑤基本テープ（中足関節の補強） 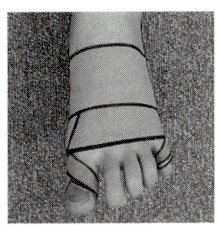　⑥補強テープ（リスフラン関節の補強） 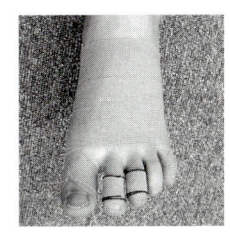　⑦疲労骨折した足指もテープで固定／完成

**【治療のポイント】**

　軽いものや初期ではX線像に異常は出ないが、腫れあがったり骨が太くなっていたら疲労骨折を疑うこと。曲がっている場合は確認できる。また、リウマチやヘバーデン結節のある人はこの症状がひどく出る。初期はしもやけ状になっていて発赤と腫脹がある。変形・骨の肥厚・発赤・腫脹がある場合は、その指にも包帯を巻きその上からテーピングで外れないようにしておく。

**【治療期間】**

　1～3カ月。

# すねのはり・痛み・しびれ

## 【症状】

すねの負担にねじれが加わると膝の外側付近に痛みがでる

指上げ歩きですねの筋肉が緊張する

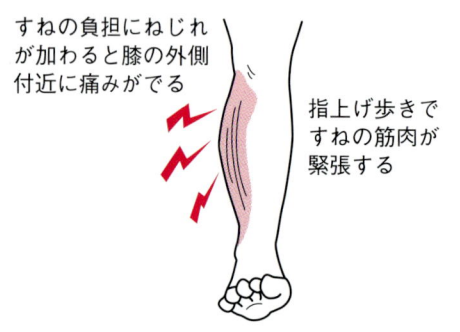

外反母指や指上げ足による歩き方はすねに負担が何倍も加わる

「すねがはったり、時々痛む」、「足が重い、痛だるい、疲れやすい」、「段差につまずきやすい」「脚がむくむ」といった症状である。

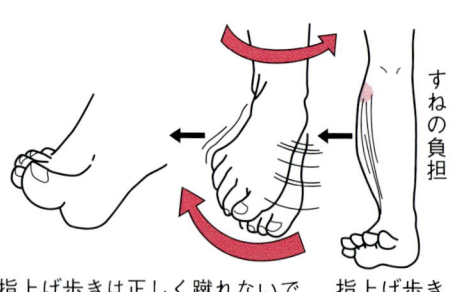

指上げ歩きは正しく蹴れないでねじれのストレスが繰り返される

指上げ歩き

すねの負担

## 【原因】

　外反母指や指上げ足は足指の力が弱くなっているので、つまずかないようにと無意識の内に足先を上げるため、すねの筋肉をより疲労させ、重心が前側の前脛骨筋へ集中する「構造学的歪み」により歩行時にすねの筋肉をより疲労させてしまう。さらに足裏の不安定は歩くとき、足先が外方向に流れる（ねじれる）歩き方をしてしまい、すねをはさんでその上下で相反するねじれのストレス「過労学的損傷」も加わり、すねの疲労が倍増され、筋肉は緊張して硬くなり、神経を麻痺させる。特に、スポーツやゆるい靴を履くなどの「環境学的条件」により、靴の中で足が滑るのを防ごうとして、すねの筋肉により負担が加わって発生することが多い。また靴が小さ過ぎても同じことが起こる。

## 【8方向の診断目安】
**8方向の診断で患部のアンバランスと損傷度を知る**

○「①前のアンバランス」 20%
(重心が前方に移動した下腿部の「構造学的歪み」)
○「⑦ねじれのアンバランス」 60%
(足裏の不安定から指先が力点、足関節が支点、作用点がすねとなる過剰なねじれ波による「過労学的損傷」)
○「⑧患部環境のアンバランス」 20%
(悪い歩き方やスポーツ・ヒールまたはゆるい靴などで、「構造学的歪み」や「過労学的損傷」が反復される「環境学的条件」)

## 【固定の方法】
**損傷部位とその固定法**

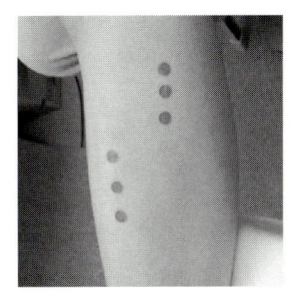

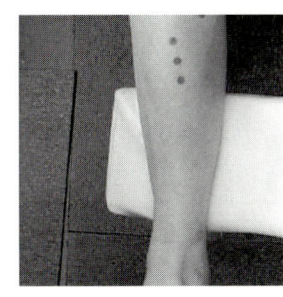

| 痛みの出る箇所 | 症状（強くつまむと痛む） | 症例 |

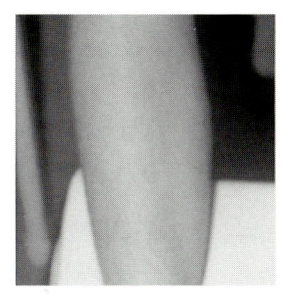

　テーピングで足裏のバランスを整えてから３裂のサラシ包帯を１／２本巻き、その上から弾性包帯１本をすねに幅広く巻き、負担度（破壊力）より安静度（回復力）が上回る固定を１カ月前後施すことで、患部の硬縮筋や腱を弛緩させる。または、損傷した軟部組織や骨組織を安静に保つことで患部の環境条件の回復を図り自然治癒力を発揮させる。

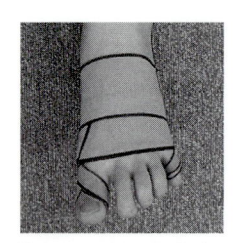

① 「痛みを伴わない外反母指」のテーピング法」を行う

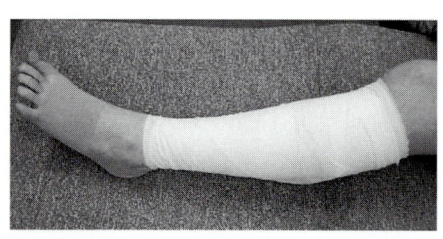

② 3裂のサラシ包帯を2分の1巻く

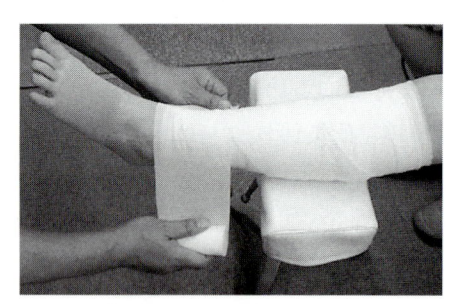

③ その上に弾性包帯を巻く

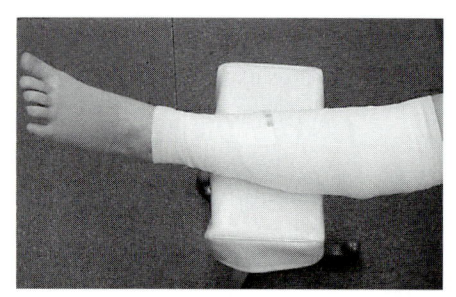

④ 完成

#### 【治療のポイント】

　筋肉の極度の疲労であるから、テーピングで足裏のバランスを整えることで下腿部を弛緩させ3裂のサラシ包帯1／2本と弾性包帯1本による固定を必ず行う。通常1カ月前後で良好に治癒するが、快方に向わない場合は、勇気を持ってさらに1カ月行う。この加算していく考え方が重要。強めのグーパーリハビリ運動が効果的である。

#### 【治療期間】

　1カ月。

# 踵の痛み（骨底棘）

## 【症状】

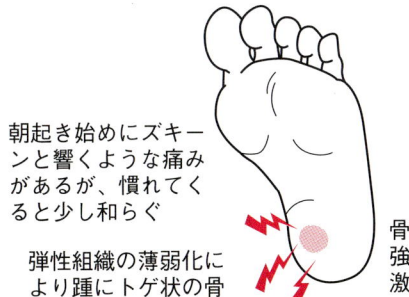

指を浮かせて歩く人は要注意

朝起き始めにズキーンと響くような痛みがあるが、慣れてくると少し和らぐ

弾性組織の薄弱化により踵にトゲ状の骨ができる

骨棘 強く押すと激痛がある

　踵骨骨底棘（しょうこつこっていきょく）と呼ばれる症名で、朝歩き始めに踵の底にチクチクした痛みやズキンと響くような痛みがある。慣れてくると少し和らぐこの症状は進行すると歩く度に激痛があり、踵をついて歩くことができなくなる。進行した場合は、患部を強く押すと激痛と共に骨の隆起（骨棘）を感じ取ることができる。

## 【原因】

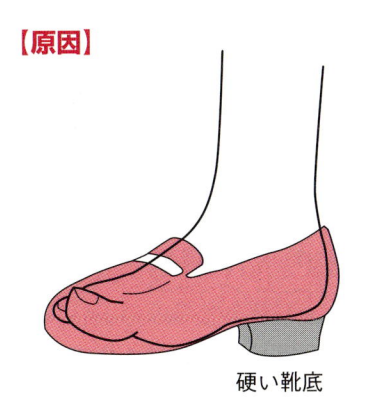

硬い靴底

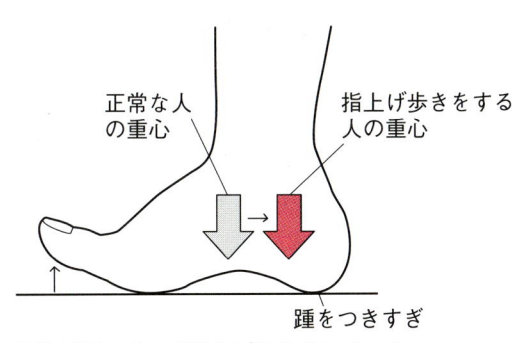

正常な人の重心　　指上げ歩きをする人の重心

足先が反っていて指上げ歩きをしているため踵をつきすぎ

踵をつきすぎ

　扁平足や指上げ足などにより、重心が踵に移動した「構造学的歪み」のある人で、それも中年以降の足の筋肉が衰えた人に多く発生する。これは指上げ歩きや安全靴などの硬い靴・また退院後急に歩いても起こる。踵のつき過ぎ（過労学的損傷）によって踵の弾性組織が破壊され、石炭化と共に骨棘という骨のとげができてしまった状態である。いずれも足指の力が衰えたため、重心が踵に移動し日常生活の中で歩行時に繰り返し過剰に打ち付けてしまったこと（環境学的条件）が原因である。

### 【8方向の診断目安】

8方向の診断で患部のアンバランスと損傷度を知る

○「②後のアンバランス」 60%
(重心が後方移動した「構造学的歪み」)
○「⑥衝撃のアンバランス」 30%
(踵へ過剰な衝撃波が繰り返される「過労学的損傷」)
○「⑧患部環境のアンバランス」 10%
(日常生活や片寄った歩行・仕事・スポーツなどで「構造学的歪み」や「過労学的損傷」が反復された「環境学的条件」)

### 【固定の方法】

損傷部位とその固定法

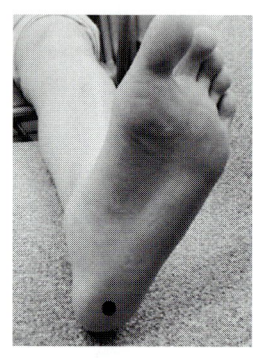

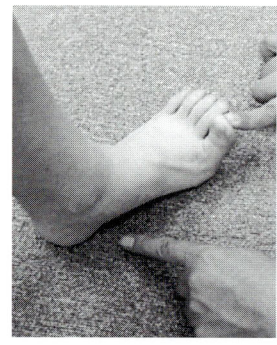

痛みの出る箇所　　原因(指が上がり踵へ重心移動)　　症例

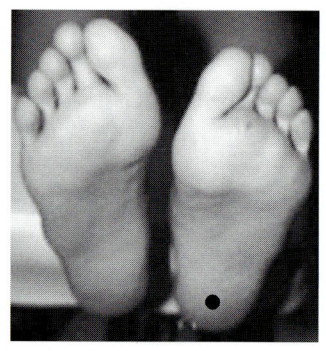

　テーピングで足裏のバランスを整えてから負担度(破壊力)より安静度(回復力)が上回る適量の固定を足関節を中心に幅広く巻き、これを6カ月間施すことで患部の硬縮筋や腱を弛緩させる。または、損傷した軟部組織や骨組織を安静に保つことで患部の環境条件の回復を図り自然治癒力を発揮させる。なお、症状がひどい場合は1年～1年半の固定が必要。

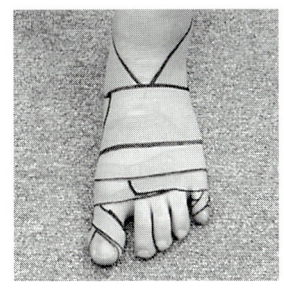

①「痛みを伴わない外反母指」のテーピング法を行う 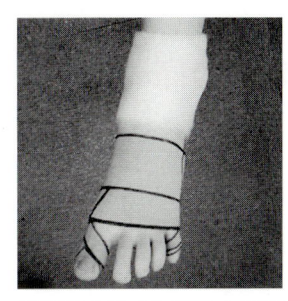　②綿花を巻き包帯による摩擦を防ぐ 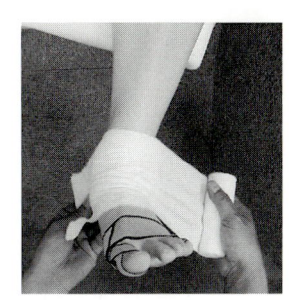　③サラシ包帯を巻く

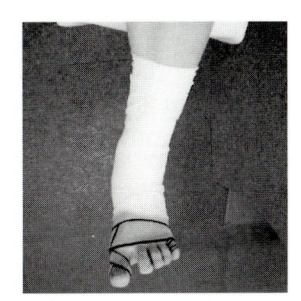

④3裂のサラシ包帯完成 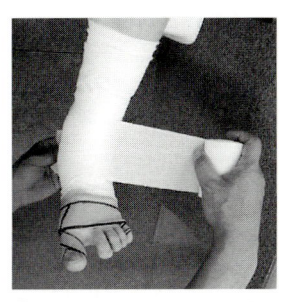　⑤さらにその上から4裂の綿包帯を巻く 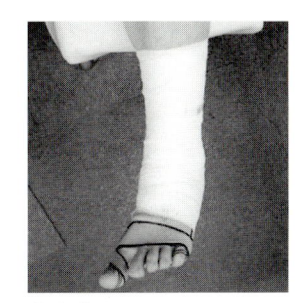　⑥完成

### 【治療のポイント】

　初期の段階では、X線像に異常は出ないが、触診をして患部と骨の隆起（骨棘）を確認すること。また、進行した場合はX線像にはっきり写る。ひどい場合は骨棘を外科的手術で取り除く。保存的療法としては固定を中心に骨棘が吸収されるまで施術を行う。患部の安静固定によって過剰仮骨の吸収を図るということである。

### 【治療期間】

　6カ月〜1年。

## アキレス腱部の痛み

**【症状】**

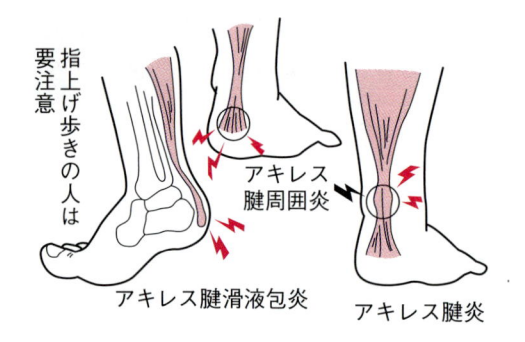

アキレス腱が痛む症状には次の3つがある。

①スポーツや急に長時間歩いた後、アキレス腱の中間付近の一部が腫れて痛むもので、足関節を背屈させると痛みが増すのが特徴（アキレス腱炎）。

②下腿三頭筋（ふくらはぎ）が常に緊張していて、慢性的にアキレス腱を引っ張ってしまうためにその付着部が炎症を起こし、踵の痛みや骨が出っ張ってくる（アキレス腱周囲炎）。

③は②と共に踵が靴とこすれ、滑液包が溜まる「アキレス腱滑液包炎」と呼ばれるもの。

**【原因】**

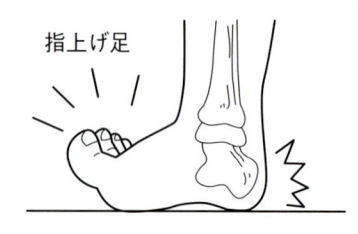

①指を上げてスポーツをしたり、急な長時間の歩行。
②指上げ歩きと下腿三頭筋の慢性疲労。
③指上げ歩きと窮屈な靴などの「構造学的歪み」

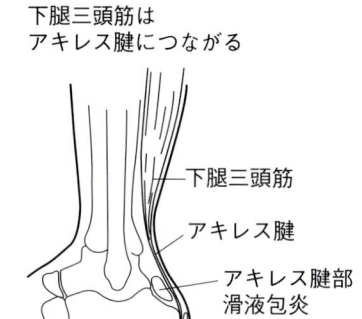

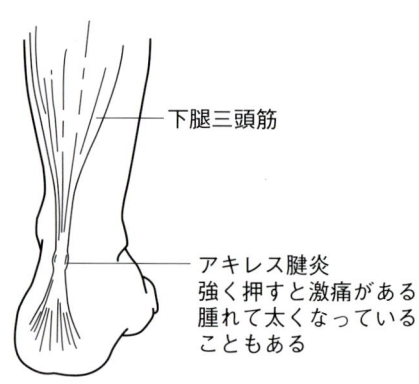

＊①②は腰椎が圧迫され変形した骨棘が坐骨神経を刺激しているために発生する。その割合は約80％にものぼる。踵からの過剰な衝撃「過労学的損傷」が腰椎に繰り返され、「環境学的条件」により軽いヘルニアを起こしているからである。アキレス腱断も約80％が腰椎の異常により損傷するものである。

### 【8方向の診断目安】

**8方向の診断で患部のアンバランスと損傷度を知る**

○「①～⑤までのアンバランス」 20％
（前・後・左・右・上下の「構造学的歪み」）
○「⑥⑦衝撃やねじれのアンバランス」 70％
（腰とアキレス腱へ過剰な衝撃波とねじれ波が繰り返される「過労学的損傷」）
○「⑧患部環境のアンバランス」 10％
（日常生活や仕事・スポーツなどで「構造学的歪み」や「過労学的損傷」が反復される「環境学的条件」）

### 【固定の方法】

**損傷部位とその固定法**

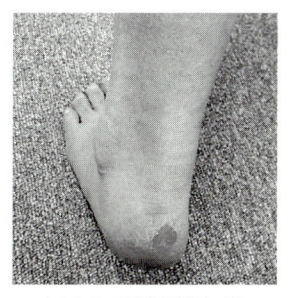

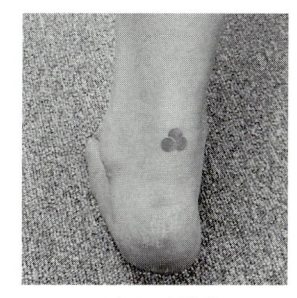

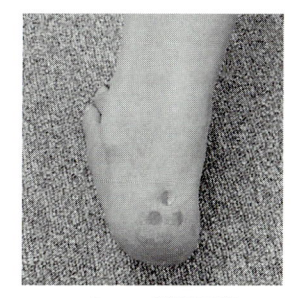

| アキレス腱滑液包炎 | アキレス腱炎 | アキレス腱周囲炎 |

テーピングで足裏のバランスを整えてから負担度（破壊力）より安静度（回復力）が上回る適量の固定を足関節を中心に幅広く巻く、これを3ヵ月間施すことで、患部の硬縮筋や腱を弛緩させる。または、損傷した軟部組織や骨組織を安静に保つことで患部の環境条件の回復を図り自然治癒力を発揮させる。なお、症状がひどい場合は6ヵ月間、下腿部全体への固定が必要。

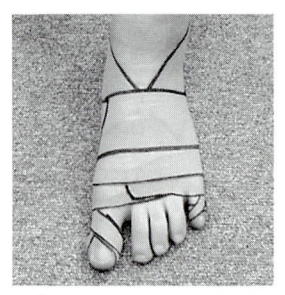

①「痛みを伴わない外反母指」のテーピング法を行う 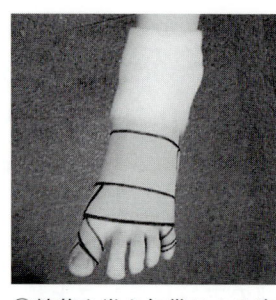　②綿花を巻き包帯による摩擦を防ぐ 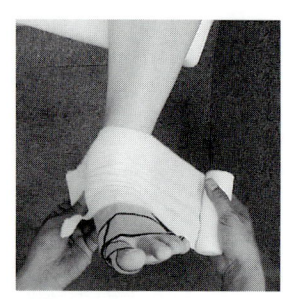　③サラシ包帯を巻く

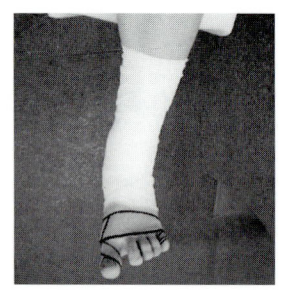

④3裂のサラシ包帯完成 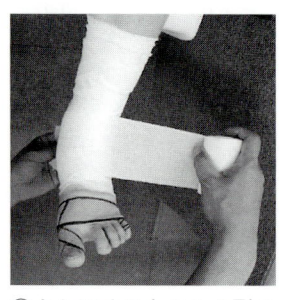　⑤さらにその上から4裂の綿包帯を巻く 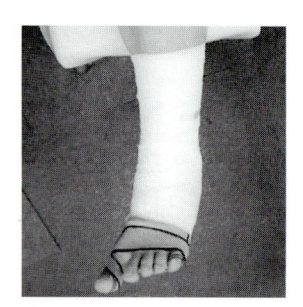　⑥完成

**【治療のポイント】**

　X線像に異常は出ないが、触診で損傷の種類と程度を確認する。またアキレス腱断裂の約80％は慢性的な腰痛があり、坐骨神経が刺激を受け続けヘルニアになっているため、常に下腿三頭筋が緊張状態にありこれにほんのわずかな外力が加わって断裂を起こすのである。全断裂の場合は外科的手術の方が早く改善し社会復帰も早い。

**【治療期間】**

　3〜6カ月。

## 外果の腫れ

### 【症状】

ゴルフボールを半分にしたくらいに膨らんでくることもあり痛みを伴うこともある

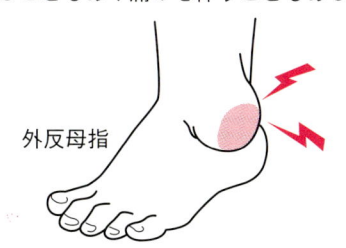

外反母指

歩き過ぎたり疲れてくると、外果が出っ張るように腫れ、少し安静にしていると腫れがへこんでくる。歩き過ぎたり疲れてくるとまた腫れてくる。ちょうどゴルフボールを半分に切ったくらいの膨らみが一般的だが、ひどい場合はその3倍くらいになる。体重にねじれが加わる右足に多く発生する。

### 【原因】

必要以上のねじれが長年足首に繰り返されて起こる

外反母指の人は要注意

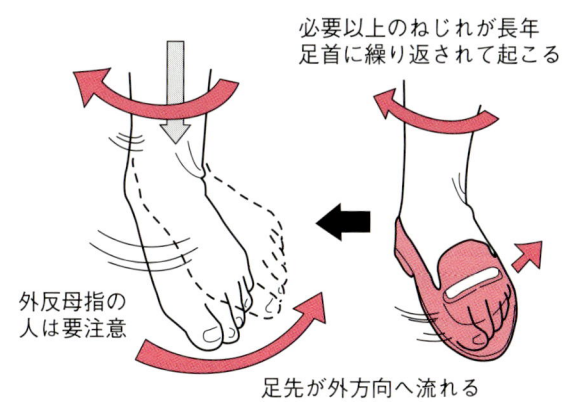

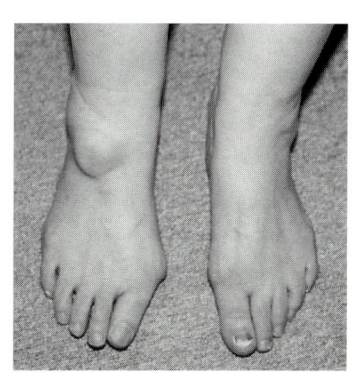

足先が外方向へ流れる

　足関節の慢性捻挫と同じように、外反母指や指上げ足（構造学的歪み）により足首が必要以上にねじれ「過労学的損傷」、これを日々の生活の中で5年、10年と繰り返したこと（環境学的条件）が原因である。長期間ねじれのストレスが加わり、疲労が蓄積されて脂肪液が溜まったもので、良性の足関節脂肪腫である。右足は衝撃と戦ったり利き足にして体重を支えているため、これに過剰なねじれが繰り返されて右足に多く発生する。

### 【8方向の診断目安】

8方向の診断で患部のアンバランスと損傷度を知る

○「②後のアンバランス」 10％
（重心が後方移動した「構造学的歪み」）
○「⑦ねじれのアンバランス」 80％
（外反母指や指上げ足により、過剰なねじれ波が繰り返される「過労学的損傷」）
○「⑧患部環境のアンバランス」 10％
（日常生活や片寄った歩行・スポーツ・体重オーバーなどで「構造学的歪み」や「過労学的損傷」が反復される「環境学的条件」）

### 【固定の方法】

損傷部位とその固定法

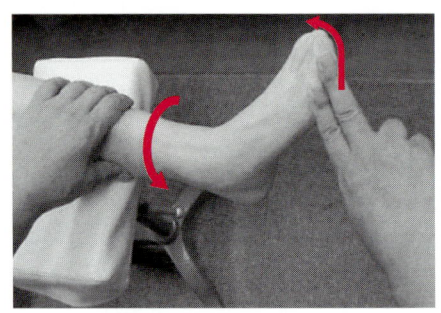

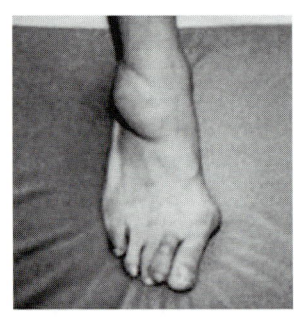

原因　　　　　　　　　症例

　テーピングで足裏のバランスを整えてから負担度（破壊力）より安静度（回復力）が上回る適量の固定を足関節に3カ月間施すことで、患部の硬縮筋や腱を弛緩させる。または、損傷した軟部組織や骨組織を安静に保つことで患部の環境条件の回復を図り自然治癒力を発揮させる。なお、症状がひどい場合は6カ月間の固定が必要。

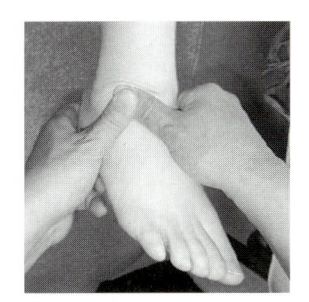

①脂肪腫をつぶす

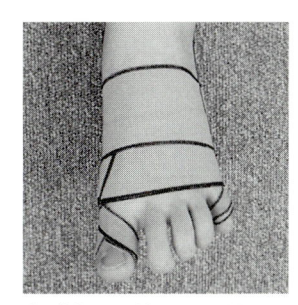

②「痛みを伴わない外反母指」のテーピング法を行う

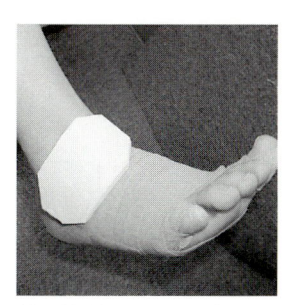

③脂肪腫をつぶした箇所にラバーパッドを当てる

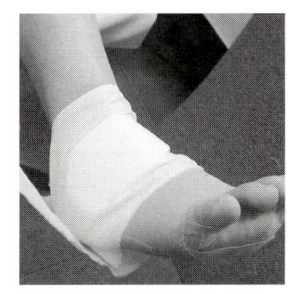

④3裂のサラシ包帯を巻く

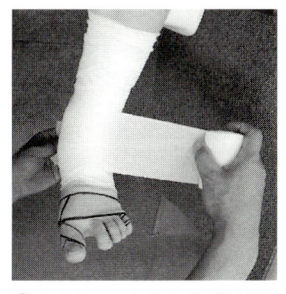

⑤さらに、サラシ包帯が緩まないように織り目の異なる4裂の綿包帯を巻く

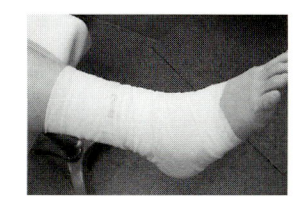

⑥完成

### 【治療のポイント】

　X線像に異常は出ない。ラバーパッドなどのクッション素材を患部に当て、上から圧迫包帯を続けていると2カ月で良好に治癒するので根気よく続ける。また、ラバーパッドを当てる前に母指で患部を強圧し、膨らみをつぶしておくと効果的である。このとき多少の痛みがあっても心配はいらない。また、テーピングや3本指のテーピング靴下で正しい歩行ができるようになると6カ月くらいで自然に消失することが多い。グーパーリハビリ運動を行う。

### 【治療期間】

　2～6カ月。

## 舟状骨の出っ張りと痛み

### 【症状】

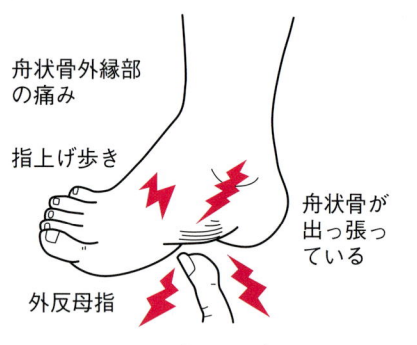

舟状骨外縁部の痛み
指上げ歩き
外反母指
舟状骨が出っ張っている
下から押し上げると激痛がある

　成長期の男女で、スポーツを盛んにする子供に見られる。運動した後、甲の内側にある舟状骨外縁部にズキズキとした痛みを感じるようになり、その部分の骨は出っ張っていて指で下から押し上げるとかなりの痛みを感じる。また、成人してからも出っ張った骨が靴に当たり痛みを訴える人も多くいる。

### 【原因】

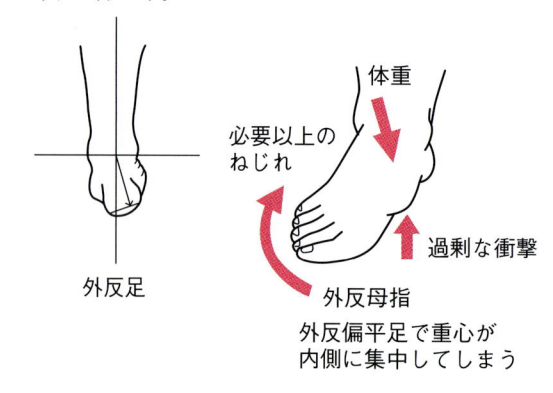

足の裏が外側を向いている
外反足
体重
必要以上のねじれ
過剰な衝撃
外反母指
外反偏平足で重心が内側に集中してしまう

　外反母指や指上げ足により重心が舟状骨に集中（構造学的歪み）し、仮骨形成が起こったものである。特に足の裏面が外側を向き、足の内側の舟状骨に体重の負担が繰り返されてしまう外反偏平足傾向にある足は、この部分の骨が支えきれずに炎症を起こしてしまうのである。外反母指、指上げ足、外反偏平足は歩くとき足先が外方向へ流れやすく、過剰なねじれ（過労学的損傷）が発生し、内側の舟状骨にさらに体重による負担が反復されるスポーツや歩行など（環境学的条件）の結果、仮骨形成が起き骨が出っ張る。

## 【8方向の診断目安】
**8方向の診断で患部のアンバランスと損傷度を知る**

○「②③左右のアンバランス」 30%
（重心が内側へ移動した「構造学的歪み」）

○「⑦ねじれのアンバランス」 60%
（過剰なねじれ波が繰り返される「過労学的損傷」）

○「⑧患部環境のアンバランス」 10%
（日常生活や片寄った歩行・仕事・スポーツなどで「構造学的歪み」や「過労学的損傷」が反復される「環境学的条件」）

## 【固定の方法】
**損傷部位とその固定法**

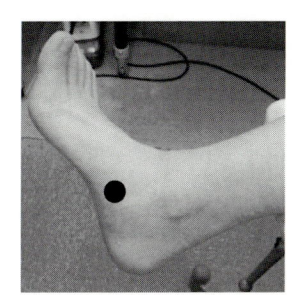

| 痛みの出る箇所 | 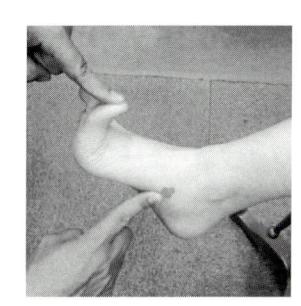 原因 | 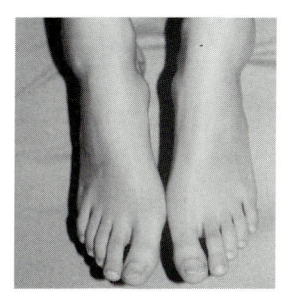 症例 |
|---|---|---|

　テーピングで足裏のバランスを整えてから負担度（破壊力）より安静度（回復力）が上回る適量の固定を足関節に2カ月間施すことで、患部の硬縮筋や腱を弛緩させる。または、損傷した軟部組織や骨組織を安静に保つことで患部の環境条件の回復を図り自然治癒力を発揮させる。なお、症状がひどい場合は、厚紙副子を用いて3～4カ月の固定が必要。

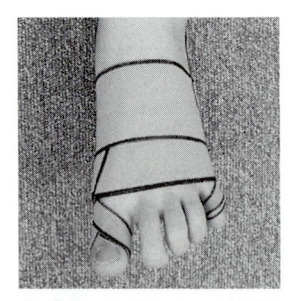

① 「痛みを伴わない外反母指」のテーピング法を行う

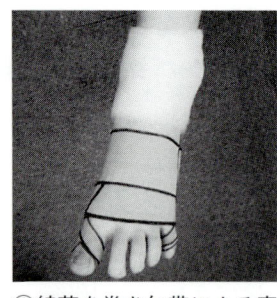

② 綿花を巻き包帯による摩擦を防ぐ

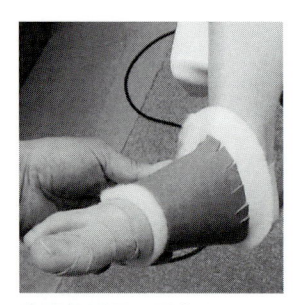

③ 厚紙副子で固定する

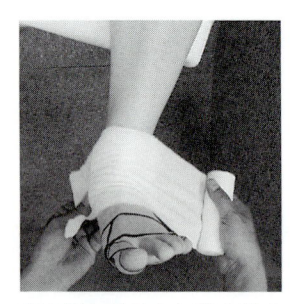

④ 3裂のサラシ包帯を巻く

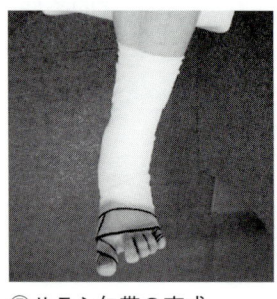

⑤ サラシ包帯の完成

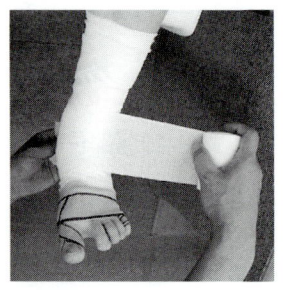

⑥ さらに、その上から織り目の異なる4裂の綿包帯を巻く

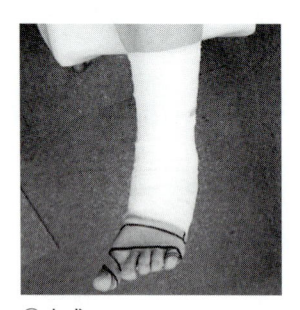

⑦ 完成

## 【治療のポイント】

　X線像に異常が確認できるのは進行した場合であり、初期・中期では直圧で負傷の程度を確認する。中途半端な処置では長引くので固定を中心とした治療が必要である。グーパーリハビリ運動で足指の運動可動域を広げる。

## 【治療期間】

　3～4カ月。

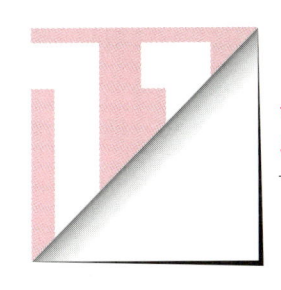

# 第11章

## 膝部の施術法

### ■ オスグッド病

**【症状】**

激痛がする
曲がり傾向の膝
オスグッド病

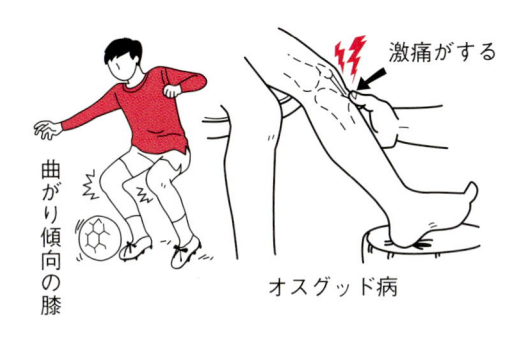

　中学生ぐらいの少年に多く、走ったり、跳んだりするスポーツを行っていると、膝蓋骨の下の骨（脛骨粗面）が出っ張ってきて、そこを押すと強い痛みがあり、正座をして床に当たったときなど激痛がする症状である。ひどくなると歩いたり、膝を曲げたり走ったりしただけでも痛みを感じる。

**【原因】**

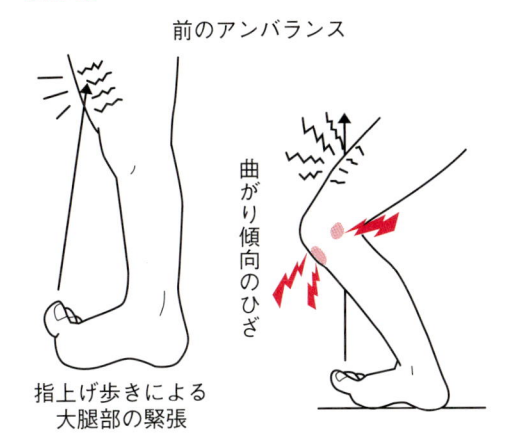

前のアンバランス
曲がり傾向のひざ
指上げ歩きによる大腿部の緊張

　外反母指や指上げ足で、サッカーや陸上などのスポーツをする際、膝をやや曲げ加減（前のアンバランス）にして長時間運動をしていると、大腿四頭筋が疲労して固くなる。そこへさらに走るときに、足先が力点となり外方向へ流れ、支点が足関節、作用点が腓骨小頭となり、その上の大腿部は反作用点となり、「過労学的損傷」となる過剰なねじれが発生する。ここでもまた大腿四頭筋への負担がここでもまた倍増されてしまい、筋肉はより疲労して柔軟性を失う。スポーツなどの

「環境学的条件」によりこの緊張状態が続くと大腿部の負担はさらに増し、膝蓋骨の下にある膝蓋靭帯が持続的に引っ張られるため、成長途中にある靭帯の付着部の軟骨が剥離され、これを防ごうとして骨が出っ張ってくる一種の剥離骨折の状態になるのである。このようなメカニズムはうさぎ跳びを過度に行ったり、登山者が荷物を担いで坂道を下るときと同じ原理で損傷する。

### 【8方向の診断目安】
#### 8方向の診断で患部のアンバランスと損傷度を知る

○「①前のアンバランス」 40％
(重心が膝の前方に移動し、大腿部へ「構造学的歪み」)
○「⑦ねじれのアンバランス」 30％
(歩行時足先が力点、足関節が支点、作用点が腓骨小頭部となる。このとき大腿部は反作用点となる「過労学的損傷」)
○「⑧患部環境のアンバランス」 30％
(片寄ったスポーツ環境などによる大腿部への「構造学的歪み」や「過労学的損傷」が反復される「環境学的条件」)

### 【固定の方法】
#### 損傷部位とその固定法

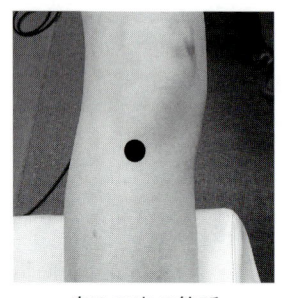

痛みの出る箇所

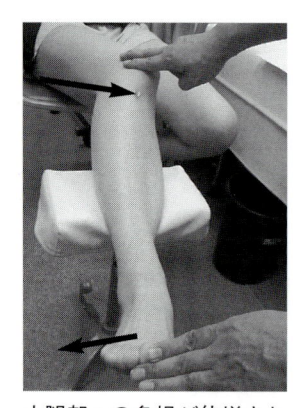

大腿部への負担が倍増されるねじれのメカニズム

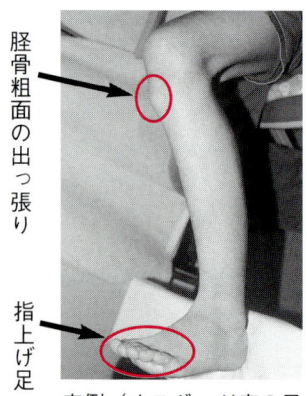

症例（オスグッド病の子どもの足）　脛骨粗面の出っ張り　指上げ足

　テーピングで足裏のバランスを整えてから負担度より安静度が上回る固定を施し、患部の硬縮筋や腱を弛緩させる。または、損傷した軟部組織や骨組織を安静に保つことで、患部の環境学的条件の回復を図り自然治癒力を発揮させる。

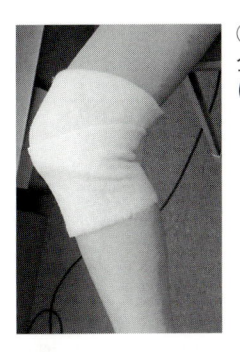

① サラシ包帯による膝裏全体の擦過傷を防ぐために、綿花やガーゼを巻く

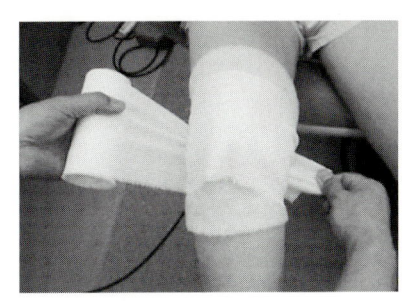

② 3 裂のサラシ包帯の巻き始め

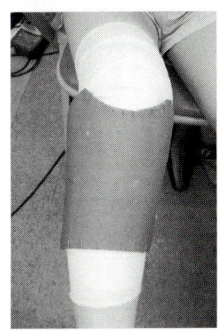

③ 3 裂サラシ包帯を半分巻いてから、厚紙副子を当てる

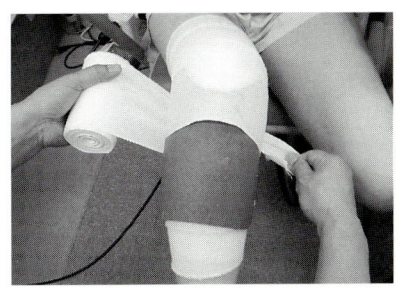

④ さらに 3 裂サラシ包帯を 1 本巻く

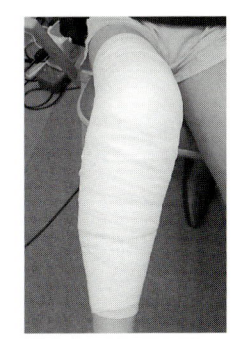

⑤ その上から弾性包帯を巻く／完成

## 【治療のポイント】

　　治療のポイントは力学的原因を理解した上で負担度より安静度が上回る患部の安静固定を徹底して行うことが重要。固定は 3 裂のサラシ包帯を 1 本半〜 2 本巻く。このとき厚紙副子をサラシ包帯の中にサンドイッチ状にして巻き、剥離骨折した脛骨粗面をしっかり押え込む。包帯は筋肉の動きを押さえるため、上下幅広く巻く。サラシ包帯を巻いた上に必ず 3 裂の弾性包帯を巻く、またはサポーターで補強しておくと効果的である。サラシ包帯を巻くとき、膝の角度は軽度屈曲（約 $45°$）にしておくと血行障害が起こらず、また包帯も落ちにくくなり和式トイレの使用も可能。またテーピングで足裏のバランスを整え、大腿部への力学的な負担を軽減すると相乗効果がある。このように患部の安静固定を徹底することによって、ほとんどの場合 2 カ月前後で治癒するものであるが、これ以上長引くのは治療法、特に固定法に問題がある。固定が甘いということだ。

## 【治療期間】

　　2 カ月。

# 反張膝

## 【症状】

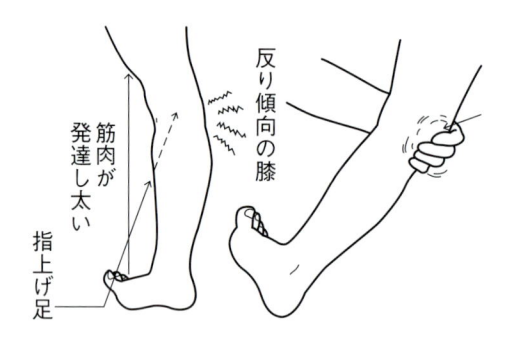

膝の裏側（膝窩部）が痛む症状で、幼児から老人まで幅広く見られる。

幼児では成長痛と誤診されているので注意が必要。中・高年ではスポーツをした後に発生することが多く、成人では膝の裏側に脂肪の固まり（ベーカー嚢腫）をしばしば見かける。

## 【原因】

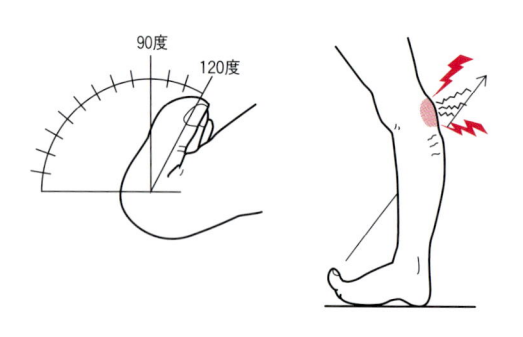

膝の裏側が痛む人は膝が弓状に反り過ぎているのが原因。その人たちのほとんどに指を上げて歩く特徴がある。この指上げ歩きは膝をより反らす結果（後のアンバランス）となり、膝の反り過ぎ（過伸展）という「構造学的歪み」により体重の負担が倍増されてしまうからだ。膝の裏側が無理矢理伸ばされ過ぎた所に足裏からの過剰な衝撃による「過労学的損傷」が繰り返されると、ここでも負担が倍増され、次第に軟骨も反った形に擦り減り、さらに激しいスポーツや遊びなどの「環境学的条件」により負担が倍増され、筋肉や靭帯が引っ張られ炎症を起こしてしまう。

## 【8方向の診断目安】

8方向の診断で患部のアンバランスと損傷度を知る

○「②後のアンバランス」 80％
（膝の反り過ぎで重心が後方（膝窩部）に移動した過伸展による「構造学的歪み」）

○「⑥衝撃のアンバランス」 10％
（足裏の不安定が介達外力となる過剰な衝撃波による「過労学的損傷」）

○「⑧患部環境のアンバランス」 10％
（子どもでは激しい遊びや運動。大人では立ち仕事などで「構造学的歪み」や「過労学的損傷」が反復される「環境学的条件」）

## 【固定の方法】

損傷部位とその固定法

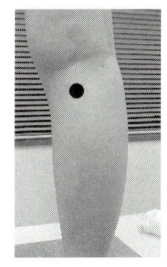

膝反張の痛みの出る箇所

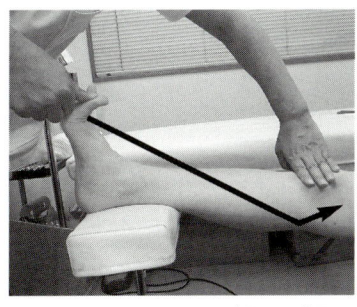

過伸展のメカニズム（指上げ足により膝が反る）

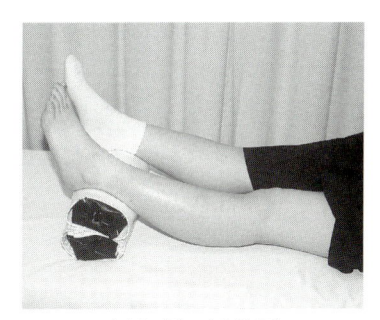

症例（膝の過伸展）

　膝を45°近く曲げた状態で膝を中心に上下幅広く3裂のサラシ包帯を巻き、負担度（破壊力）より安静度（回復力）が上回る固定を3週間施すことで、患部の硬縮筋や腱を弛緩させる。または損傷した軟部組織や骨組織を安静に保つことで、患部の環境学的条件の回復を図り自然治癒力を発揮させる。なお、症状がひどい場合は2～3カ月の固定が必要。

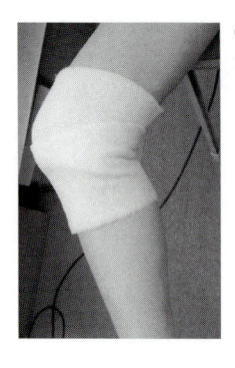

①サラシ包帯による膝裏全体の擦過傷を防ぐために、綿花やガーゼを巻く

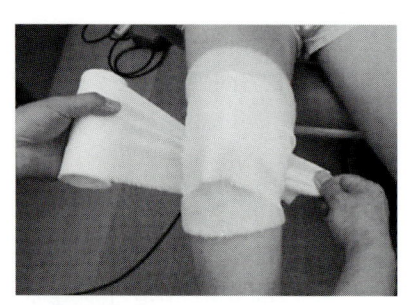

②3裂のサラシ包帯の巻き始め

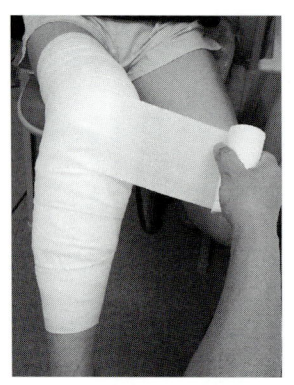

③上下に幅広く3裂サラシ包帯を巻く

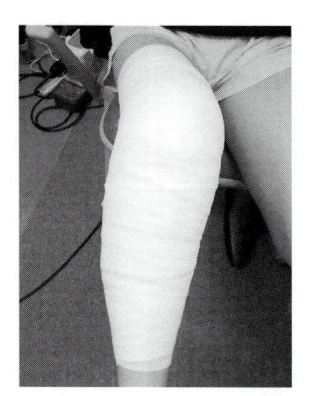

④さらに、その上から弾性包帯を巻く／完成

### 【治療のポイント】

　反った膝は、走っていると自分の体重が膝の裏側に集中し、外反母指や指上げ足はより膝を反らす結果となり、膝の裏が持続的に伸ばされ過ぎたことが痛みの原因。立っているとき、逆に膝を少し曲げ加減にしているように指示することがポイント。通常このような気配りをしているだけでもかなり治ってしまうことが多いが、3週間経っても痛みが変わらないようであれば膝を軽度屈曲位（45°）にしてサラシ包帯を巻き、歩くときや電車の中でも膝を伸ばしきらない癖をつけさせ、腰を少し落し気味にして立っている格好をイメージトレーニングさせる。さらにテーピングで足裏のバランスを整え、足指を使って踏ん張れるようにしておくと膝が反らなくなる。また左右交互に体重をかけるように習慣づけることも予防の1つになる。

### 【治療期間】

　3週間〜1カ月半。

# 変形性膝関節症

**【症状】**

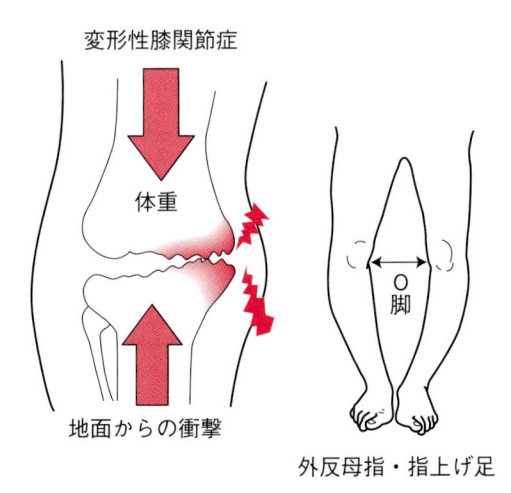

膝の内側に起こる痛みで、歩き始めや立ち上がるとき痛みを感じることから始まり、次第に慢性的な痛みへと進行していく。

内側の関節面を押すと、かなり痛むのですぐわかる。変形がひどくなると歩く度に激痛がし、正座が困難になったり、またほんのわずかなことでも膝に水が溜まったりする。特に中・高年の婦人に多く発生し、膝の内側の骨が出っ張ってくるのが特徴。

**【原因】**

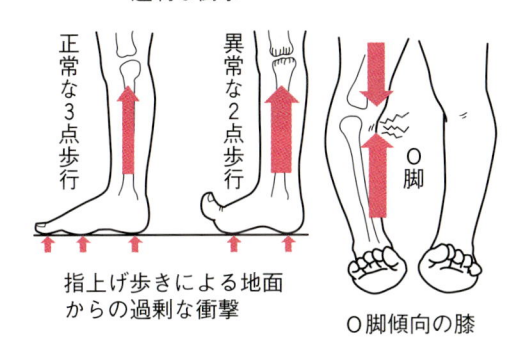

O脚傾向にある膝は「左・右のアンバランス」で重心が内側に集中してしまい、負担度が倍増する「構造学的歪み」。これに外反母指や指上げ足があると足裏が不安定になり、クッション作用が衰えて「過剰な衝撃のアンバランス」が膝へ繰り返され、ここでも負担が倍増し、次第に変形と痛みが起こってくる「過労学的損傷」となる。

さらに体重の負荷や長時間の無理な生活「環境学的条件」が続くと正座できないような痛みとなる。この状態を老人や大人では「変形性膝関節症」と呼び、子どもでは「スポーツ障害」、「内側関節裂隙痛」と言っているだけなのである。

### 【8方向の診断目安】
8方向の診断で患部のアンバランスと損傷度を知る

○「③④左・右のアンバランス」 60%
（O脚により重心が内側に移動した膝部の「構造学的歪み」）

○「⑥⑦衝撃とねじれのアンバランス」 30%
（足裏の不安定が介達外力となる過剰な衝撃波とねじれ波による「過労学的負担」）

○「⑧患部環境のアンバランス」 10%
（片寄った歩行やスポーツ・硬い靴などで、「構造学的歪み」や「過労学的損傷」が反復される「環境学的条件」）

### 【固定の方法】
損傷部位とその固定法

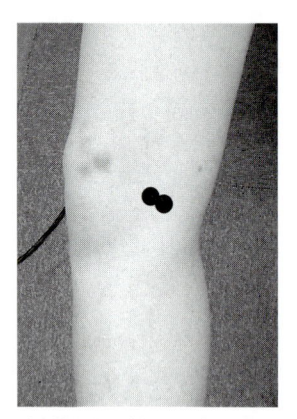

変形性膝関節症で痛みの出る箇所

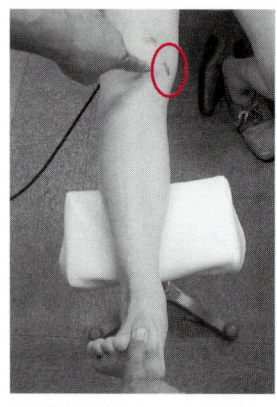

過剰な衝撃とねじれが発生するメカニズム（母指が反っているため、重心が踵に移動する）

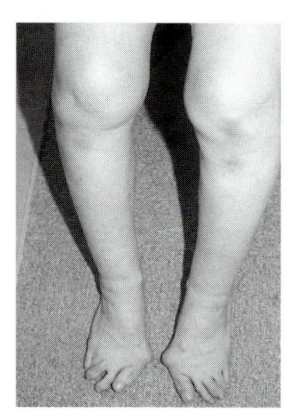

症例（O脚に過剰な衝撃を受けた脚）

　負担度（破壊力）より安静度（快復力）が上回る固定を施すことで、患部の硬縮筋や腱を弛緩させる。または損傷した軟部組織や骨組織を安静に保つことで、患部の環境条件の回復を図り自然治癒力を発揮させる。どんな痛みでも3週間の固定で半分は治る。残りの半分はこじれた期間（固定をしない施術期間）の5分の1の期間を要す。変形性膝関節症を90%治癒する働きが固定にある。固定で過剰仮骨を吸収することが治癒への最短距離。なお、こじれた期間（固定をしない施術期間）が5年間の場合は1年間の固定が必要となる。

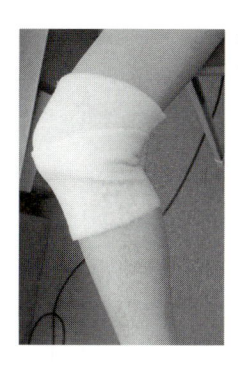

①サラシ包帯による膝裏全体の擦過傷を防ぐために、綿花やガーゼを巻く

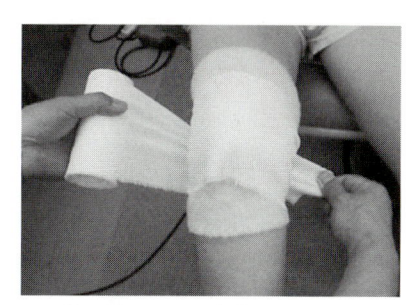

②3裂のサラシ包帯の巻き始め

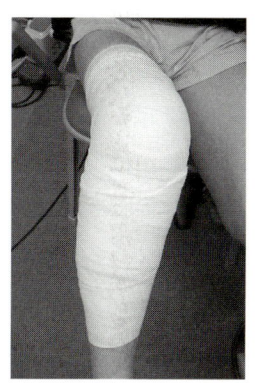

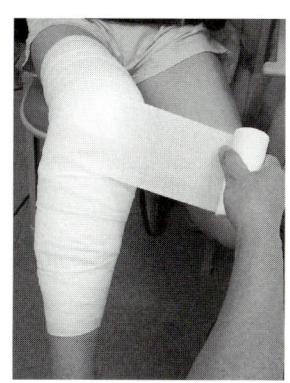

③1〜1本半の3裂サラシ包帯を巻く

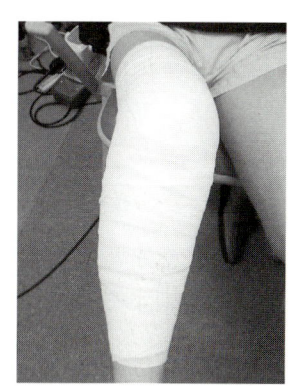

⑤さらに、その上から弾性包帯を巻く／完成

### 【治療のポイント】

　このような膝に対しては必ず負担度より安静度が上回る安静固定をしなければならない。まず3裂のサラシ包帯を1本半巻き、その上から3裂の弾性包帯もしくはサポーターなどで3週間固定をしておく。これだけで痛みは半分になる。「3週間で半分も治った」というイメージが今後、患者の治療努力に大きく影響してくるので、必ずしっかりした固定をしなければならない。なお、サラシ包帯の量については患者の体重、変形の度合い、年齢、時間経過などを考え、その都度変えていくが通常1〜1本半が適量といえる。さらに、地面から膝に繰り返される「過剰な衝撃」を防ぐため、クッション性の高い靴や免震インソールを併用させ、痛みがあるときはできるだけ歩かせないようにすることがポイント。

### 【治療期間】

　4〜5カ月。

# 膝外側部痛

## 【症状】

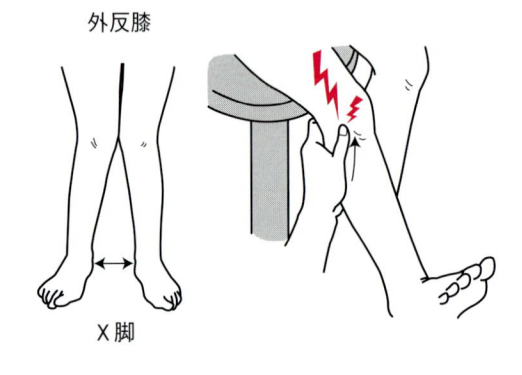

外反膝

X脚

膝の外側関節面に起こった痛みで、歩き始めや屈伸時、また長時間の歩行や起立をしていた後に痛みが発生する。主に中心線より外側に起こった痛みである。

外側の痛みには膝蓋骨のすぐ下、外側に起こる痛みと腓骨小頭からすねにかけて起こる痛みがある。後者は横方向への移動や回転をするとき、「過剰なねじれ」が加わった痛みで、左右のアンバランスとは区別する。

## 【原因】

必要以上のねじれ

指上げ歩きによる歩行時のねじれ

体重が外側に集中

X脚傾向の膝

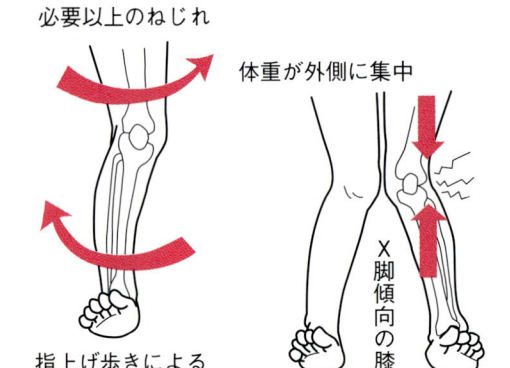

X脚傾向にある膝は、重心が外側に集中してしまい、負担が外側に倍増される。つまり、「右（左）のアンバランス」を引き起こす「構造学的歪み」である。これに外反母指や指上げ足など足裏の不安定があると、「衝撃とねじれのアンバランス」の破壊力を膝の外側に繰り返し伝えてしまい、ここでも負担が倍増される（過労学的損傷）。

さらにX脚傾向の人がヒールを履いたり、ダンスや卓球、テニスなどの生活（環境学的条件）が繰り返されると、ここでも膝の外側への負担が倍増され、次第に損傷が増していくのである。

## 第11章　膝部の施術法

### 【8方向の診断目安】

8方向の診断で患部のアンバランスと損傷度を知る

○「③④左・右のアンバランス」　80％
（X脚により重心が外側に移動した「構造学的歪み」）

○「⑥⑦衝撃・ねじれのアンバランス」　10％
（足裏の不安定が介達外力となる過剰な衝撃波とねじれ波による「過労学的損傷」）

○「⑧患部環境のアンバランス」　10％
（立ち仕事やスポーツ・硬い靴などで、「構造学的歪み」や「過労学的損傷」が反復される「環境学的条件」）

### 【固定の方法】

損傷部位とその固定法

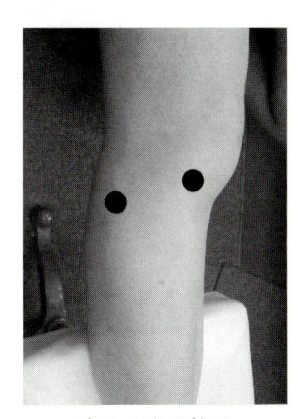

痛みの出る箇所 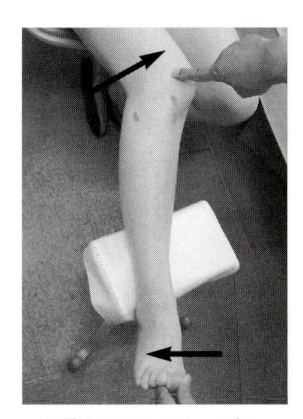　　　X脚になるメカニズム 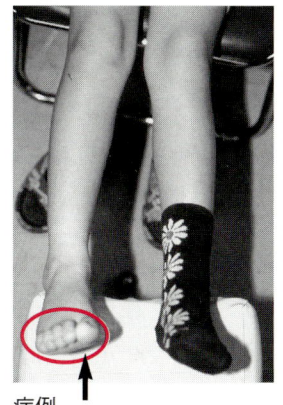　　　症例
（指が浮いている、X脚の子どもの膝）

　3裂のサラシ包帯1本と弾性包帯1本を巻き、負担度（破壊力）より安静度（回復力）が上回る固定を施し、患部の硬縮筋や腱を弛緩させる。または損傷した軟部組織や骨組織を安静に保つことで、患部の環境条件の回復を図り自然治癒力を発揮させる。

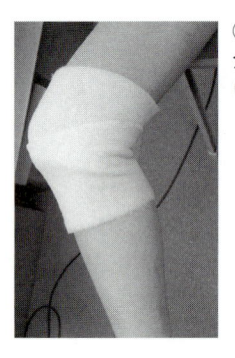

①サラシ包帯による膝裏全体の擦過傷を防ぐために、綿花やガーゼを巻く

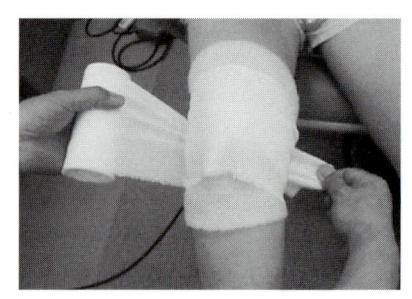

②3裂のサラシ包帯の巻き始め

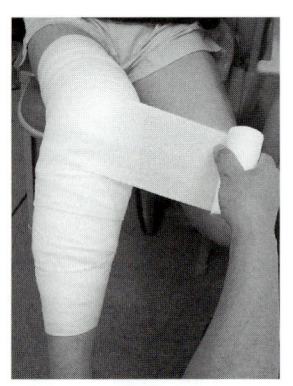

③上下に幅広く3裂サラシ包帯を巻く

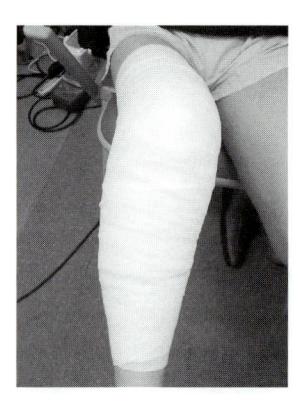

④さらに、その上から弾性包帯を巻く／完成

## 【治療のポイント】

　体重が外側へ片寄ったり、足先が外方向へ流れ、膝がねじれるのを防ぐため、まず患者に原因（発生のメカニズム）をしっかりと教える。痛みがひどい場合は厚紙副子を外側部に当て、サラシ包帯でしっかり固定すれば痛みは1～2週間で消える。治りやすいが発生のメカニズムを知らないと中途半端になったり、同じ動作を繰り返してしまうため、長引かせてしまうことが多々ある。その他大きすぎる靴、ゆるい靴は中で足が滑り、ねじれのストレスを増加させてしまうので注意する。また衝撃波とねじれ波を防ぐ人工筋肉素材インソールを併用すると効果的。さらにテーピングで足裏のバランスを整えておくとX脚の改善にも役立ち、膝への負担が軽減される。

## 【治療期間】

　1カ月。

# ジャンパー膝

## 【症状】

激痛がする

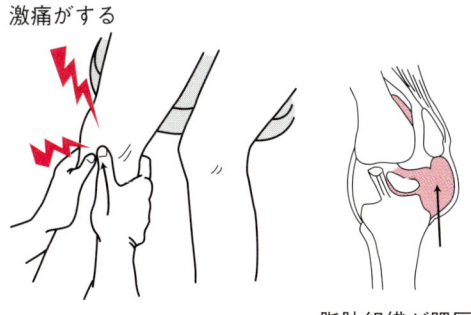

脂肪組織が肥厚

　初期の頃は歩き始めが痛く、慣れてくると痛みが消える。特にスポーツの開始時に痛みがあり、体が温まってくると楽になるといった症状。進行すると歩く度に膝の奥の方で痛みが走り、ジャンプをすると激痛がするようになり、最後はじっとしていてもズキズキする痛みがある。

　ジャンパー膝は、膝の内部の軟骨や軟部組織に変形や炎症を起こす疾患で治りにくい。膝蓋骨の下部から母指で上方に押し上げると激痛がし、膝蓋骨の下部の脂肪組織が肥厚し、盛り上がっているのが特徴で、足の長い女子に多く見られる。

## 【原因】

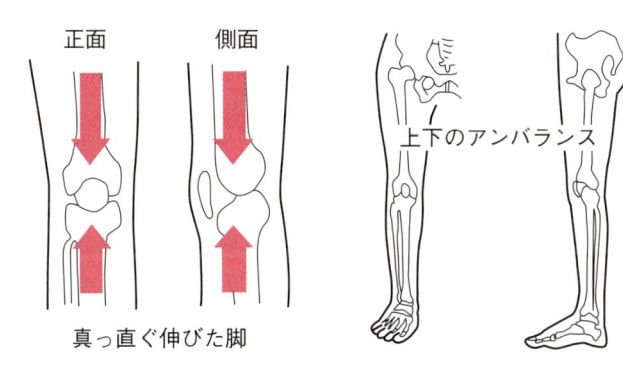

正面　側面
真っ直ぐ伸びた脚
上下のアンバランス

　生理的弯曲の消失した膝（上下のアンバランス）で下肢が真っ直ぐすらりと伸びた膝で重心が中心部に集中し、「過剰な衝撃のアンバランス」が繰り返されることが原因。スポーツなどの「環境学的条件」によって、この生理的弯曲の消失した膝（構造学的歪み）に外反母指や指上げ足からくる過剰な衝撃波が反復され、内部の軟部組織の破壊や炎症を起こす。

### 【8方向の診断目安】
**8方向の診断で患部のアンバランスと損傷度を知る**
○「⑤上下のアンバランス」 80%
(生理的弯曲の消失により重心が中心部に集中した膝部の「構造学的歪み」)
○「⑥衝撃のアンバランス」 10%
(足裏の不安定が介達外力となる過剰な衝撃波による「過労学的損傷」)
○「⑧患部環境のアンバランス」 10%
(立ち仕事や履き慣れない硬い靴などで、「構造学的歪み」や「過労学的損傷」が反復される「環境学的条件」)

### 【固定の方法】
**損傷部位とその固定法**

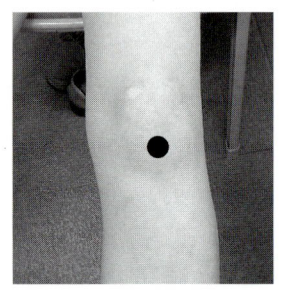

痛みの出る箇所(膝蓋骨下部)

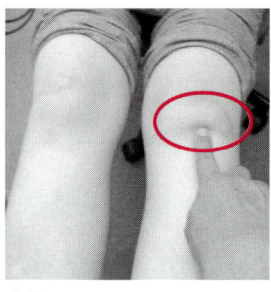

症状
(膝の奥の方に痛みが走る。膝蓋骨の下部から上方に押し上げると激痛があり、脂肪組織が肥厚して盛り上がっている)

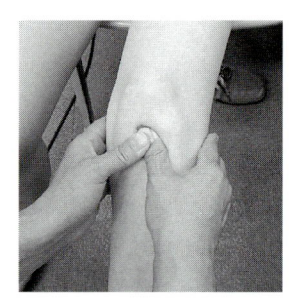

症例
(脂肪組織の肥厚。上方に押すと激痛がある)

　3裂のサラシ包帯を1〜2本巻き、その上から弾性包帯を巻き、負担度(破壊力)より安静度(回復力)が上回る固定を6カ月間施すことで、患部の硬縮筋や腱を弛緩させる。または損傷した軟部組織や骨組織を安静に保つことで、患部の環境条件の回復を図り自然治癒力を発揮させる。

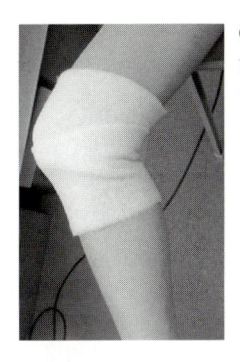

①サラシ包帯による膝裏全体の擦過傷を防ぐために、綿花やガーゼを巻く

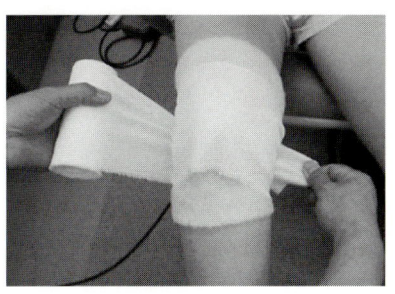

②3裂のサラシ包帯の巻き始め

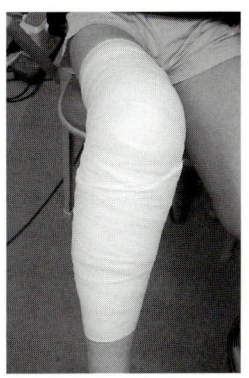

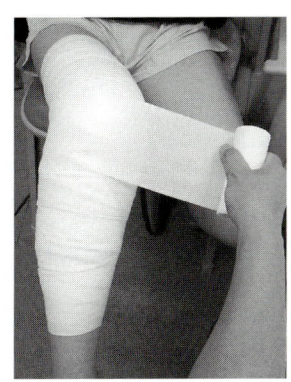

③1～1本半の3裂サラシ包帯を巻く

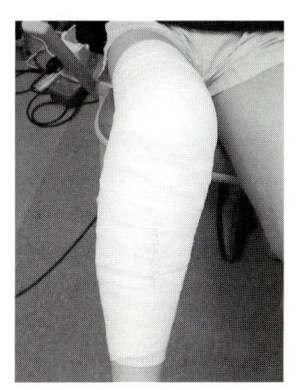

⑤さらに、その上から弾性包帯を巻く／完成

**【治療のポイント】**

　ジャンパー膝は軟部組織や骨組織の損傷を伴っているので長期を要する。あらかじめ原因（発生のメカニズム）と治療期間を、勇気を持って告げておくことが大切。そして何よりも負担度より安静度が上回る固定が重要。日常スポーツ、特に跳躍や長時間立ちっぱなしを禁止し、できるだけ膝への負担を軽減させる。

　固定は3裂のサラシ包帯1～2本と3裂の弾性包帯でしっかりと行い、さらに地面からの「過剰な衝撃」が伝わらないようにクッション性の高い靴や「人工筋肉素材免震インソール」の使用を指示する。

**【治療期間】**

　6カ月。

## 半月板損傷

**【症状】**

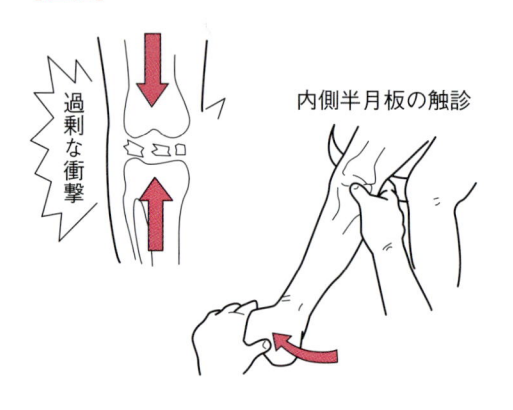

たいていはスポーツをしている人で負傷の瞬間がはっきりしないにも関わらず、膝が痛んだり腫れたりする。一定の角度で加重するとズキンと激痛がし、屈伸するとき引っかかったような感じのロック現象や弾撥現象もある。また、一定の角度で、異物がはじけ、ゴキッとした音と共にロック現象が解除されるような症状が多く見られる。原因がはっきりしないままX線や内視鏡検査を受け、初めて症名を告げられることが多い。中高年の肥満傾向と足裏が不安定になっている女性の膝に多く見られる。

**【原因】**

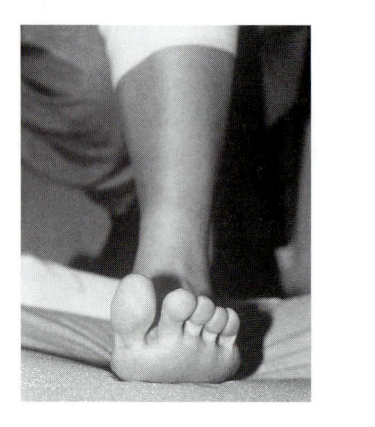

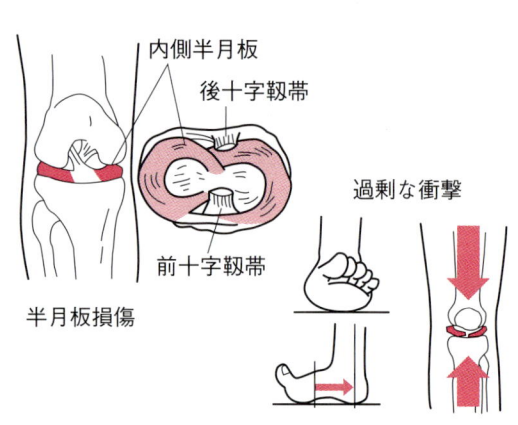

半月板損傷は地面からの過剰な衝撃波とねじれ波という2つの有害な破壊力が「構造学的歪み」にある膝（前・後・左・右・上下）に繰り返され、特にスポーツなどの「環境学的条件」により衝撃波が軟骨に多く作用したことが原因である。

## 【8方向の診断目安】

**8方向の診断で患部のアンバランスと損傷度を知る**

○「①②③④⑤いずれかのアンバランス」 10％
（前・後・左・右・上下の「構造学的歪み」のいずれか）

○「⑥⑦衝撃・ねじれのアンバランス」 80％
（足裏の不安定が介達外力となる過剰な衝撃波とねじれ波による「過労学的損傷」）

○「⑧患部環境のアンバランス」 10％
（片寄った姿勢やスポーツ・仕事で「構造学的歪み」や「過労学的損傷」が反復される「環境学的条件」）

## 【固定の方法】

**損傷部位とその固定法**

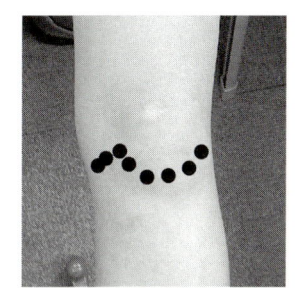

痛みの出る箇所

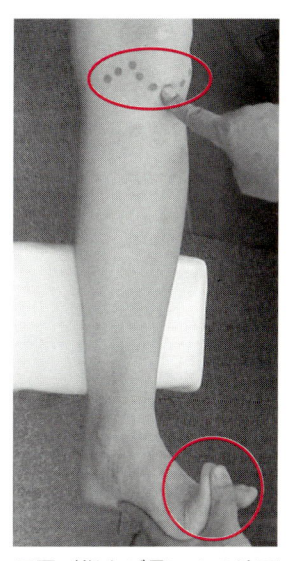

原因（指上げ足による地面からの突き上げ）

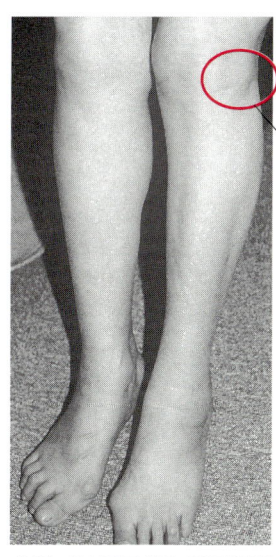

症例（外反母指と半月板損傷）

外科的手術痕

　負担度（破壊力）より安静度（回復力）が上回る固定を10カ月間施すことで、患部の硬縮筋や腱を弛緩させる。または損傷した軟部組織や骨組織を安静に保つことで、環境条件の回復を図り自然治癒力を発揮させる。

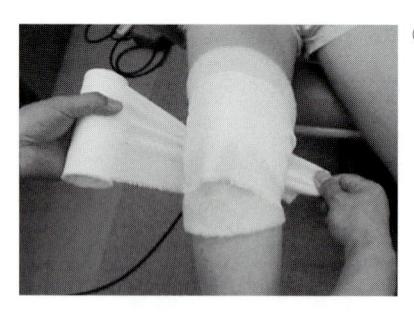

①サラシ包帯による膝裏全体の擦過傷を防ぐために、綿花やガーゼを巻き、それから3裂サラシ包帯を巻く

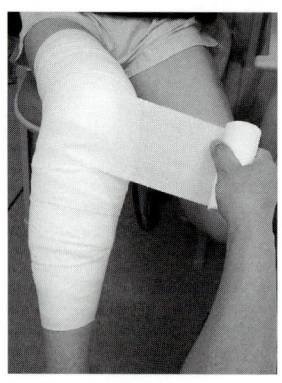

②上下に幅広く3裂のサラシ包帯を巻く

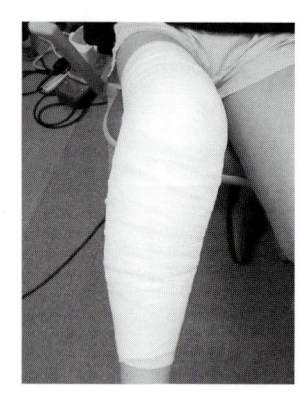

⑤さらに、その上から弾性包帯を巻く／完成

### 【治療のポイント】

　まず保存的療法を心がけ、どんな場合でも1カ月はサラシ包帯で安静固定を施し経過を見るべきである。負担度より安静度が上回る安静固定を10カ月くらい続けていると、それなりに骨も修復され、支障なく日常生活が送れるようになる。保存療法が外科手術かインフォームドコンセントを行い、それぞれのメリット・デメリットをはっきりと伝え、患者に選択させる。治療法は3裂のサラシ包帯2本と3裂の弾性包帯1本でしっかり固定し、靴の中には「過剰な衝撃波」を防ぐ免震インソールを必ず併用させることでかなり改善されるはずであるが、なお、症状がひどい場合は速やかに専門医の意見を仰ぐべきである。

### 【治療期間】

　10カ月。

# 十字靱帯損傷

## 【症状】

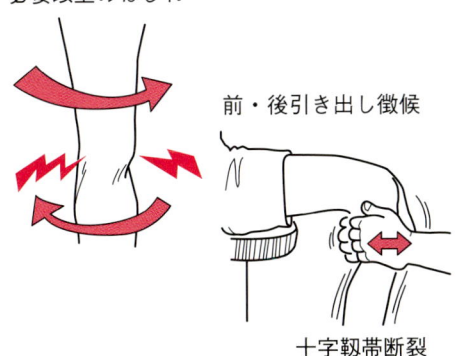

必要以上のねじれ
前・後引き出し徴候
十字靱帯断裂

負傷の瞬間が特定できなかったり、またあったとしても「ほんのわずかなこと」であるにもかかわらず、膝が痛んだり腫れてきたりする。

屈伸時にポキポキと音がして痛む、または椅子に腰掛けて膝を前に引っ張ると簡単に動く、引き出し現象がある。

スポーツや長時間の歩行、起立の後に痛みが増す。これも病院で検査を受け、初めて症名を告げられることが多い。スポーツをよく行う少年や肥満傾向と足裏が不安定になっている中高年の女性に多く見られる。

## 【原因】

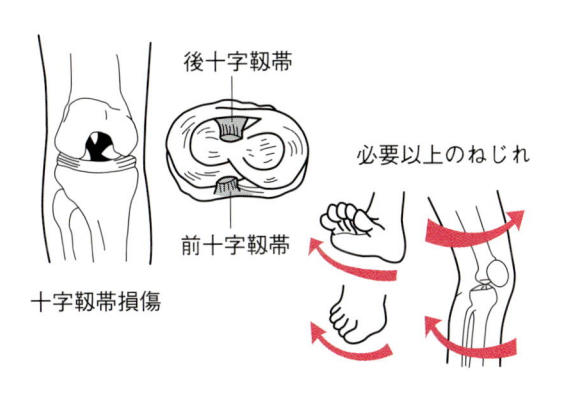

後十字靱帯
前十字靱帯
十字靱帯損傷
必要以上のねじれ

十字靱帯損傷は地面からの過剰な衝撃波とねじれ波（過労学的損傷）、この2つの有害な破壊力が膝のアンバランス（前・後・左・右・上下）の「構造学的歪み」に対し繰り返される。特に過剰なねじれ波の破壊力が靱帯に多く作用したことが原因である。つまり、外反母指や指上げ足、偏平足の人がスポーツや日常生活「環境学的条件」のなかで過剰なねじれを構造学的歪みのある膝へより多く伝えてしまった結果なのである。

## 【8方向の診断目安】

８方向の診断で患部のアンバランスと損傷度を知る

○「①②③④⑤いずれかのアンバランス」 10％
（前・後・左・右・上下の「構造学的歪み」のいずれか）

○「⑥⑦衝撃・ねじれのアンバランス」 80％
（足裏の不安定が介達外力となる過剰な衝撃波とねじれ波による「過労学的損傷」）

○「⑧患部環境のアンバランス」 10％
（片寄った姿勢やスポーツ・仕事などで「構造学的歪み」や「過労学的損傷」が反復される「環境学的条件」）

## 【固定の方法】

損傷部位とその固定法

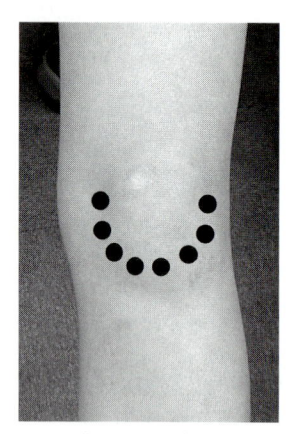

痛みの出る箇所

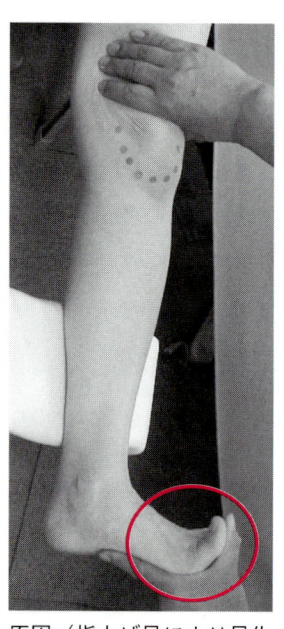

原因（指上げ足により足先が外側へ流れ、膝から上が反対に内側へねじれる）

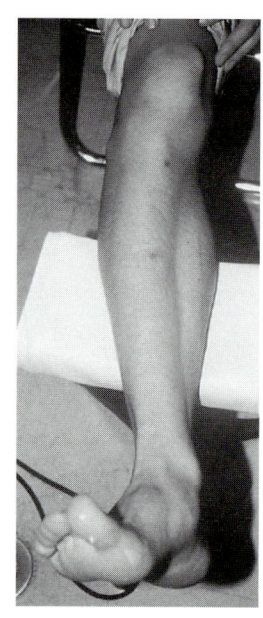

症例（指上げ足と十字靱帯損傷症例）

　負担度（破壊力）より安静度（回復力）が上回るサラシ包帯を10カ月間施すことで患部の硬縮筋や腱を弛緩させる。または損傷した軟部組織や骨組織を安静に保つことで、患部の環境条件の回復を図り自然治癒力を発揮させる。

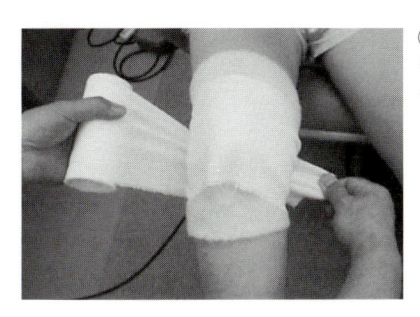

①サラシ包帯による膝裏全体の擦過傷を防ぐために、綿花やガーゼを巻き、それから1本目の3裂サラシを巻く

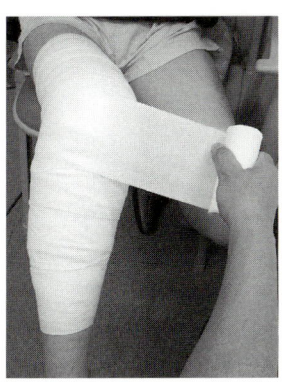

②さらに、2本目の3裂サラシ包帯を1本目と同様に上下幅広く巻く

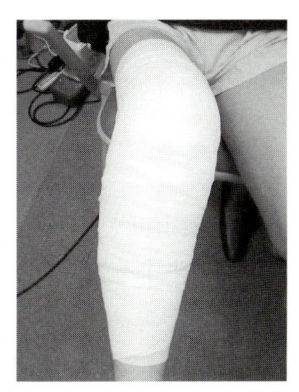

③さらに、その上から弾性包帯を巻く／完成

### 【治療のポイント】

　十字靱帯断裂もまず保存的療法を心がけてみるべきである。なぜなら断裂したままでも支障なく、スポーツや日常生活を送っている人を多く見かけ、またこの損傷もスポーツや事故などのようなはっきりとした原因があって発生するものは少なく、その多くが日常の繰り返されるストレス性の外力が原因である。つまり、すでに90％の要因が溜まっていて残りの10％で100％の損傷を負ったことになる。その証拠に外科的手術、もしくは、内視鏡で断裂部を見た場合、新鮮さを確認できるのはわずかで、ほとんどが断裂部が束のようにまとまっている慢性状態があるという。固定法は3裂のサラシ包帯2本と弾性包帯1本でしっかり固定して1カ月は様子を見る。免震インソールやクッション性の高い靴を指示し、過剰なねじれや衝撃を吸収する。この間インフォームドコンセントをよく行い、患者と共に最善の手段を探すことが大切である。保存療法を長期間続ける場合は、経験的判断の裏づけが必要なことは言うまでもない。

### 【治療期間】

　10カ月。

# 環境条件痛

### 【症状】

　一定の仕事やスポーツ、片寄った動作をした後に限り痛みがあり、またその仕事やスポーツ、動作を中止すれば痛みがなくなるという症状。片寄った生活環境が最大原因となる痛みである。

　このほか、雨が降る前や暑さ・寒さ・季節の変わり目に痛むものや、悩みやショックなど精神的な環境によって痛むものである。

### 【原因】

　環境条件痛は肉体的ストレスと、または精神的ストレスにより潜在的な損傷により痛みが発生するものである。原因として（前）、（後）、（左）、（右）、（上下）の「構造学的歪み」と、（衝撃）、（ねじれ）の「過労学的損傷」のいずれかがすでに潜在し、これに生活の「環境学的条件」における肉体的、または精神的ストレスが加わることが最大原因となる。

　肉体的ストレスとは、主に重力の負担が身体に作用しているのに対し、精神的ストレスとは、心の負担が身体に作用していることをいう。

### 【8方向の診断目安】

8方向の診断で患部のアンバランスと損傷度を知る
○「①〜⑦までのアンバランス」　20％
（前・後・左・右・上下の「構造学的歪み」と、衝撃波・ねじれ波の「過労学的損傷」）
○「⑧患部環境のアンバランス」　80％
（片寄った姿勢や仕事・スポーツなどで、「構造学的歪み」や「過労学的損傷」が反復される「環境学的条件」）

## 第11章　膝部の施術法

### 【固定の方法】
損傷部位とその固定法

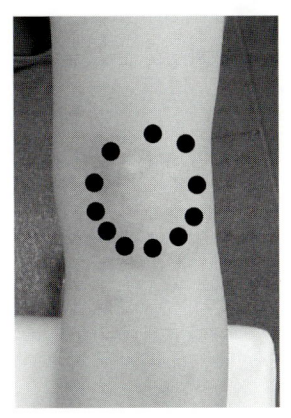

痛みの出る箇所

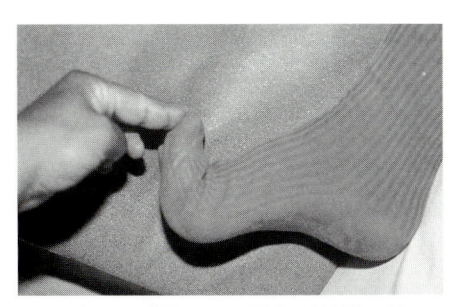

原因（指上げ足により足先が外側へ流れ、膝から上が反対に内側へねじれる）

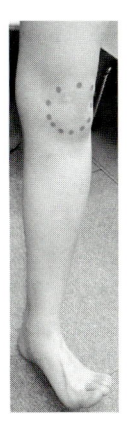

症例
（指上げ足）

　生活環境条件を整え、負担度（破壊力）より安静度（回復力）が上回る固定を3週間施すことで、患部の硬縮筋や腱を弛緩させる。または損傷した軟部組織や骨組織を安静に保つことで、患部の環境条件の回復を図り自然治癒力を発揮させる。

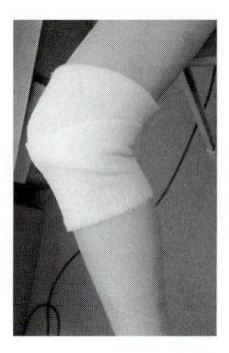

①サラシ包帯による膝裏全体の擦過傷を防ぐために、綿花やガーゼを巻く

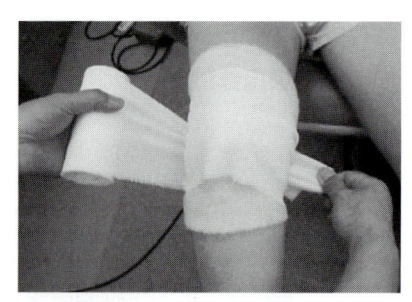

②3裂のサラシ包帯の巻き始め

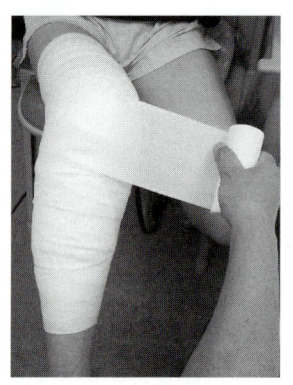

③上下に幅広く3裂サラシ包帯を巻く

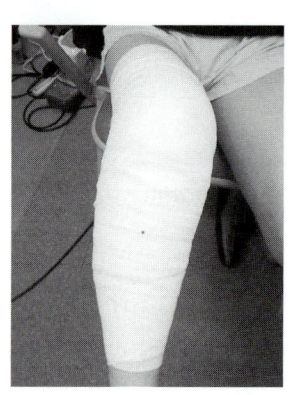

④さらに、その上から弾性包帯を巻く／完成

### 【治療のポイント】

　環境条件が最大の原因になっている痛みであるから、まずどんな片寄った生活環境が関係しているのか、その原因を問診で特定することが重要なポイント。原因を特定できれば防御もできるし、患者自身もそれなりに気をつけることができる。重要なことはよく問診をして主訴と照らし合わせること。3裂のサラシ包帯1本と弾性包帯1本を巻くだけでかなり良くなるが、問題なのは症状が軽いため、この包帯を巻くという処置に勇気が必要なことである。快方に向わない場合は、勇気を持って固定量と期間を増やしていく、この加算していく考え方が重要。

### 【治療期間】

　3週間〜1カ月半。

## ベーカー囊腫

【症状】

膝の裏側にゴルフボールを半分くらいにした大きさのふくらみ

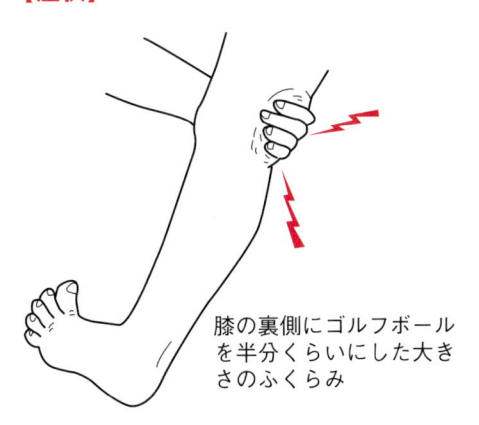

膝の裏側に脂肪の固まりができるもので、大きくなるとゴルフボール半分くらいの膝窩囊腫を触れることができ、時々痛みを伴う場合もある。

【原因】

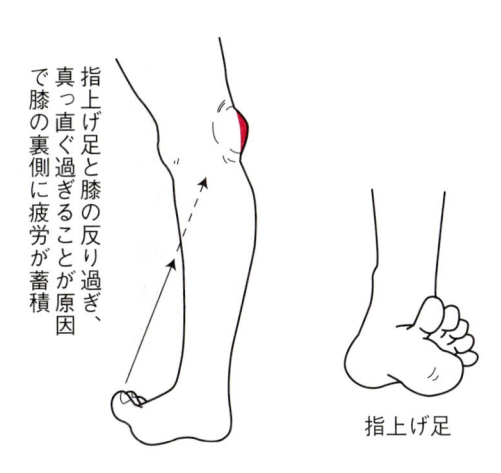

指上げ足と膝の反り過ぎ、真っ直ぐ過ぎることが原因で膝の裏側に疲労が蓄積

指上げ足

膝が反り過ぎていたり（後のアンバランス）、また真っ直ぐな生理的弯曲の消失した膝（上下のアンバランス）のため、膝に地面からの過剰な衝撃と体重による負担が繰り返され「過労学的損傷」が増大した結果である。

反り過ぎていたり、真っ直ぐな膝は上下からの負担を力学的にうまく逃すことができず、関節面に疲労が蓄積され、新陳代謝も衰え、これを防いだり、また滑らかにする防御反応により脂肪が溜まってくる。または、上下の「構造学的歪み」に「過労学的損傷」の蓄積と、日常生活や体重オーバーなどによる「環境学的条件」が反復されたことが原因で起こり、一般的には「ベーカー囊腫」と呼ばれている。

## 【8方向の診断目安】
８方向の診断で患部のアンバランスと損傷度を知る

○「②⑤後と上下のアンバランス」 80％
(膝の反り過ぎや真っ直ぐすぎる膝で、重心が後方や中心部へ移動した膝部の「構造学的歪み」)

○「⑥衝撃のアンバランス」 10％
(足裏の不安定が介達外力となる過剰な衝撃波による「過労学的損傷」)

○「⑧患部環境のアンバランス」 10％
(片寄った歩行や体重オーバー・立ち仕事などで、「構造学的歪み」や「過労学的損傷」が反復される「環境学的条件」)

## 【固定の方法】
損傷部位とその固定法

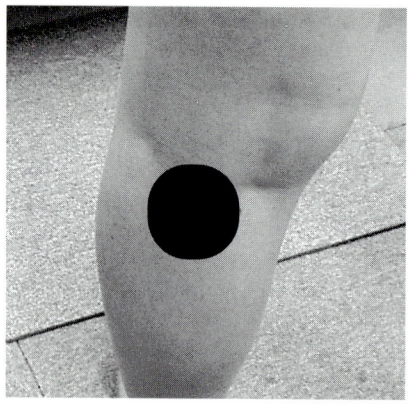

痛みの出る箇所（この部分に脂肪腫ができ、痛みを伴う場合がある）

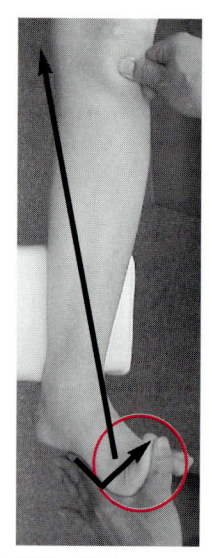

膝裏に脂肪が溜まるメカニズム
（指上げ足により膝が反る）

　　３裂のサラシ包帯を通常１本巻き、その上から弾性包帯１本を膝の上下に幅広く６〜10カ月間巻き、負担度（破壊力）より安静度（回復力）が上回る固定を施すことで患部の硬縮筋や腱を弛緩させる。または、損傷した軟部組織や骨組織を安静に保つことで患部の環境条件の回復を図り自然治癒力を発揮させる。

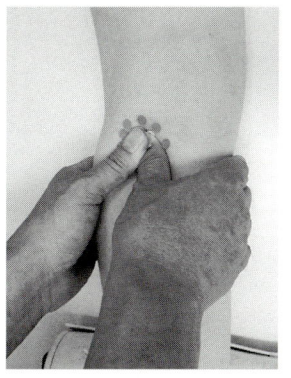

①脂肪腫は初期の場合、強く押してみるとつぶれて治ることがある

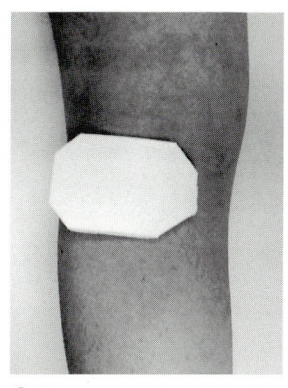

②ウレタンスポンジなどの圧迫枕子をあてる

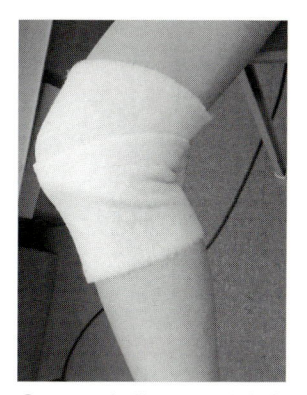

③サラシ包帯による膝裏全体の擦過傷を防ぐために、綿花やガーゼを巻く

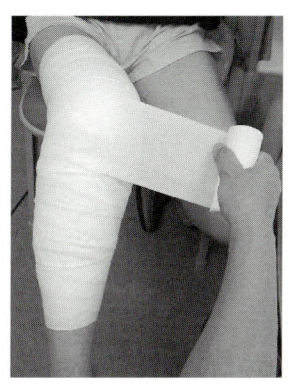

④上下に幅広く3裂サラシ包帯を巻く

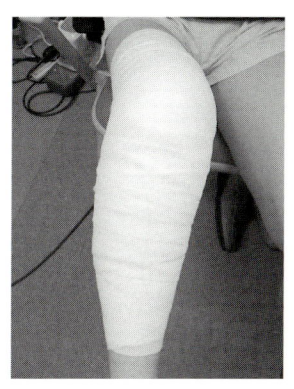

⑤3裂サラシ包帯の上から更に、弾性包帯を巻く

## 【治療のポイント】

　脂肪腫は初期のうちは指で強く押すとつぶれ、すぐ治ってしまう場合があるので、一度は試すべきである。つぶれた後は、再発を防ぐために圧迫枕子をあてる。また、つぶれない場合も、スポンジや綿花などの圧迫枕子をあてしっかりとサラシ包帯で固定しておくと6～10カ月間程度で自然に消え、同時に膝の痛みもなくなってくる。

## 【治療期間】

　6～10カ月。

# 成長痛

### 【症状】

　幼児に多く発生し、昼間は元気いっぱいに遊び、いつも通りにお風呂に入ってひと寝入りした後、夜中に「膝が痛い、足が痛い」と夜泣きする症状である。

### 【原因】

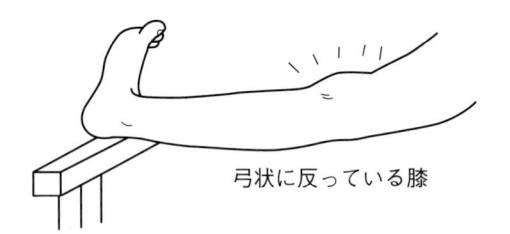

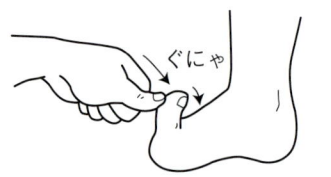

弓状に反っている膝

母指の力が弱いため、力学的に膝の裏も伸ばされる。

　反り過ぎた膝（膝反張）「構造学的歪み」が原因。

　幼児ではまだ足指がしっかりと固まらず、足指が上を向いて浮いている。元気よく激しく遊ぶ子どもは遊びの中で足指がより反らされて「環境学的条件」が発生し、同時に膝も力学的に弓状に反らされてしまう。弓状に反ると、膝裏のスジが過剰な衝撃を繰り返し受け、引っ張られる形となる「過労学的損傷」により気がつかないうちに炎症が起きる。

　そのままお風呂で温めるとよけい炎症をひどくしてしまう。筋肉が温まっているうちは痛みを感じないが、夜中に筋肉が冷えて、硬く縮んできたとき、炎症を起こしていた膝裏のスジを引っ張ってしまう。これが痛みの原因である。

## 【8方向の診断目安】

8方向の診断で患部のアンバランスと損傷度を知る

○「②後のアンバランス」 80％
(重心が後方移動した膝部の「構造学的歪み」)
○「⑥衝撃のアンバランス」 10％
(足裏の不安定が介達外力となる過剰な衝撃波による「過労学的損傷」)
○「⑧患部環境のアンバランス」 10％
(激しい遊びなどで「構造学的歪み」や「過労学的損傷」が反復される「環境学的条件」)

## 【固定の方法】

損傷部位とその固定法

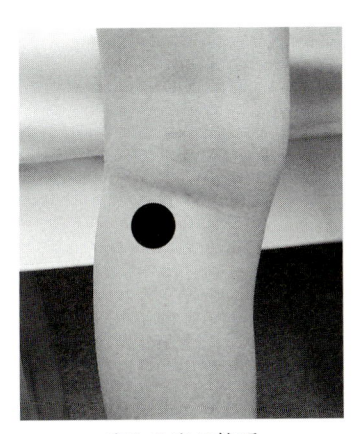

痛みの出る箇所

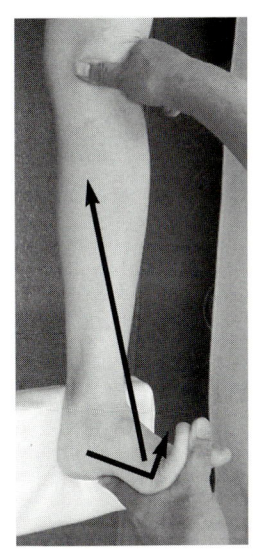

原因（足指が反ると膝も弓状に反らされ、膝裏のスジが繰り返し衝撃を受け炎症が起きるメカニズム）

　　3裂のサラシ包帯を1／2本巻き、その上から弾性包帯1本を膝の上下に幅広く巻き、負担度（破壊力）より安静度（回復力）が上回る固定を3～4週間施すことで、患部の硬縮筋や腱を弛緩させる。または、損傷した軟部組織を安静に保つことで、環境条件の回復を図り自然治癒力を発揮させる。

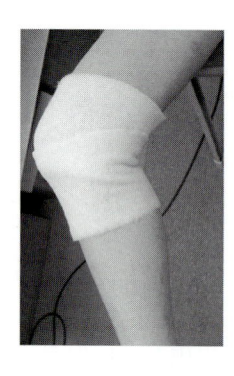

①サラシ包帯による膝裏全体の擦過傷を防ぐために、綿花やガーゼを巻く

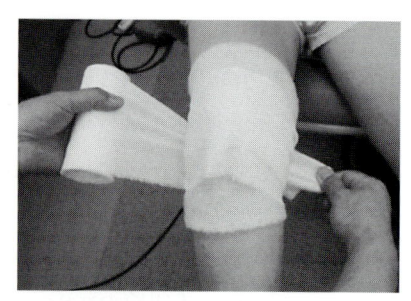

②3裂のサラシ包帯の巻き始め

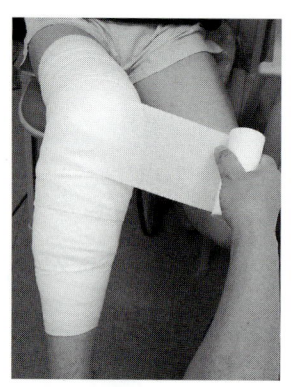

③上下に幅広く3裂サラシ包帯を巻く

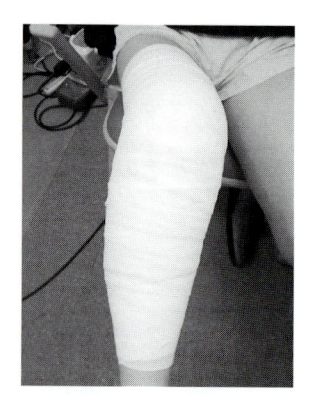

④さらに、その上から弾性包帯を巻く／完成

**【治療のポイント】**

「成長痛」など存在しない。「膝反張」が原因である。激しい運動を避け、温めてからマッサージをして膝を少し曲げ加減にして包帯を巻いておくと3～4週間で治癒する。

**【治療期間】**

3～4週間。

## O脚

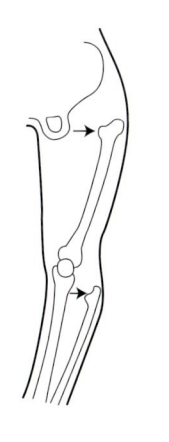

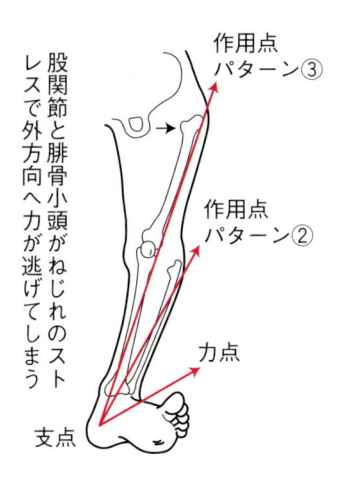

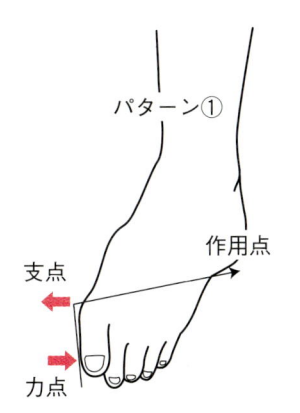

**【症状】**

すねやももが外側にはみ出し、両膝や股関節の間が開いている状態。

**【原因】**

歩くとき、足先が外方向へ流れるような歩き方をしていると、ねじれのストレスがそれぞれ①甲の外側　②膝の外側　③股関節の外側へと逃げ、それに伴って骨格も外側にはみ出す形となってしまう。力学的には図のようなねじれのアンバランス「過労学的損傷」が発生し、O脚つまり左右のアンバランスを引き起こす「構造学的歪み」になってしまうのである。指上げ足はもちろんだが特に外反母指の人は足指に力が入らないため、つまずかないようにと指先を上げてしまい、日常生活の中で歩く際にどうしても足先が外方向へ流れやすくなり、これを反復させる「環境学的条件」が加わり過剰なねじれ波の影響を多く受けてしまうのである。特徴として、中足関節（横アーチ）が緩み、下腿部が太くなっているほか、内反小指、タコ、小指の変形など小指側に力不足や異常のある人に多く見ることができる（力点・支点・作用点は、歩行の速度と足指や足関節の角度により変わる）。

股関節と腓骨小頭がねじれのストレスで外方向へ力が逃げてしまう

作用点パターン③
作用点パターン②
力点
支点

パターン①
作用点
支点
力点

### 【8方向の診断目安】

8方向の診断で患部のアンバランスと損傷度を知る

○「③④左右のアンバランス」 10％
(重心が内側移動した「構造学的歪み」)
○「⑦ねじれのアンバランス」 80％
(歩行時、過剰なねじれ波が繰り返される「過労学的損傷」)
○「⑧患部環境のアンバランス」 10％
(悪い歩き方や細い靴・仕事・スポーツなどで、「構造学的歪み」や「過労学的損傷」が反復される「環境学的条件」)

### 【固定の方法】

損傷部位とその固定法

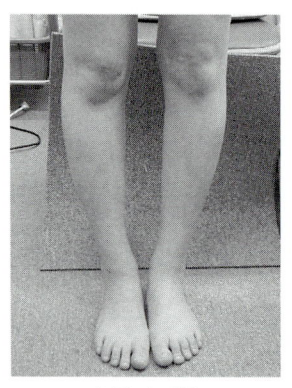

症例（O脚）

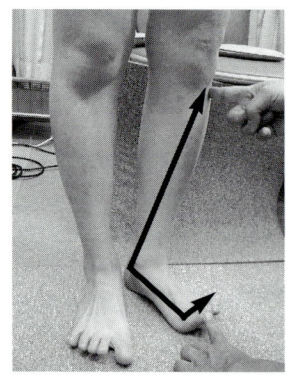

原因（指上げ足により、歩行時足先が外側に流れるため、骨格が外側にはみ出す。O脚のメカニズム）

　負担度（破壊力）より安静度（回復力）が上回る適量の固定とは、腓骨小頭部に3裂のサラシ包帯1／2本を巻き、その上から弾性包帯3裂を1本巻く。これを4～6カ月間施すことで、患部の硬縮筋や腱を弛緩させO脚の矯正を行う。ひどいO脚の場合は、腓骨小頭部にクッション部材を当てその上から膝を中心に3裂のサラシ包帯と弾性包帯それぞれ1本を巻き、6カ月の矯正を行う。また、O脚が軽い場合は足裏のバランスを整え、膝しめ屈伸運動と開脚運動が効果的である。

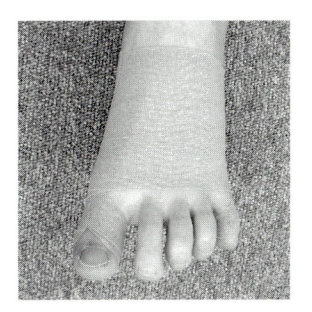

①足裏バランステーピング法(痛みのない場合)を行うこれにより正しい歩行が促されるとO脚が自然と改善することが多い

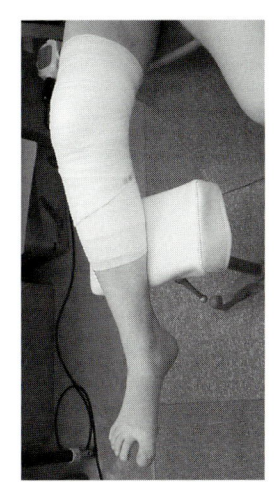

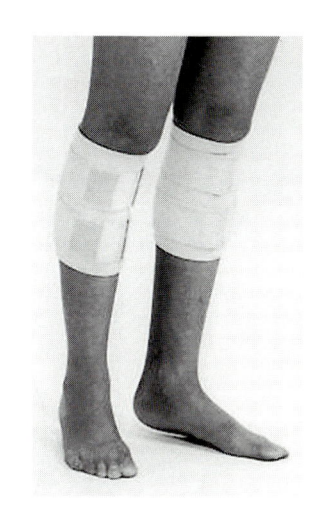

②3裂サラシ包帯1／2本と弾性包帯1本による固定、または専用サポーターを使用

**【治療のポイント】**

　開脚運動で足裏・股関節・骨盤のバランスを整える。足裏バランステーピング法で正しく蹴って歩かせることが大切。膝締め屈伸運動・O脚改善サポーター・サラシ包帯を使用すると効果的である。

**【治療期間】**

　6カ月～1年。

## XO脚

### 【症状】

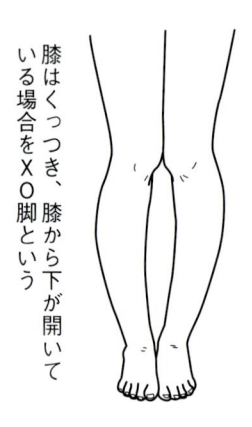

両膝はつくが、膝から下が外側へはみ出してO脚になっている症状。

特に膝の外側の骨（腓骨小頭）が外にはみ出している症状で若い女性に多く見られる。

膝はくっつき、膝から下が開いている場合をXO脚という

### 【原因】

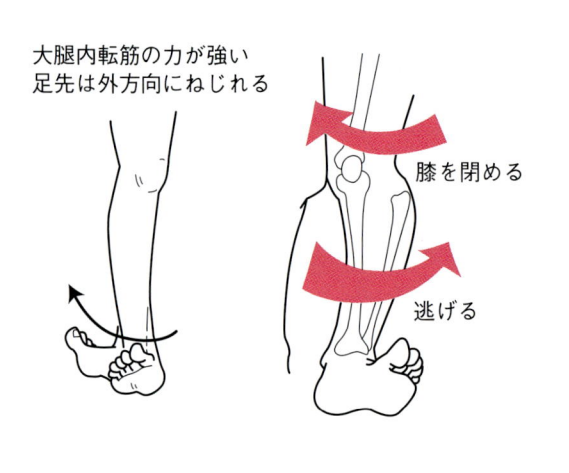

大腿内転筋の力が強い
足先は外方向にねじれる

膝を閉める

逃げる

女性は膝を締める力、大腿内転筋の力が強く、それに対して足先が外方向へ流れる歩き方をしていると、膝を境にしてその上下で相反するねじれ波の破壊力「過労学的損傷」が繰り返されるわけであるが、このとき大腿内転筋の締める力が勝り、逆に下腿部がねじれ波のストレスに負けると下腿部だけが外側にはみ出し、通常言われているXO脚（左右のアンバランスによる「構造学的歪み」）になってしまう。またこのとき、下腿部がねじれのストレスを防ごうとして内股歩きになってしまう場合が多い。歩行において足先が外方向へ流れる「力点」となり、足関節が「支点」となって作用点の腓骨小頭部への力が逃げるメカニズムである。腓骨小頭とその上部は反作用点となり、ねじれのストレスが発生する。「環境学的条件」が加わったためだ。

## 【8方向の診断目安】

8方向の診断で患部のアンバランスと損傷度を知る

○「③・④左・右のアンバランス」 20%
(X脚により膝の外側へ重心が移動した膝部の「構造学的歪み」)
○「⑦ねじれのアンバランス」 70%
(足裏の不安定が介達外力となる過剰なねじれ波による「過労学的損傷」)
○「⑧患部環境のアンバランス」 10%
(スポーツや立ち仕事、ゆるい靴などで、「構造学的歪み」や「過労学的損傷」が反復される「環境学的条件」)

## 【固定の方法】

損傷部位とその固定法

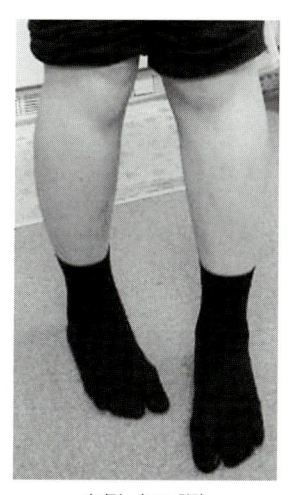

症例（XO脚）

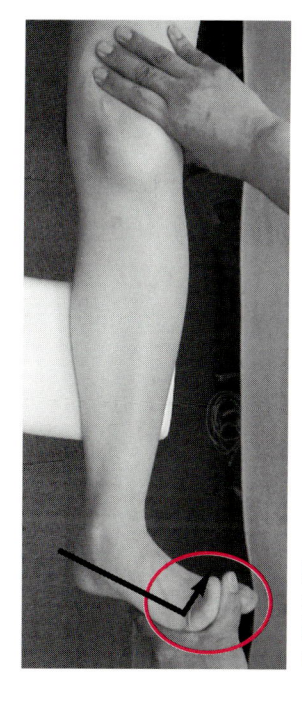

原因（指上げ足により足先が外側に流れ、膝上が内側にねじれる、相反するねじれのストレス）

　クッション材を腓骨小頭に当て、3裂のサラシ包帯を1／2本巻き、その上から弾性包帯1本を膝の上下に幅広く6カ月間巻く。患部の硬縮筋や腱を弛緩させ、クッション材等で腓骨小頭部を圧迫固定し、患部の環境条件の回復を図り自然矯正力を発揮させる。なお、包帯を巻くのが苦痛な人は専用XO脚用サポーターが効果的である。

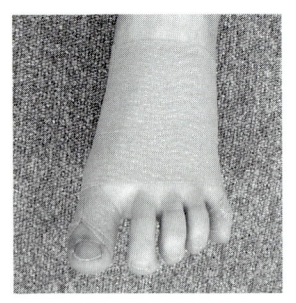

① 「痛みを伴わない外反母指」のテーピング法を行う。これにより正しい歩行が促されるとO脚が自然と改善することが多い

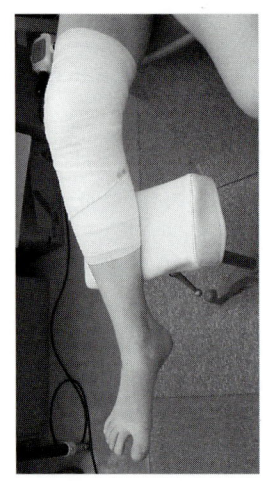

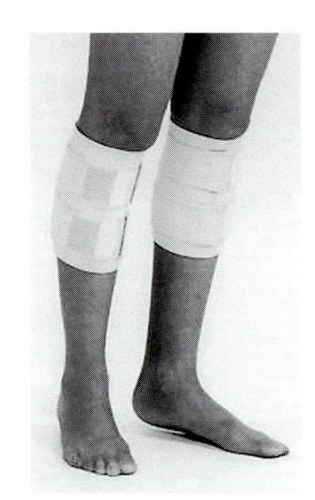

② 3裂サラシ包帯1／2本と弾性包帯1本による固定、または専用サポーターを使用

### 【治療のポイント】

　すねの外側が張ったり、疲れやすかったり、長く歩いた後痛んでくることもあるので、早目に腓骨小頭部を3裂のサラシ包帯と弾性包帯で固定をする。また、膝が反り過ぎないよう気をつけ、立っているときは膝を少し曲げ加減にしておく。6カ月間の長期の施術が必要であり、腓骨小頭部の圧迫固定を確実に行うと効果が著しい。

### 【治療期間】

　6カ月。

## すねが太くなる

### 【症状】

「太い脚」「大根脚」「ぞうさん脚」と呼ばれる症状で、主にすねと下腿三頭筋が太い脚を指す。

### 【原因】

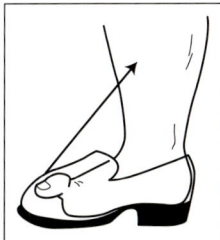

指が縮こまってもすねに余分な負担が伝わる

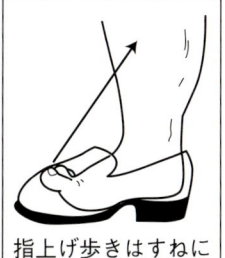

指上げ歩きはすねに余分な脂肪をつける

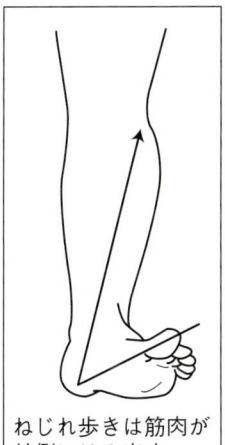

ねじれ歩きは筋肉が外側にはみ出す

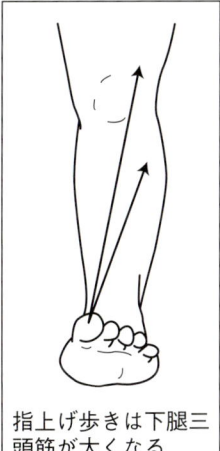

指上げ歩きは下腿三頭筋が太くなる

ヒールやパンプスを履き続ける、片寄った「環境学的条件」にあるOLは、靴が脱げないようにと足の指を上げて歩く癖が、知らないうちについてしまう（構造学的歪み）。外反母指・指上げ足で指の背にタコができている人は注意が必要。

この人たちの共通な歩き方の特徴となる指上げ歩きがひどくなると、すねや下腿三頭筋に余分な負担をかけることになり（過労学的損傷）、この部分の筋肉がより発達し、筋肉は疲労回復しようと脂肪を蓄え、筋肉の発達と脂肪の蓄積を繰り返し、次第に脚が太くなってくるのである。下腿部の筋肉疲労と共に瘀血状態が続き、より太くなってしまうのである。わかりやすく説明すると、2点歩行である足裏の不安定を補おうとして下腿部に余分な力が加わり、これが筋肉の発達、脂肪の蓄積を招く原因になっている。

## 【8方向の診断目安】

8方向の診断で患部のアンバランスと損傷度を知る

○「①〜⑤前・後・左・右・上下のアンバランス」 80％
（前・後・左・右・上下の「構造学的歪み」）

○「⑥⑦衝撃とねじれのアンバランス」 10％
（弱った足裏から繰り返される過剰な衝撃波とねじれ波による「過労学的損傷」）

○「⑧患部環境のアンバランス」 10％
（悪い歩き方や細い靴・仕事・スポーツなどで「構造学的歪み」や「過労学的損傷」が反復される「環境学的条件」）

## 【固定の方法】

損傷部位とその固定法

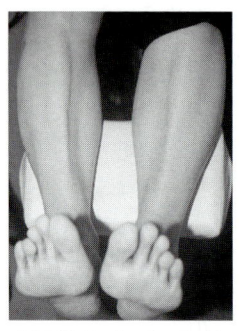

症例（指を上げて歩くとすねに負担がかかる）

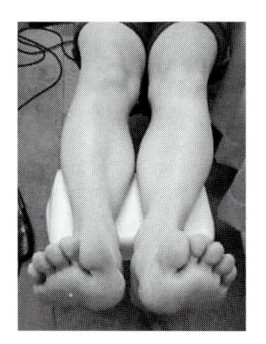

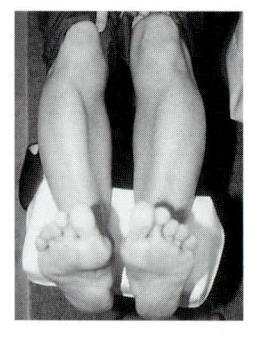

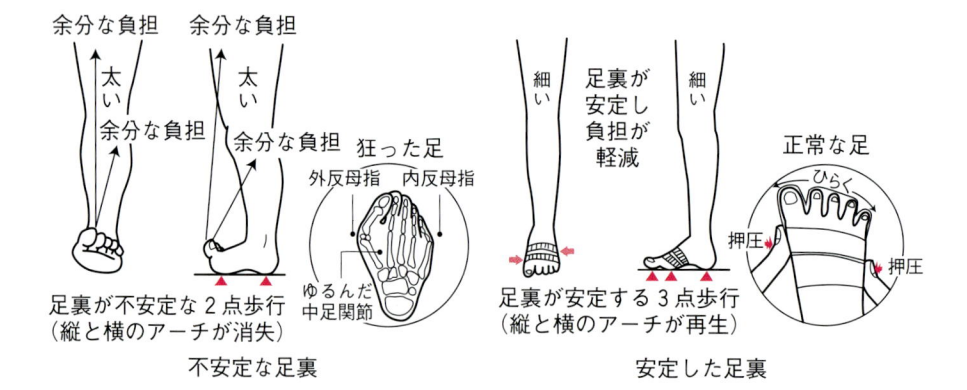

余分な負担　余分な負担
太い　太い
余分な負担　余分な負担　狂った足
外反母指　内反母指
ゆるんだ中足関節
足裏が不安定な2点歩行
（縦と横のアーチが消失）

不安定な足裏

細い　足裏が安定し負担が軽減　細い
正常な足
ひらく
押圧　押圧
足裏が安定する3点歩行
（縦と横のアーチが再生）

安定した足裏

　3裂のサラシ包帯1／2本と弾性包帯1本を用いて、下腿部に「ゲートル巻き」を行い、これを2〜3カ月間施すことで下腿部の硬縮筋や腱を弛緩させ、下腿を引き締める。

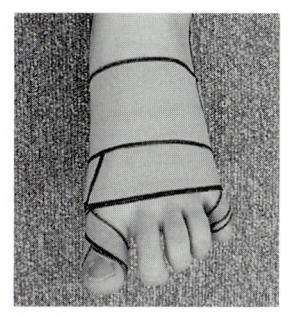

①「痛みを伴わない外反母指」のテーピング法を行う

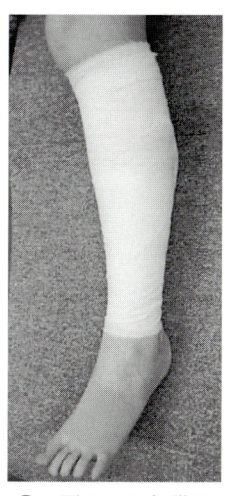

②3裂サラシ包帯を1/2本巻く

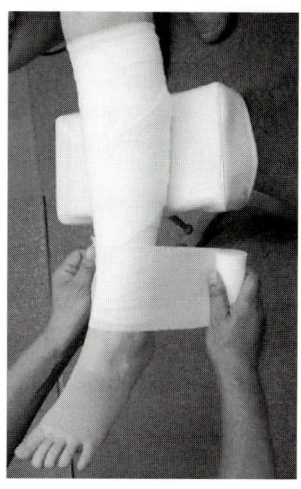

③その上に弾性包帯を巻く

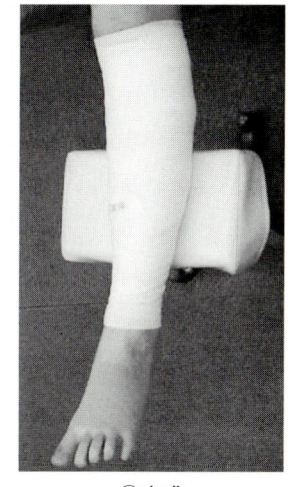

④完成

## 【治療のポイント】

　開脚運動で股関節と骨盤のバランスを整えて、上半身と下半身の血行をスムーズに回復。テーピング靴下で無理なく足裏のバランスを整える。安定した履物に変える。スニーカーを使用し、ヒールやパンプスは避ける。包帯固定で余分に付いた筋肉を落とす。足裏のバランスを整えて正しい歩行を促すことが最も重要であり効果的。

## 【治療期間】

　3カ月。

# 第12章

## 腰部の施術法

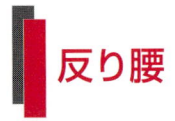

### 反り腰

**【症状】**

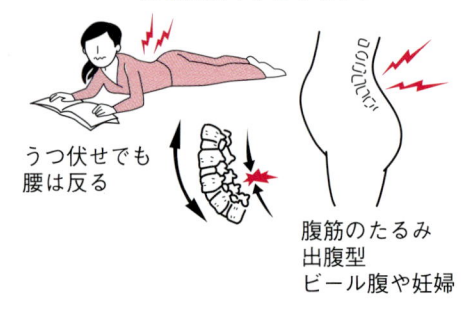

腰椎は反りすぎでもダメ
うつ伏せでも腰は反る
腹筋のたるみ
出腹型
ビール腹や妊婦

腰の反り（くぼみ）が著しい人で、うつ伏せになったり、うつ伏せで新聞を読んだりすると痛む症状。またいつもより長く寝ていたり、柔らかい布団で腰が反らされ痛むこともある。一般的には腹筋がたるみ、お腹に脂肪がついた「出っ腹」の状態をいい、俗に「出腹・出尻」と呼ばれている。ビール腹や妊婦にも良く起こる症状。また、電車の中で長く立っていても痛む。腹筋の弱い若い女性や子どもにも近年よく見られる腰痛の1つ。正座をさせ、頭を床につけ手を前に伸ばさせる（座位背伸ばしポーズ）。このとき腰椎がくぼんでいる人は反り腰と診断する。

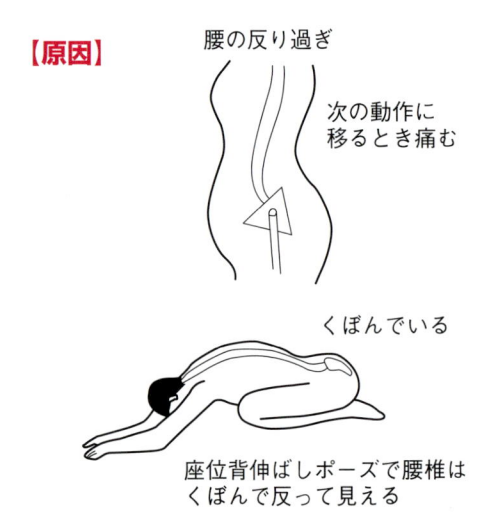

**【原因】**

腰の反り過ぎ
次の動作に移るとき痛む
くぼんでいる
座位背伸ばしポーズで腰椎はくぼんで反って見える

腰の反り過ぎで前側に重心が集中したことが最大原因となる痛み（前のアンバランス）。腰が前に反り過ぎる（構造学的歪み）と、重力の負担が腰椎の一部に集中する（過労学的損傷）。ここに負荷重が反復され（環境学的条件）、腰痛が発生する。

人間の身体は骨盤を要として、

その上に腰椎を中心に上半身がバランスよく乗っていることが必要。このバランスが前側に片寄っている場合を「前のアンバランス」と判断し「反り腰」または「前側重心痛」と呼んでいる。

### 【8方向の診断目安】
8方向の診断で患部のアンバランスと損傷度を知る
○「①前のアンバランス」 80%
(重心が前方移動した腰部の「構造学的歪み」)
○「⑥衝撃のアンバランス」 10%
(足裏の不安定が介達外力となる過剰な衝撃波による「構造学的損傷」)
○「⑧患部環境のアンバランス」 10%
(片寄った姿勢や仕事・スポーツなどで、「構造学的歪み」や「過労学的損傷」が反復される「環境学的条件」)

### 【固定の方法】
損傷部位とその固定法

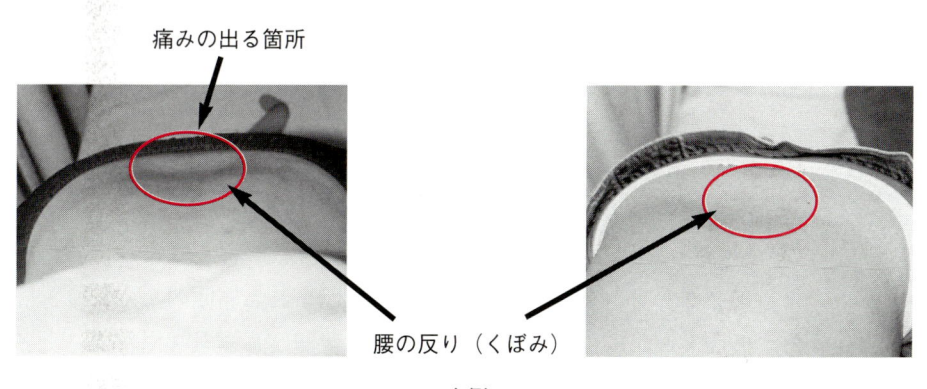

痛みの出る箇所

腰の反り（くぼみ）

症例

　負担度（破壊力）より安静度（回復力）が上回る適量の固定を3週間施すことで患部の硬縮筋や腱を弛緩させる。または、損傷した軟部組織や骨組織を安静に保つことで患部の環境条件の回復を図り、自然治癒力を発揮させる。なお、症状がひどい場合は、1～2カ月間の固定が必要。

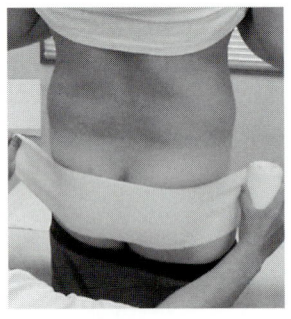

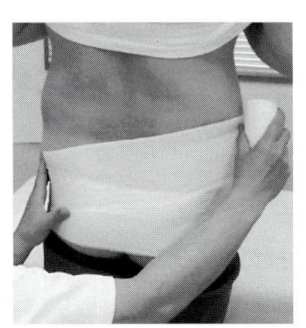

①股関節から巻き始める　　②スジカイ巻きで骨盤全体を固定

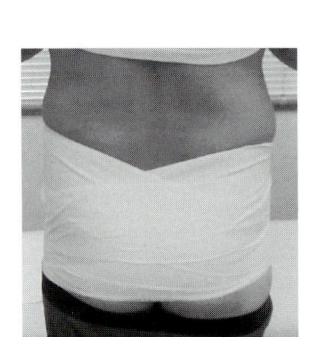

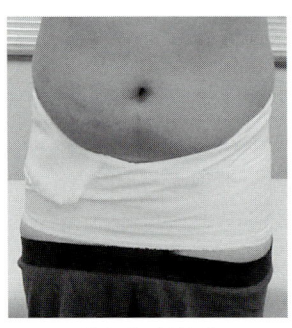

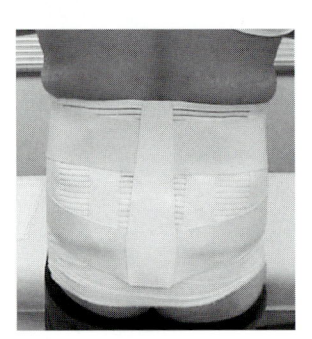

③完成（後側）　　④完成（前側）　　⑤症状がひどい場合は、サラシの上に専用コルセットを巻く

**【治療のポイント】**
　「座位背伸ばしポーズ」や背臥位で行う「膝抱え込みポーズ」の腰痛体操（巻末付録p.290）に腹圧を加えながら、反った腰椎を正常な位置に戻す。朝起きる前2〜3分、夜寝る前に2〜3分、いずれも布団の上で行うと簡単にできる。低周波を足部に当てる場合は、座位背伸ばしポーズで行う。カイロプラクティックが効果的。どのアンバランスが最大原因になっているかを判断した上で、損傷の程度により固定の適量またはコルセットの使用や期間を決定する。

**【治療期間】**
　2カ月。

# 曲がり腰

## 【症状】

腰椎は曲がりすぎてもダメ

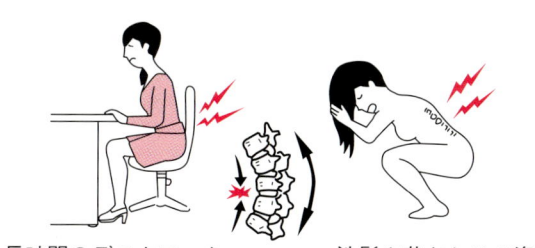

長時間のデスクワーク　　洗髪や草むしりの姿勢

曲がり腰とは腰全体が丸く曲がっている状態を言い、長時間のデスクワークや車の運転などで、腰が痛む症状。曲がっている人は、草むしりや洗髪だけでも痛みが出てくる。昔は重労働の畑仕事でこの曲がり腰になり、腰の曲がった人が圧倒的に多く、杖をつく老人も多かった。近年は農作業の改善や早めの治療でこのような極端に曲がった人は見られなくなった。正座をさせ頭を床につけ、手を前に伸ばさせる（座位背伸ばしポーズ）。このとき、腰椎が出っ張っている人は曲がり腰と診断する。

## 【原因】

腰の曲がり過ぎ

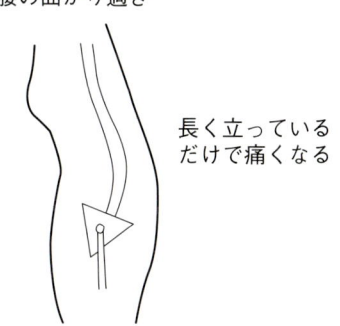

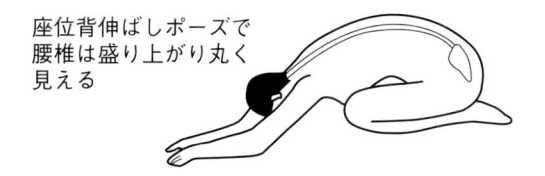

長く立っているだけで痛くなる

座位背伸ばしポーズで腰椎は盛り上がり丸く見える

腰の曲がり過ぎで後ろ側に重心が集中したことが最大原因となる痛み。腰が後ろに曲がり過ぎる（構造学的歪み）と、重力の負担が腰椎の一部に集中し（過労学的損傷）、ここに負荷重が反復され（環境学的条件）、腰痛が発生する。

人間の身体は骨盤を要として、その上に腰椎を中心に上半身がバランスよく乗っていることが必要。このバランスが後ろ側に片寄っている場合を「後のアンバランス」と判断し「曲がり腰」または「後ろ側重心痛」と呼んでいる。

### 【8方向の診断目安】

8方向の診断で患部のアンバランスと損傷度を知る

○「②後のアンバランス」 80％
（重心が後方移動した腰部の「構造学的歪み」）

○「⑥衝撃のアンバランス」 10％
（足裏の不安定が介達外力となる過剰な衝撃波による「過労学的損傷」）

○「⑧患部環境のアンバランス」 10％
（片寄った姿勢や仕事・スポーツなどで、「構造学的歪み」や「過労学的損傷」が反復される「環境学的条件」）

### 【固定の方法】

損傷部位とその固定法

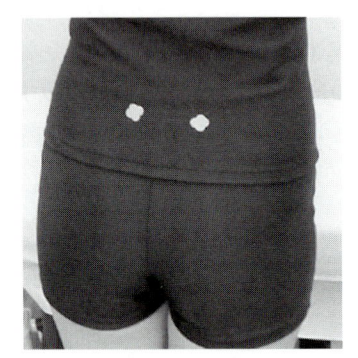

痛みの出る箇所 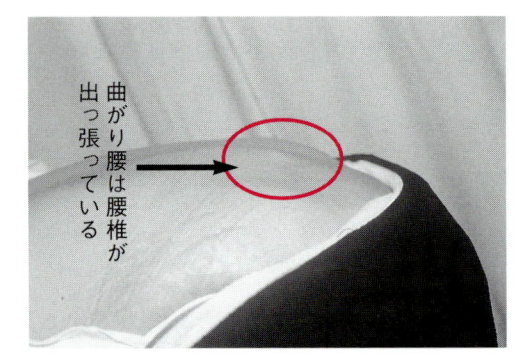　　　　　　　　　　症例

曲がり腰は腰椎が出っ張っている

　負担度（破壊力）より安静度（回復力）が上回る適量の固定を3週間施すことで患部の硬縮筋や腱を弛緩させる。または、損傷した軟部組織や骨組織を安静に保つことで患部の環境条件の回復を図り、自然治癒力を発揮させる。なお、症状がひどい場合は、1～2カ月間の固定が必要。

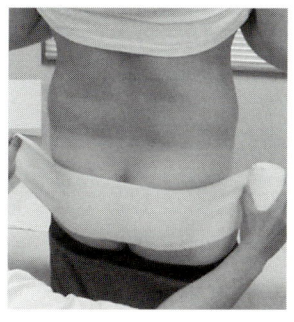

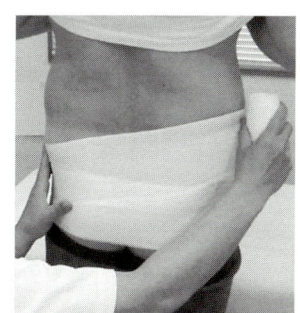

①股関節から巻き始める　②スジカイ巻きで骨盤全体を固定

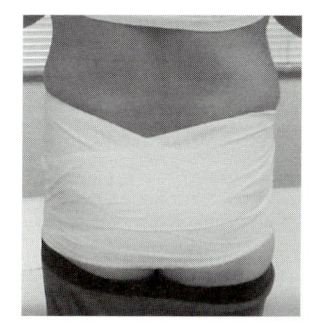

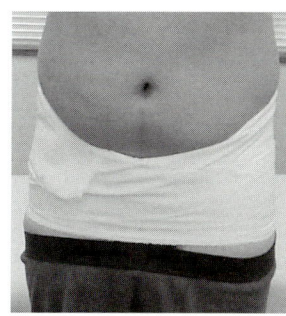

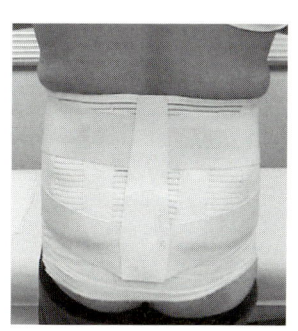

③完成（後側）　④完成（前側）　⑤症状がひどい場合は、サラシの上に専用コルセットを巻く

### 【治療のポイント】

　カイロプラクティックが効果的だが、損傷の程度で決定。どのアンバランスが最大原因になっているかを判断した上で、損傷の程度により適量のサラシ固定またはコルセットの使用や期間を決定する。

### 【治療期間】

　2カ月。

## 左側重心痛

### 【症状】

長時間の立仕事片寄った生活が最大原因となる痛み

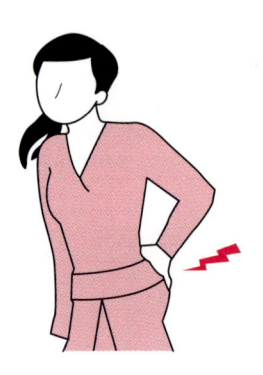

左側に痛みが起こる人で、左側だけに体重や重心が集中した歩き方や、スポーツ、片寄った作業を続けているために起こる症状。重心が左側に片寄っていると、左側の骨盤が高くなったり、左の背筋も発達する。

病的には腰椎の左横突起が長すぎて骨盤と当たり、痛みが出る「リチャード氏病」がある。人によっては左側の腰椎と左後腸骨棘との間が狭く見える場合がある。

左足及び左側重心だけの場合は下肢に長短差はあまり見られないが、これに「力点」「支点」「作用点」のねじれが加わると左下肢が短縮して見える。

### 【原因】

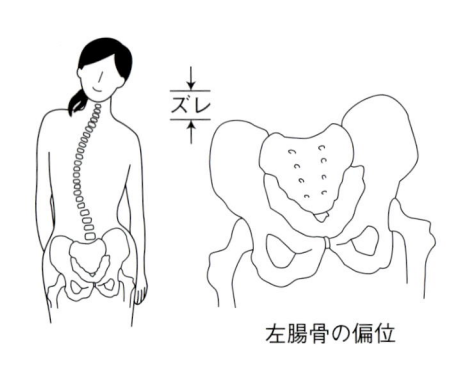

左腸骨の偏位

左側に重心が集中したこと（構造学的歪み）が最大の原因となる痛み。左側に重心が集中し過ぎると、重力の負担が腰椎の左側一部に集中し（過労学的損傷）、ここに負荷重が反復され（環境学的条件）、腰痛が発生する。人間の身体は骨盤を要として、その上に腰椎を中心に上半身がバランスよく乗っていることが必要。このバランスが左側に片寄っている場合を「左のアンバランス」と判断し（左側重心痛）と呼んでいる。

## 【8方向の診断目安】

8方向の診断で患部のアンバランスと損傷度を知る

○「③左のアンバランス」 80%
(重心が左側に移動した腰部の「構造学的歪み」)

○「⑥⑦衝撃やねじれのアンバランス」 10%
(足裏の不安定が介達外力となる過剰な衝撃波やねじれ波による「過労学的損傷」)

○「⑧患部環境のアンバランス」 10%
(片寄った歩行や姿勢・スポーツなどで、「構造学的歪み」や「過労学的損傷」が反復される「環境学的条件」)

## 【固定の方法】

損傷部位とその固定法

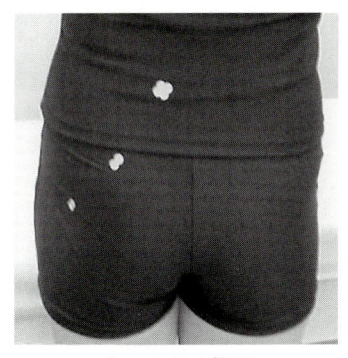

痛みの出る箇所 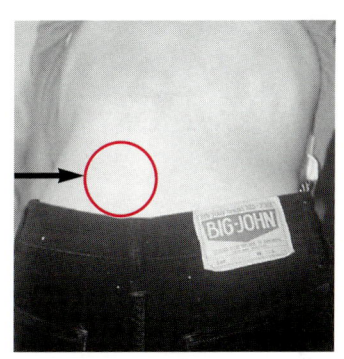　　　　　　症例

　負担度(破壊力)より安静度(回復力)が上回る適量の固定を3週間施すことで患部の硬縮筋や腱を弛緩させる。または、損傷した軟部組織や骨組織を安静に保つことで患部の環境条件の回復を図り、自然治癒力を発揮させる。なお、症状がひどい場合は1〜2カ月間の固定が必要。

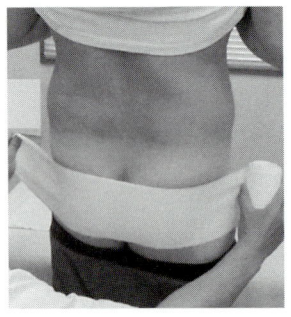

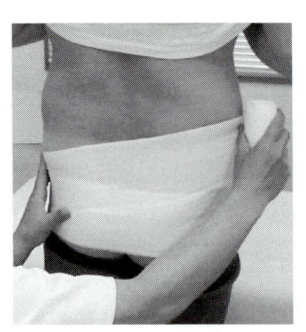

①股関節から巻き始める　②スジカイ巻きで骨盤全体を固定

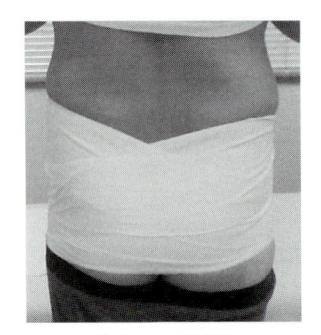

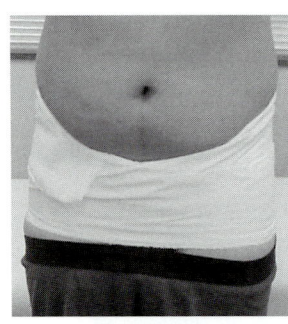

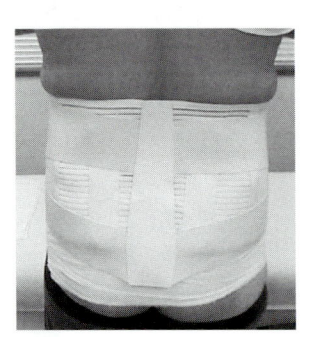

③完成（後側）　④完成（前側）　⑤症状がひどい場合は、サラシの上に専用コルセットを巻く

**【治療のポイント】**

　８方向の診断を行い、固定を優先した施術を行う。カイロプラクティックは効果的であるが、損傷の度合いに合わせて強弱を決める。

**【治療期間】**

　２カ月。

# 右側重心痛

## 【症状】

　右側に痛みが起こる人で、右側だけに体重や重心が集中した歩き方や、スポーツ、片寄った作業を続けているために起こる症状。重心が右側に片寄っていると、右側の骨盤が高くなってしまったり、右の背筋も発達する。

　病的には同じように腰椎の右横突起が長すぎて骨盤と当たり、痛みが出る「リチャード氏病」がある。人によっては右側の腰椎と右後腸骨棘との間が狭く見える場合がある。

　このほか右側の痛みは、一般的に歩行時右足で重心を多く取る場合が多いので、踵からの突き上げ「過剰な衝撃波」が加わり、痛むことが多い。

　右足及び右側重心だけの場合は下肢に長短差はあまり見られない。

## 【原因】

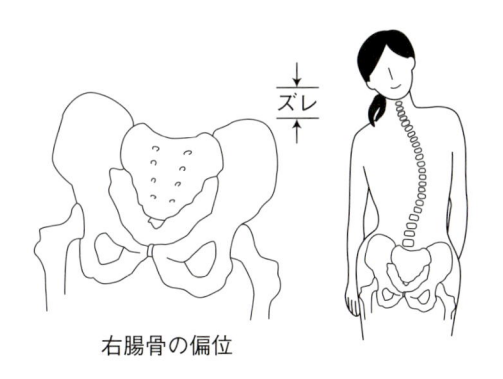

　右側に重心が集中したこと（構造学的歪み）が最大の原因となる痛み。右側に重心が集中し過ぎると、重力の負担が腰椎の右側の一部に集中し（過労学的損傷）、ここに負荷重が反復され（環境学的条件）、腰痛が発生する。人間の身体は骨盤を要として、その上に腰椎を中心に上半身がバランスよく乗っていることが必要であるが、このバランスが右側に片寄っている場合を「右のアンバランス」と判断し（右側重心痛）と呼んでいる。

右腸骨の偏位

## 【8方向の診断目安】

8方向の診断で患部のアンバランスと損傷度を知る

○「④右のアンバランス」 80％
（重心が右側に移動した腰部の「構造学的歪み」）

○「⑥⑦衝撃やねじれのアンバランス」 10％
（足裏の不安定が介達外力となる過剰な衝撃波やねじれ波による「過労学的損傷」）

○「⑧患部環境のアンバランス」 10％
（片寄った姿勢や仕事・スポーツなどで、「構造学的歪み」や「過労学的損傷」が反復される「環境学的条件」）

## 【固定の方法】

損傷部位とその固定法

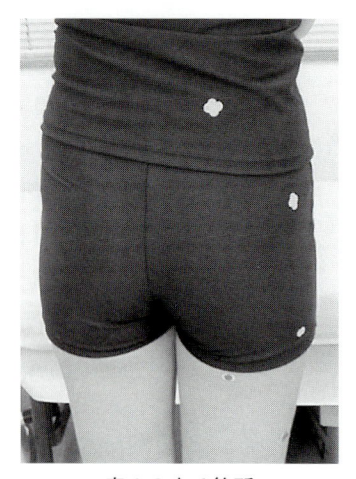

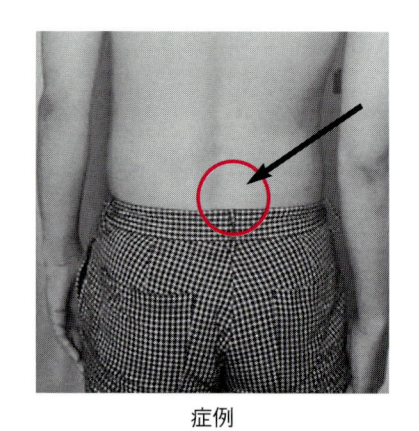

痛みの出る箇所　　　　　症例

　負担度（破壊力）より安静度（回復力）が上回る適量の固定を3週間施すことで患部の硬縮筋や腱を弛緩させる。または、損傷した軟部組織や骨組織を安静に保つことで患部の環境条件の回復を図り、自然治癒力を発揮させる。なお、症状がひどい場合は1～2カ月間の固定が必要。

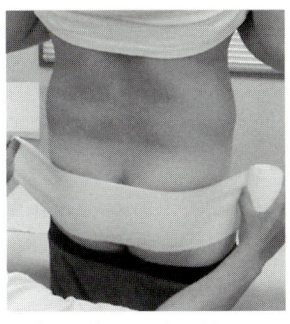

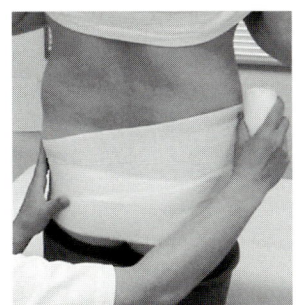

①股関節から巻き始める　②スジカイ巻きで骨盤全体を固定

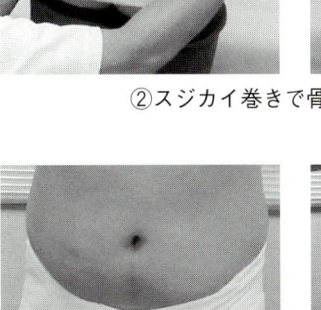

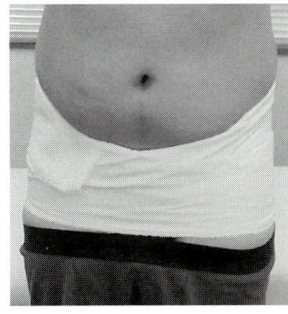

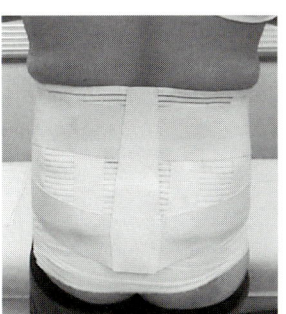

③完成（後側）　④完成（前側）　⑤症状がひどい場合は、サラシの上に専用コルセットを巻く

### 【治療のポイント】

　8方向の診断を行い、固定を第一優先する。たとえ、上半身が傾いていたとしても6カ月程度の固定をすると姿勢が正常に戻る。
　カイロプラクティックは効果的だが、ヘルニア・すべり症・分離症を合併している場合が多いので充分注意する。

### 【治療期間】

　2カ月。

## 弯曲消失の腰痛

**【症状】**

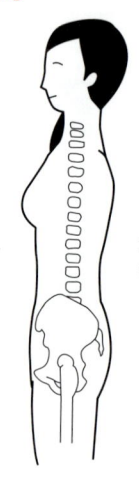

生理的な弯曲を失った腰は衝撃をまともに受けてしまう

　生理的弯曲の消失した腰椎を呈している。骨盤に対して腰椎の角度が直線的な体型になっているために起こる症状で、座位背伸ばしポーズで判断しやすい。

　生まれつき腰椎が真っ直ぐな場合と、骨盤が小さいわりに上半身が太り過ぎて生理的弯曲が消失してしまう場合とがある。踵をつき過ぎる歩行やジョギング、スポーツなどで過剰な衝撃波により痛みが起ここる。腰に負荷重が続くと痛むのが特徴で、繰り返していると次第に変形が進行し、骨損傷を招く。

**【原因】**

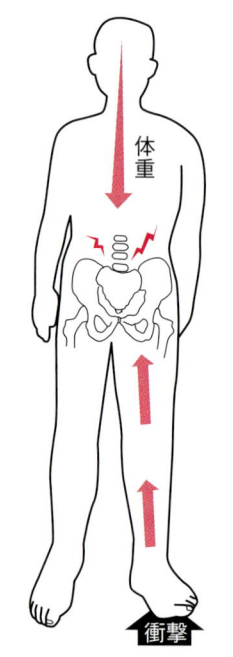

体重
衝撃

足からの衝撃と上半身の体重の両方が腰に無理を与え続けて痛みが発生する

　腰椎が真っ直ぐ過ぎて（生理的弯曲の消失）真ん中に重心が集中することが最大の原因となる痛み。脊椎は本来弯曲していて、上下からの負担を逃したり、吸収したりしているわけであるが、生理的弯曲が消失してしまうと（構造学的歪み）、重力の負担が腰椎の中心部に集中し（過労学的損傷）、ここに負荷重が反復され（環境学的条件）、腰痛が発生する。人間の身体は骨盤を要として、その上に腰椎を中心に上半身がバランスよく乗っていることが必要。このバランスが真中に片寄っている場合を「上下のアンバランス」と判断し「中心重心痛」と呼んでいる。

## 【8方向の診断目安】

8方向の診断で患部のアンバランスと損傷度を知る

○「⑤上下のアンバランス」 80%
(重心が中心部に移動した腰部の「構造学的歪み」)

○「⑥衝撃のアンバランス」 10%
(足裏の不安定が介達外力となる、過剰な衝撃波による「過労学的損傷」)

○「⑧患部環境のアンバランス」 10%
(片寄った姿勢や仕事・スポーツなどで、「構造学的歪み」や「過労学的損傷」が反復される「環境学的条件」)

## 【固定の方法】

損傷部位とその固定法

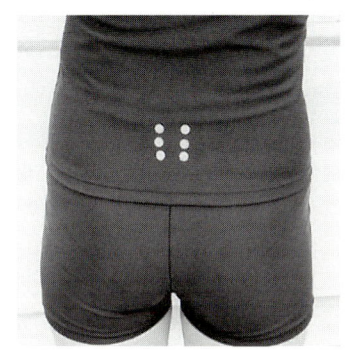

痛みの出る箇所 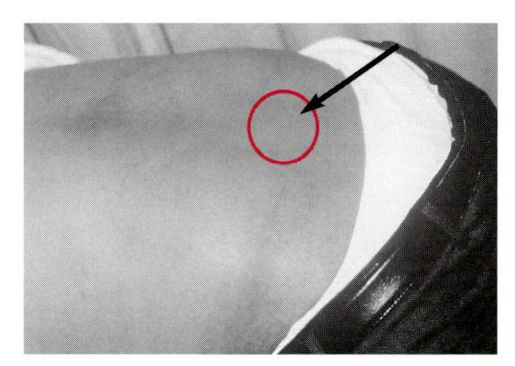　　　　　　　　症例

　負担度(破壊力)より安静度(回復力)が上回る適量の固定を2カ月間施すことで患部の硬縮筋や腱を弛緩させる。または、損傷した軟部組織や骨組織を安静に保つことで患部の環境条件の回復を図り、自然治癒力を発揮させる。なお、症状がひどい場合は4～6カ月間の固定が必要。

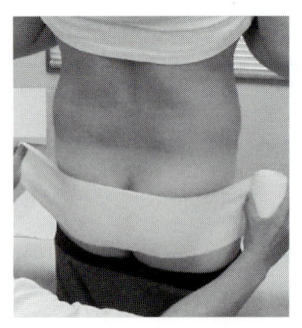

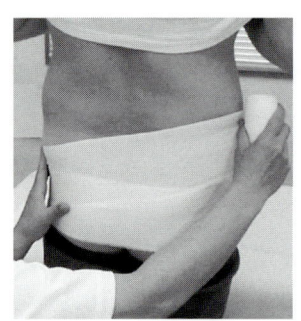

①股関節から巻き始める　②スジカイ巻きで骨盤全体を固定

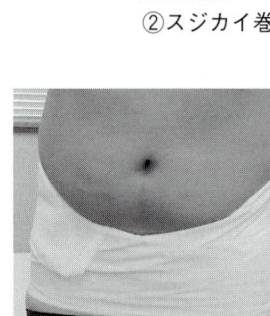

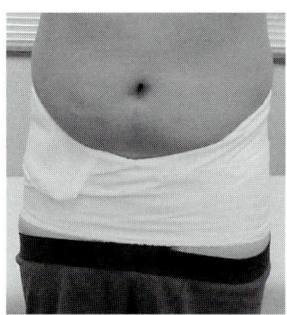

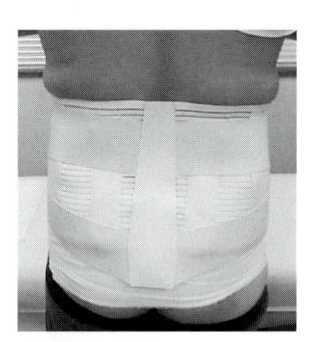

③完成（後側）　④完成（前側）　⑤症状がひどい場合は、サラシの上に専用コルセットを巻く

**【治療のポイント】**

　軟骨組織や骨組織を損傷している場合が多いので固定を優先する。カイロプラクティックは危険。過剰な衝撃を吸収するため、クッション性の高い靴や「人工筋肉素材の免震インソール」を使用するとよい。

　治りにくい場合は、勇気を出して固定と期間を増す。この加算していく考え方が重要。固定により過剰仮骨の吸収を促すことがポイントとなる。

**【治療期間】**

　4カ月。

## 衝撃による腰痛

### 【症状】

　負傷の瞬間を特定できない、また原因がはっきりしていないにも関らず、X線やMRIによる画像診断で初めて腰椎ヘルニア・分離症、すべり症、腰椎狭窄症、腰椎圧迫骨折などの診断をされる症状。これらは一種の疲労骨折で、主に骨組織の損傷である。ぎっくり腰もすでに変形している所に瞬間的な荷重が集中して起こる症状であり、繰り返していると骨の変形が進み、下肢にしびれ感や坐骨神経痛の症状や痛みが出る。このような場合、外反母指や指上げ足など重心の踵移動による「過剰な衝撃波」（踵のつき過ぎ）があるので必ず足裏から診断しなければならない。

### 【原因】

　腰部における、前・後・左・右・上下の「構造学的歪み」のいずれかに、足裏の不安定（免震機能の低下した足）からの過剰な衝撃波による「過労学的損傷」が反復介達外力となり、これに上半身の重さや負荷重が腰に繰り返される悪い歩き方やスポーツなど片寄った生活環境が反復性となる「環境学的条件」が加わったことが原因である。このメカニズムがヘルニア、分離症、すべり症などの疲労骨折を発生させる。

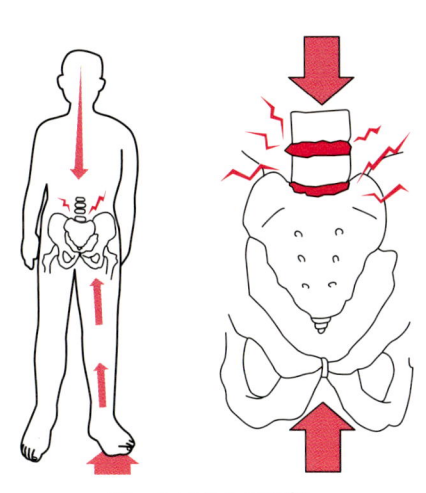

**弱った足からの衝撃**
変形や腰椎ヘルニアは足からの過剰な衝撃が原因でX線像では腰椎の間が狭くなっている。分離症、滑り症、椎間板ヘルニアは疲労骨折である

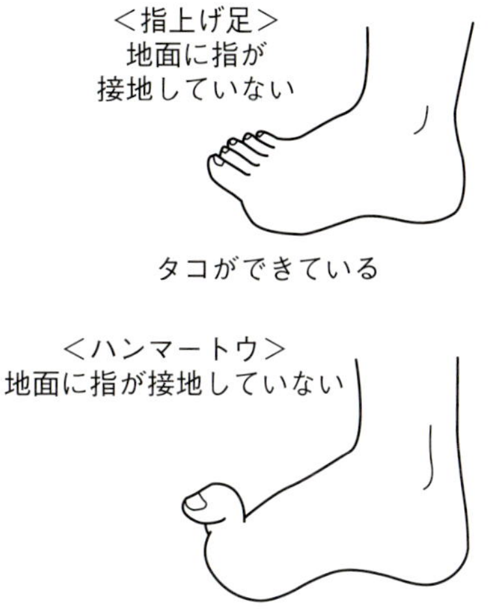

＜指上げ足＞
地面に指が接地していない

タコができている

＜ハンマートウ＞
地面に指が接地していない

**クッション作用の低下（ヒールストライク）**
　指の付け根で歩き、重心が踵に移動する。特に分離症、滑り症の足を調べると小指が地面に接地していないことがわかる

### 【8方向の診断目安】
８方向の診断で患部のアンバランスと損傷度を知る
○「①〜⑤までのアンバランス」 10％
（前・後・左・右・上下の「構造学的歪み」のいずれか）
○「⑥衝撃のアンバランス」 80％
（足裏の不安定が介達外力となる、過剰な衝撃波による「過労学的損傷」）
○「⑧患部環境のアンバランス」 10％
（片寄った姿勢や仕事・スポーツなどで、「構造学的歪み」や「過労学的損傷」が反復される「環境学的条件」）

### 【固定の方法】
損傷部位とその固定法

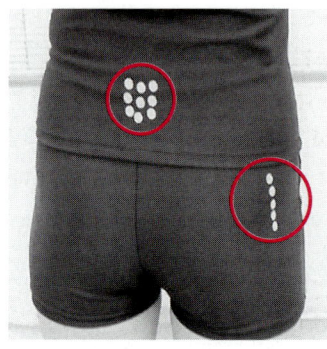

痛みの出る箇所 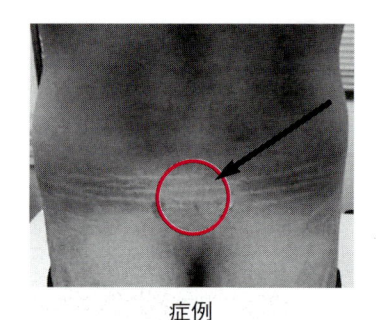　　　　　症例

　負担度（破壊力）より安静度（回復力）が上回る適量の固定を３カ月施すことで患部の硬縮筋や腱を弛緩させる。または、損傷した軟部組織や骨組織を安静に保つことで患部の環境条件の回復を図り、自然治癒力を発揮させる。なお、症状がひどい場合は４〜６カ月間の固定が必要。

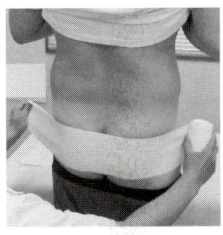

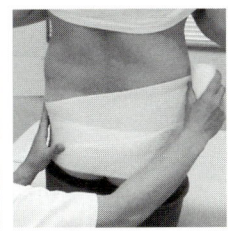

①股関節から巻き始める　②スジカイ巻きで骨盤全体を固定　③1本目完成（後側）

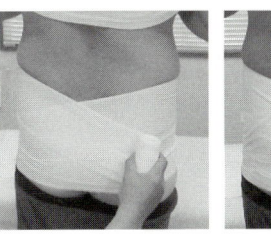

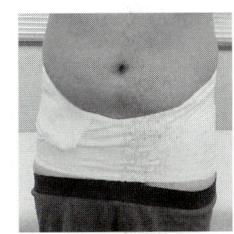

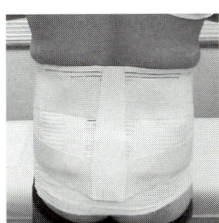

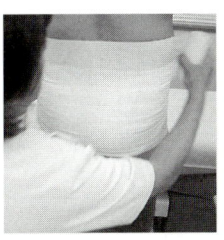

③1本目完成（前側）　④さらに2本目のサラシを巻く

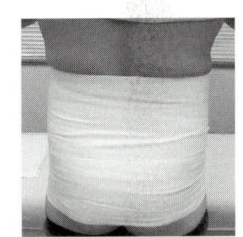

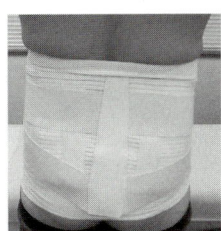

⑤2本目完成　⑥症状がひどい場合は、サラシ2本巻いた上に専用コルセットを装着

### 【治療のポイント】

　外反母指や指上げ足など足裏の不安定に伴う重心の踵移動を把握し、地面からの「過剰な衝撃波」を吸収・無害化するため、クッション性の高い靴と共に「人工筋肉素材の免震インソール」を使用する。

　カイロプラクティックなどによる強い矯正は逆効果。固定を徹底的に行う。固定の重要性を患者に理解させ、継続的に腰部の安静固定を図ることが施術者の能力。

### 【治療期間】

　4カ月。

# ねじれによる腰痛

## 【症状】

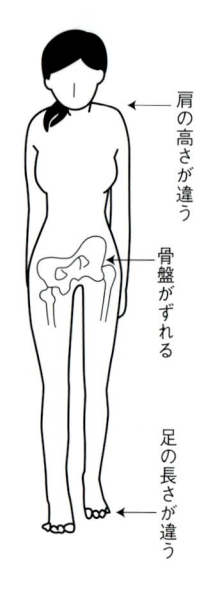

肩の高さが違う
骨盤がずれる
足の長さが違う

　負傷の瞬間を特定できないまま、また原因がはっきりしないまま発生した、慢性的な腰痛、左側の腰痛、左側の仙腸関節から尾骨や大腿側面への痛みなど、主に軟部組織の損傷である。X線やMRIによる画像診断では異常が見つけられない場合が多く、カイロプラクティックにおける経験的判断や触診、さらには画像診断で、骨盤や仙腸関節のズレが確認でき、下肢の長短差もはっきり起こってくる症状である。このような場合、外反母指や指上げ足などから重心の踵移動による「過剰なねじれ」があるので必ず足裏から診断しなければならない。

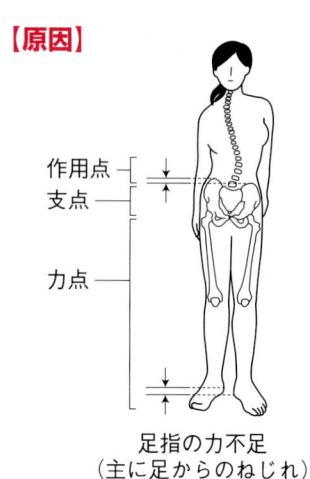

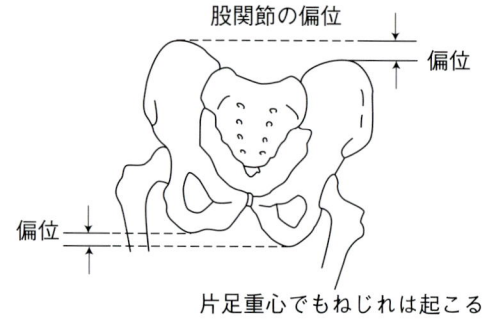

## 【原因】

作用点
支点
力点

足指の力不足
（主に足からのねじれ）

股関節の偏位
偏位
偏位

片足重心でもねじれは起こる

**腰における必要以上のねじれとは**
歩行時足先は外側へ必要以上にながれてしまい、ペンギンのような歩き方になってしまう。このねじれのストレスが骨盤にまで及ぶ場合をカテゴリー3という。外反母指、指上げ足のひどい側に発生する。

　腰部における、前・後・左・右・上下の「構造学的歪み」のいずれかに、足裏の不安定（外反母指・指上げ足などで足先が外方向へ流れる歩き方）から、過剰なねじれの「過労学的損傷」が介達外力となり、腰に負荷重が反復される悪い歩き方やスポーツなど片寄った生活「環境学的条件」が加わったことが原

因となる。過剰なねじれとは、下肢が力点、股関節が支点、腰椎や骨盤、仙腸関節が作用点となり、その作用点の上部は反作用点となるため、相反するねじれのストレスが発生するメカニズムをいう。

### 【8方向の診断目安】
8方向の診断で患部のアンバランスと損傷度を知る
○「①〜⑤までのアンバランス」 10%
(前・後・左・右・上下の「構造学的歪み」)のいずれか)
○「⑦ねじれのアンバランス」 80%
(足裏の不安定が介達外力となる過剰なねじれ波による「過労学的損傷」)
○「⑧患部環境のアンバランス」 10%
(片寄った姿勢や仕事、スポーツなどで、「構造学的歪み」や「過労学的損傷」が反復される「環境学的条件」)

### 【固定の方法】
損傷部位とその固定法

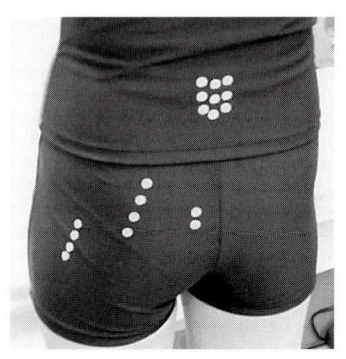

痛みの出る箇所 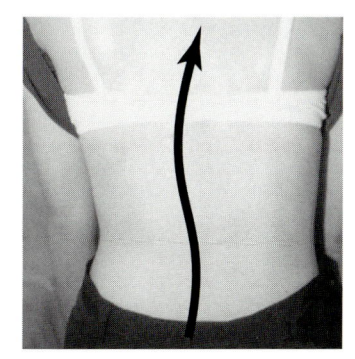　　　　　症例

　負担度(破壊力)より安静度(回復力)が上回る適量の固定を1カ月施すことで患部の硬縮筋や腱を弛緩させる。または、損傷した軟部組織や骨組織を安静に保つことで患部の環境条件の回復を図り、自然治癒力を発揮させる。なお、症状がひどい場合は2〜3カ月間の固定が必要。

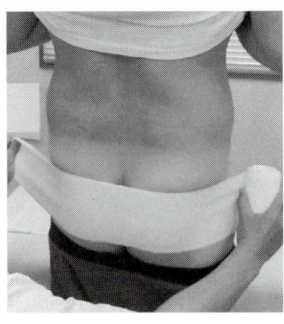

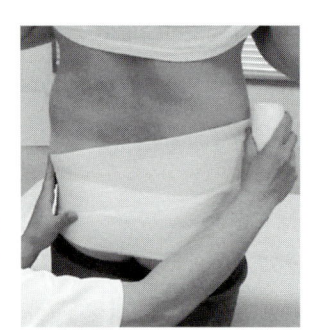

①股関節から巻き始める　②スジカイ巻きで骨盤全体を固定

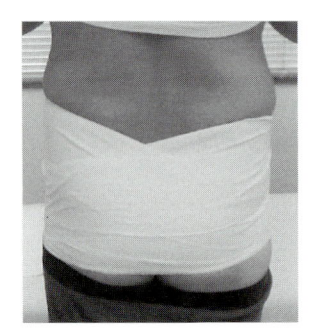

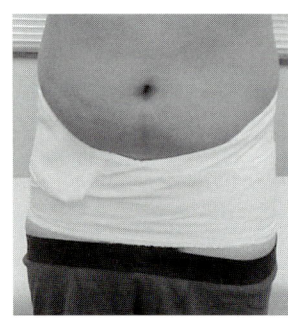

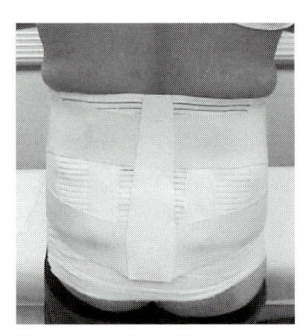

③完成（後側）　④完成（前側）　⑤症状がひどい場合は、サラシの上に専用コルセットを巻く

### 【治療のポイント】

　カイロプラクティックが効果的であるが、損傷が著しい場合はソフトに行う。術後、仙腸関節及び股関節を固定すると効果的。ねじれのメカニズムを知り、免震インソールや過剰なねじれを防ぐ3本指のテーピング靴下を使用する。左足のリスフラン関節の亜脱臼を術後、「痛みを伴わない外反母指」のテーピング法を施し足裏から腰部のバランスを整える。

### 【治療期間】

　2カ月。

## 環境条件痛

**【症状】**

　負傷の瞬間を特定できないが、長時間のデスクワークや立ち仕事・中腰での作業、コンクリートなど固い床での安全靴、ヒールを履いての歩行や仕事、過激なスポーツなど偏った環境条件を繰り返すことによって起こった腰痛である。わずかなことですぐに痛くなり、安静にしていると治る、を繰り返す症状。

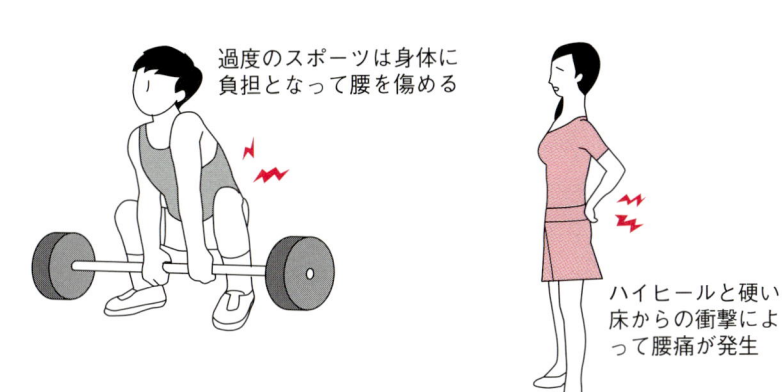

過度のスポーツは身体に負担となって腰を傷める

ハイヒールと硬い床からの衝撃によって腰痛が発生

**【原因】**

　環境条件痛には肉体的ストレス、または精神的ストレスにより、潜在的な損傷による痛みが発生するものである。潜在的な原因として、(前)・(後)・(左)・(右)・(上下)の「構造学的歪み」と、(衝撃)・(ねじれ)の「過労学的損傷」のいずれかがすでに存在し、これに「環境学的条件」における肉体的、または精神的ストレスが加わることが最大原因となった痛みである。肉体的ストレスとは、主に重力の負担が身体に作用しているのに対し、精神的ストレスとは、心の負担が身体に作用していることをいう。

### 【8方向の診断目安】

8方向の診断で患部のアンバランスと損傷度を知る

○「①〜⑦までのアンバランス」 20％
（前・後・左・右・上下の「構造学的歪み」と、衝撃波・ねじれ波の「過労学的損傷」）

○「⑧患部環境のアンバランス」 80％
（片寄った姿勢や仕事・スポーツなどで、「構造学的歪み」や「過労学的損傷」が反復される「環境学的条件」）

### 【固定の方法】

損傷部位とその固定法

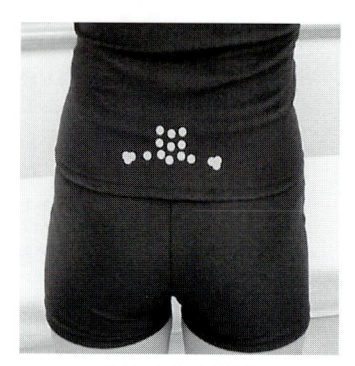

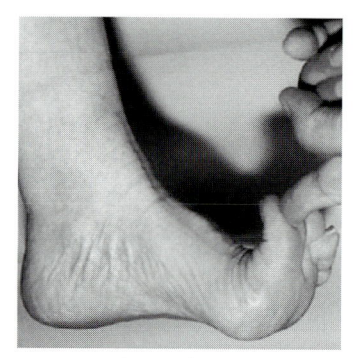

痛みの出る箇所　　　　　症例（指上げ足が原因）

　生活環境条件を整え、負担度（破壊力）より安静度（回復力）が上回る適量の固定を1カ月施すことで患部の硬縮筋や腱を弛緩させる。または、損傷した軟部組織や骨組織を安静に保つことで患部の環境条件の回復を図り、自然治癒力を発揮させる。なお、症状がひどい場合は1〜2カ月間の固定が必要。

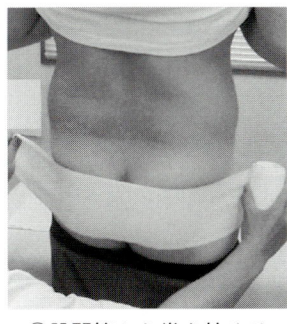

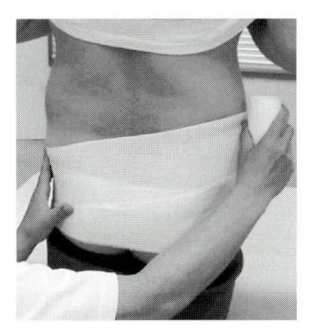

①股関節から巻き始める　　②スジカイ巻きで骨盤全体を固定

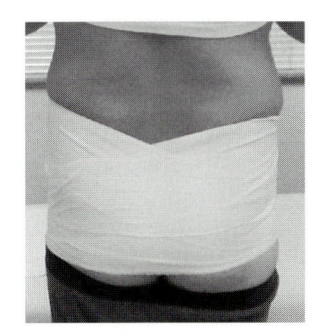

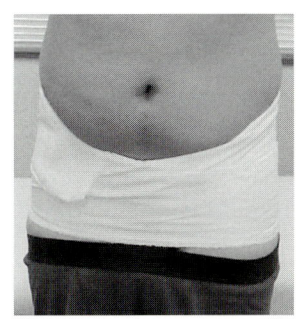

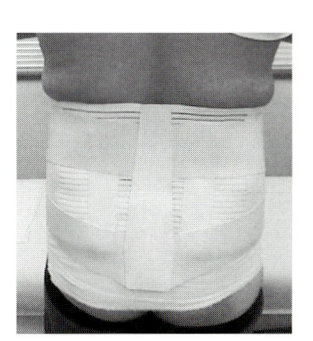

③完成（後側）　　④完成（前側）　　⑤症状がひどい場合は、サラシの上に専用コルセットを巻く

**【治療のポイント】**
　最大原因となる生活環境条件のアンバランスをつきとめ、その環境を改善する。カイロプラクティックは効果があるが、いずれも損傷度に合わせる経験的判断が必要。

**【治療期間】**
　1カ月。

# ぎっくり腰

## 【症状】

　ぎっくり腰を起こす人たちの半数以上に数日前から予感がある。腰の歪みを本能的に感じ取っているからだ。通常は洗面など中腰になったときや荷物を持ち上げようとしたとき、歪みの一部に負荷重が集中し、急激に痛みを生ずる。また、咳やくしゃみをした瞬間ギクッとした激痛に襲われ、中には倒れたままの姿勢で身動きできないものまである。

　ぎっくり腰を起こす前兆に、背部の疲労感や筋肉の緊張がある。この場合、外反母指や指上げ足などによる免震機能の低下があるので、必ず足裏から診断しなければならない。

## 【原因】

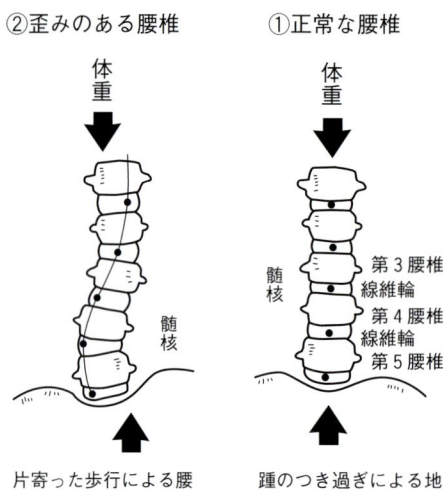

②歪みのある腰椎
体重
髄核
片寄った歩行による腰椎の歪みの部分に地面からの衝撃（ヒールストライク）が繰り返し加わると腰部に変形、老化を起こす。腰椎に変形、老化を起こす。

①正常な腰椎
体重
髄核
第3腰椎
線維輪
第4腰椎
線維輪
第5腰椎
踵のつき過ぎによる地面からの衝撃（ヒールストライク）も正常であれば大丈夫。

　前・後・左・右・上下の「構造学的歪み」のいずれかがあると、その歪みの部分に負荷重、つまり足裏から「過剰な衝撃波やねじれ波」の「過労学的損傷」が瞬間的または繰り返され、限界を超えたとき、軟骨や軟部組織が耐え切れず破壊と共にギクッとなる。潜在的な損傷が90％蓄積されている。

　ぎっくり腰は単に靱帯を痛めたものから、椎間板などの軟骨を痛めるものまである。このとき10％のぎっくり腰を起こすような姿勢、仕事、疲労、ストレスが生活における「環境学的条件」となる。構造医学・過労医学・環境医学、この3つの理論から原因を追究しなければ、医学的な診断として成立しないのである。

## 【8方向の診断目安】

8方向の診断で患部のアンバランスと損傷度を知る

○「①〜⑤までのアンバランス」 40％
（前・後・左・右・上下の「構造学的歪み」のいずれか）

○「⑥⑦衝撃やねじれのアンバランス」 50％
（足裏の不安定が介達外力となる、過剰な衝撃波やねじれ波による「過労学的損傷」）

○「⑧患部環境のアンバランス」 10％
（片寄った姿勢や仕事・スポーツなどで、「構造学的歪み」や「過労学的損傷」が反復される「環境学的条件」）

## 【固定の方法】

損傷部位とその固定法

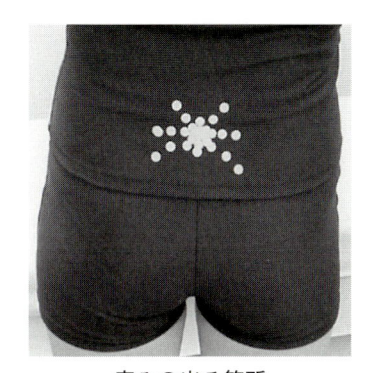

痛みの出る箇所

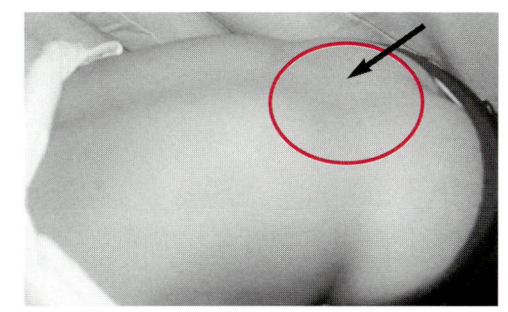

症例（腰椎に伸びた毛がある場合は、数年〜10年前の損傷跡である場合が多い）

　生活環境条件を整え、負担度（破壊力）より安静度（回復力）が上回る適量の固定を1〜2カ月間施すことで患部の硬縮筋や腱を弛緩させる。または、損傷した軟部組織や骨組織を安静に保つことで患部の環境条件の回復を図り、自然治癒力を発揮させる。なお、症状がひどい場合は3〜4カ月間の固定が必要。

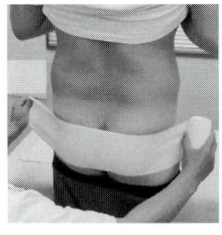

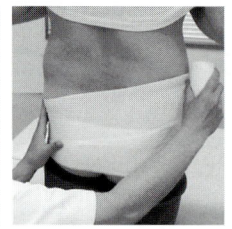

①股関節から巻き始める　②スジカイ巻きで骨盤全体を固定　③１本目完成（後側）

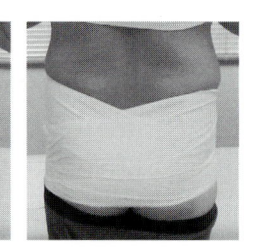

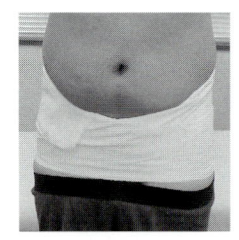

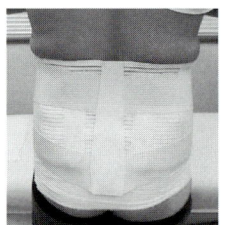

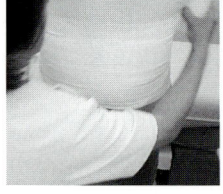

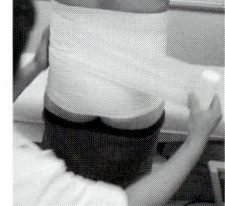

③１本目完成（前側）　④さらに２本目のサラシを巻く

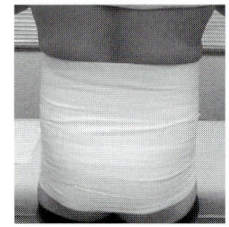

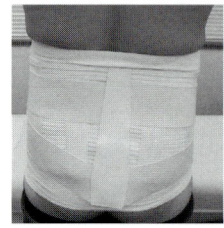

⑤２本目完成　⑥症状がひどい場合は、サラシ２本巻いた上に専用コルセットを装着

### 【治療のポイント】

　強い矯正を行ってはならない。安静を第一とする。ぎっくり腰を繰り返していると次第に骨や軟骨組織が変形し、骨棘や椎間板ヘルニアになり、坐骨神経痛様の痛みやしびれを発症させてしまうので、ぎっくり腰を起こした場合、１〜２カ月間の固定をすることが重要。ひどい場合は３〜４カ月間行う。

　坐骨神経痛症状やヘルニア症状である下肢へのしびれ感のある人は、サラシ包帯固定をすると、かえってしびれ感が増すことがあるが、心配はない。１〜２日間で消えるので、迷わずサラシ固定を続けなければならない。通常は、３日目から逆に楽になり、快方に向う。過剰な衝撃を吸収無害化するために、人工筋肉素材の免震インソールが必要。

### 【治療期間】

　３カ月。

# 慢性腰痛

## 【症状】

「煩わしい痛みが長く続く」「痛くなったり良くなったりを繰り返す」「いろいろな治療をしても完治しない」「治療してもそのときだけですぐ痛む」「いつも腰が重い、だるい」「朝起きるとき痛い」「寝返りをうつとき痛む」「仕事の終る夕方痛む」「中腰になると痛い」「ぎっくり腰ではないが痛みの前に予感がある」「背中が張ってくると腰痛が起こる」といった様々な症状を訴える人たちである。この場合も外反母指、指上げ足などによる免震機能の低下があるので、必ず足裏から診断していかなければならない。

## 【原因】

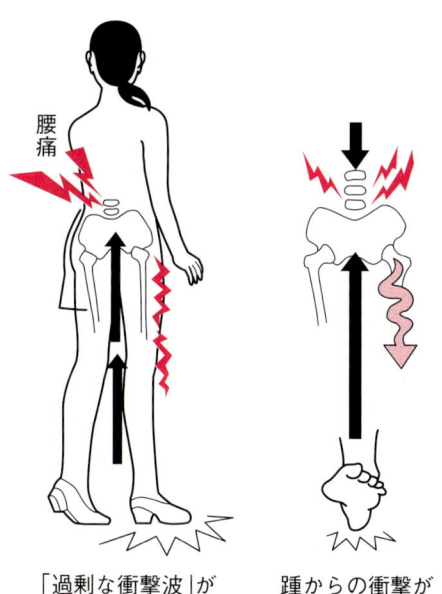

「過剰な衝撃波」が軟骨組織の損傷と腰痛を引き起こす

踵からの衝撃が直接腰に直撃する

すでに腰の歪みである（前・後・左・右・上下）のいずれかの「構造学的歪み」が進行していると判断する。この歪みに足裏の不安定、つまり免震機能の低下によって発生する過剰な衝撃波やねじれ波、つまり「過労学的損傷」が長年繰り返された結果なのである。免震機能の低下から発生する過剰な衝撃波やねじれ波は時間経過と共にその破壊のエネルギーが増していくということを計算しなければならない。つまり、「構造学的歪み」と過剰な衝撃とねじれ「過労学的損傷」が反復されてしまう仕事やスポーツ、日常の生活などの「環境学的条件」が加わり、慢性腰痛となっているのである。よって3つの根本原因を同時に改善する事が根本治療であり、治療医学の原則なのである。

## 【8方向の診断目安】

8方向の診断で患部のアンバランスと損傷度を知る

○「①～⑤までのアンバランス」 30%
（前・後・左・右・上下の「構造学的歪み」のいずれか）

○「⑥⑦衝撃やねじれのアンバランス」 40%
（足裏の不安定が介達外力となる、過剰な衝撃波やねじれ波による「過労学的損傷」）

○「⑧患部環境のアンバランス」 30%
（片寄った姿勢や仕事・スポーツなどで、「構造学的歪み」や「過労学的損傷」が反復される「環境学的条件」）

## 【固定の方法】

損傷部位とその固定法

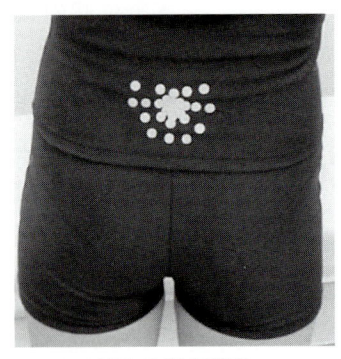

痛みの出る箇所

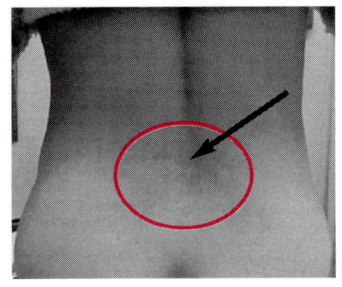

症例

　生活環境条件を整え、負担度（破壊力）より安静度（回復力）が上回る適量の固定を３カ月間施すことで患部の硬縮筋や腱を弛緩させる。または、損傷した軟部組織や骨組織を安静に保つことで患部の環境条件の回復を図り、自然治癒力を発揮させる。なお、症状がひどい場合は３～４カ月間の固定が必要。

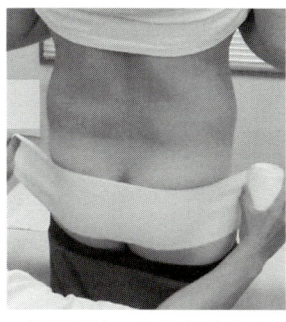

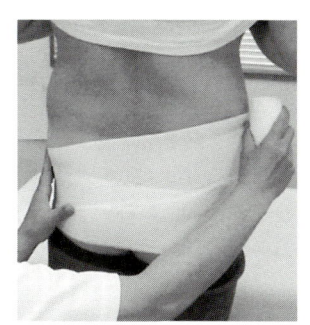

①股関節から巻き始める　②スジカイ巻きで骨盤全体を固定

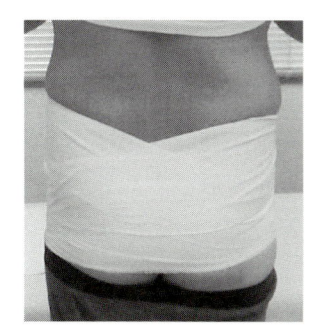

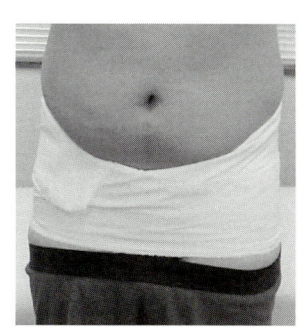

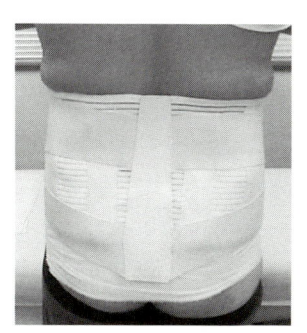

③完成（後側）　④完成（前側）　⑤症状がひどい場合は、サラシの上に専用コルセットを巻く

### 【治療のポイント】

　カイロプラクティックは効果的であるが、これだけに頼ってはならない。

　慢性腰痛の人は固定が不足、甘い、もしくは固定をしない治療が治らない原因となっているため、3ヵ月の固定を試みる。快方に向かわない場合は、勇気をもって固定と期間を増していく。この加算していく考え方が重要。

### 【治療期間】

　3ヵ月。

## 朝方に足がつる

**【症状】**

　朝方に足がつることが多くあり、寝返りをうったり、伸びなどをしてほんの少し力を入れただけですぐつってしまい、ひどい場合には肉離れを起こすことがある。

**【原因】**

　原因は腰椎が変形しているためである。普段から本人も気付かないうちに、(前・後・左・右・上下)の「構造学的歪み」に足裏からの過剰な衝撃波やねじれ波が介達外力となる「過労学的損傷」となって、痛みは感じていなくても、すでに歪みや変形を起こしている。腰椎に歪みや変形があると、骨棘や椎間板が坐骨神経を圧迫し続け、普段から脚の筋肉が疲労し、緊張して熱（エネルギー）を消耗させないように防御しているのである。だから、これにわずかな力が加わる「環境学的条件」で筋肉は防御反応を起こし、急激に収縮させ、これ以上熱が逃げるのを防ぐ。これが、足がつる原因だったのである。

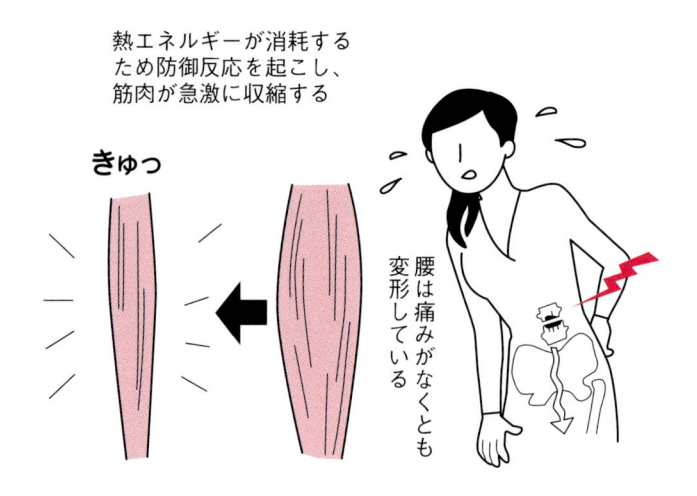

熱エネルギーが消耗するため防御反応を起こし、筋肉が急激に収縮する

きゅっ

腰は痛みがなくとも変形している

### 【8方向の診断法】

8方向の診断で患部のアンバランスと損傷度を知る

○「①〜⑤までのアンバランス」 40%
（前・後・左・右・上下の「構造学的歪み」）

○「⑥⑦衝撃とねじれのアンバランス」 40%
（足裏の不安定が介達外力となる、過剰な衝撃波やねじれ波による「過労学的損傷」）

○「⑧患部環境のアンバランス」 20%
（わずかな力や身体が冷えるなどで、「構造学的歪み」や「過労学的損傷」が反復される「環境学的条件」）

### 【固定の方法】

損傷部位とその固定法

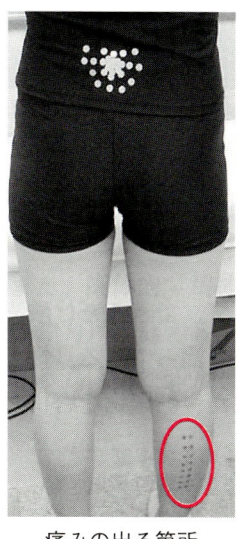

痛みの出る箇所

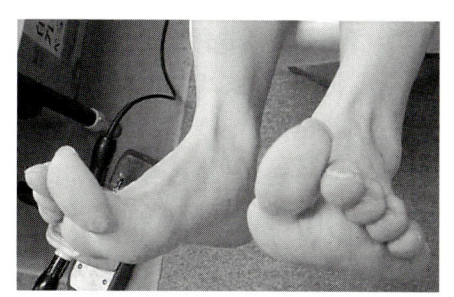

症例（指が反っているため、重心が踵移動しクッション作用の低下により腰椎を損傷させ、坐骨神経を圧迫）

　生活環境条件を整え、負担度（破壊力）より安静度（回復力）が上回る適量の固定を1〜2カ月間施すことで患部の硬縮筋や腱を弛緩させる。または、損傷した軟部組織や骨組織を安静に保つことで患部の環境条件の回復を図り、自然治癒力を発揮させる。なお、肉離れ・下腿三頭筋の断裂を起こした場合は、下腿部に3裂のサラシ包帯1本と弾性包帯1本を2カ月間巻く。

### 【8方向の診断目安】

8方向の診断で患部のアンバランスと損傷度を知る

○「②後のアンバランス」 80%
（重心が後方移動した「構造学的歪み」）
○「⑥⑦衝撃とねじれのアンバランス」 10%
（過剰な衝撃波やねじれ波が繰り返される「過労学的損傷」）
○「⑧患部環境のアンバランス」 10%
（片寄った日常生活や仕事等で「構造学的歪み」や「過労学的損傷」が反復される「環境学的条件」）

### 【固定の方法】

損傷部位とその固定法

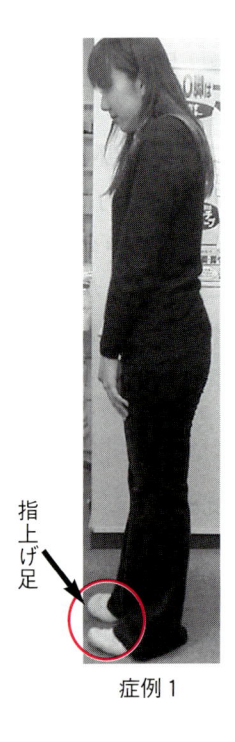

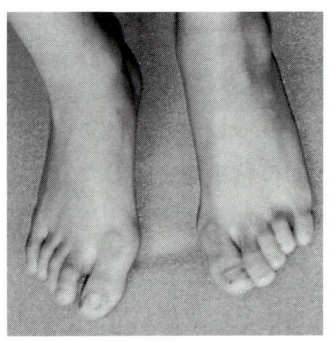

症例2（指上げ足は重心が踵移動。後方に倒れる危険性が増すので背中を丸くする）

指上げ足

症例1

施術を4～6カ月間施すことで、背部の硬縮筋や腱を弛緩させる。または、軟部組織や骨組織を安静に保つことで背部の環境条件の回復を図り自然治癒力を発揮させる。猫背の場合は、血行の回復とカイロプラクティックを施し足裏バランステーピングで正しい歩行を促す、という施術法と同時に片寄った日常生活や仕事などの生活環境条件の回復を図り、自然治癒力を発揮させる。

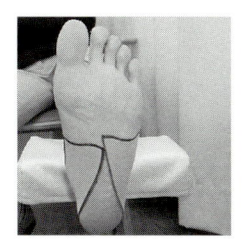

①踵テープ 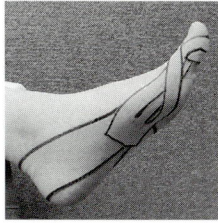　②母指テープ 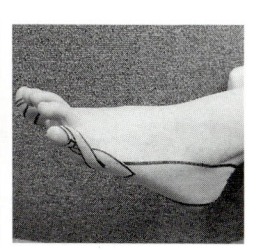　③小指テープ

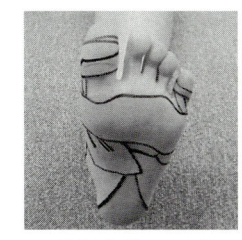

④足裏横テープ 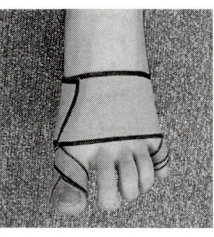　⑤基本テープ（中足関節の補強） 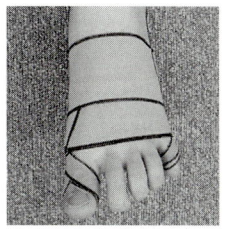　⑥補強テープ（リスフラン関節の補強） 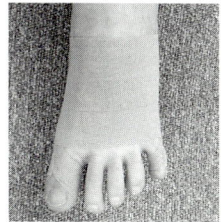　⑦完成

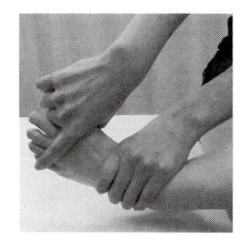

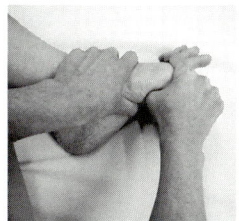

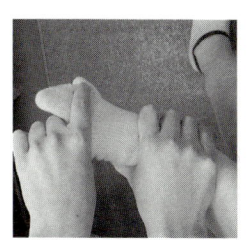

さらに、グーパーリハビリ運動を毎日片足5分ずつ行う。テーピング靴下を履いて行うのも効果的

### 【治療のポイント】

　足指の屈曲運動可動域の拡大（グーパーリハビリ運動）で足指に力が入り、踏ん張って歩けるようにする。足裏バランステーピング法、歩行矯正テーピング靴下で足裏から重力とのバランスを整える。

　腕立て伏せで胸鎖乳突筋・僧帽筋・大胸筋・腹筋を発達させ姿勢を起こす。猫背の原因を患者に対し、足裏のバランスから力学的に理解させると本人が自然と防御するようになる。子どもの場合は、その都度背中をタッチするなど条件反射で姿勢を整える。

### 【治療期間】

　6カ月。

# 第13章
## 自律神経失調症と固定による施術法

### 自律神経失調症の原因と外的な施術法

**【症状】**

頸の直接的な痛みのほか、頸の疲労感やだるさ・肩こり・頭痛・めまい・メニエール氏病・精神疲労・不眠・眼精疲労・高血圧・低血圧・不整脈・眼圧異常・男女の更年期障害・ED・うつ病・発汗・手足の多汗・顔のほてりやのぼせ・パニック症・イライラ・ストレス・著しい冷え性・低体温・喉に何か詰まっているような感じがあり物を飲みにくい、などの症状が挙げられるが、自律神経失調症は医学的には明確な定義づけがない。

**【原因】**

足の異常、足裏の不安定が原因。外反母指や指上げ足などで足裏が不安定になると重心が踵に移動してしまい、歩行時に身体に有害となる「過剰な衝撃波やねじれ波」を身体の最上部にあたる頸椎に繰り返し伝えた結果、脊柱管を変形させてしまったことが原因である。頭蓋骨と頸椎の接続部を圧迫し続けると、次第に変形や破壊が起こってくる。この変形や破壊により脊髄神経が圧迫され、中からは髄液が漏れ出す。そしてまた、周りからはカルシウムが流れ出て軟骨の肥厚や骨棘が起こり、接続部にある神経根を圧迫するのである。頭蓋骨と頸椎との接続部には自律神経が集中し、なかでも副交感神経が圧迫されやすくなる。圧迫された神経は伝達不良に陥り、ホルモンの調整不良や各器官・臓器が機能低下してしまった結果、自律神経失調症と言われる症状が起こるのであり、それぞれ圧迫された神経部位によってそれぞれの異なった症状となる。老若男女に関わらず発生するが、足の異常が多い女性に多く発症している。逆に自律神経失調症と診断される患者の95％に足裏の異常を見つけることができる。このことからも足裏の不安定が頸椎を変形させ、変形により軟骨が脊柱管を通る脊髄神経を圧迫し、中からは髄液が流れ出し、接続部にある自律神経の働きが

# 第13章　自律神経失調症と固定による施術法

異常を起こした結果が自律神経失調症といえるのではなかろうか。

### 【8方向の診断目安】

○「①～⑤のアンバランス」　30％
（①～⑤までの頚椎の「構造学的歪み」のいずれか）
○「⑥⑦衝撃とねじれのアンバランス」　40％
（外反母指・指上げ足による過剰な衝撃波とねじれ波による「過労学的損傷」）
○「⑧患部環境のアンバランス」　30％
（日常生活の中で「構造学的歪み」や「過労学的損傷」が繰り返される「環境学的条件」）

### 【施術法の手順】

**8方向の診断で患部の損傷度を知る**

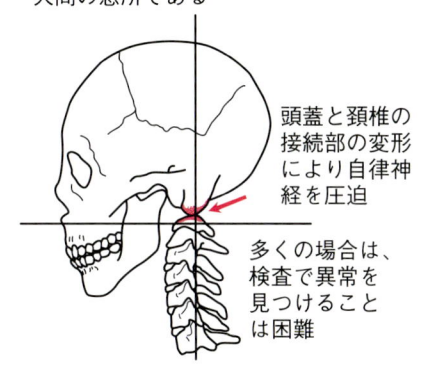

頭蓋と頚椎の接続部は最も弱く、人間の急所である

頭蓋と頚椎の接続部の変形により自律神経を圧迫

多くの場合は、検査で異常を見つけることは困難

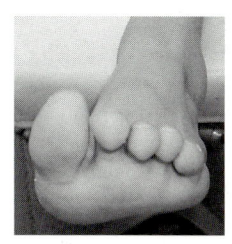

症例（指上げ足）

3点歩行は重心が正常

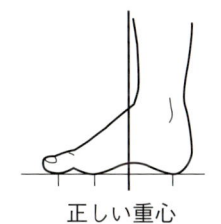

重心の踵移動は足裏が不安定となり、頚椎を変形させる

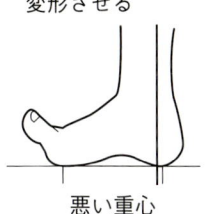

正しい重心　　悪い重心

　負担度（破壊力）より安静度（回復力）が上回る頚椎への適量の固定とは、「頚椎コルセット」を指し、これを4～6カ月間施すことで、患部の硬縮筋や腱を弛緩させる。または、損傷した軟部組織や骨組織を安静に保つことで患部の環境条件の回復を図り過剰仮骨の吸収と共に自然治癒力を発揮させる。症状が著しい場合は、1～1年半の固定が必要。なお、内面からはビタミン・ミネラルを中心にそれぞれの症状にあった栄養療法を行う。

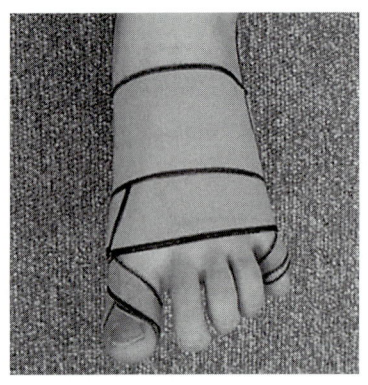

足裏バランステーピング法　　　頚椎コルセット

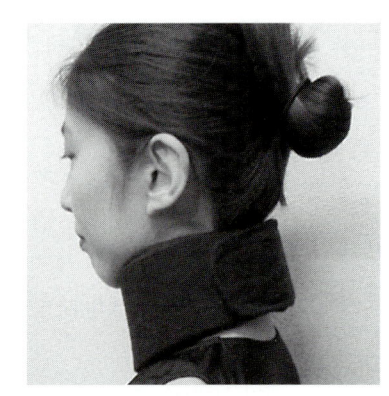

**【治療のポイント】**

　副交感神経の圧迫による興奮は、心拍数の減少・低血圧・不整脈・喘息発作などがある（低血圧か高血圧どちらかになる場合が多い）。

　男性の更年期障害・うつ病には、自律神経失調に伴う甲状腺疾患が隠れている場合が多いので注意する。また自律神経失調に伴い、血圧の調整が片寄り脳内出血や脳梗塞・心筋梗塞を引き起こす危険性もある。半身不随で生き残った者の足を調査すると、男女とも70％の割合で足に異常があった。男性では指上げ足、女性では外反母指である。

## 神経不調に固定が必要な理由

　ここでいう神経不調とは主に自律神経失調症状を指しているが、坐骨神経痛症状を始めほとんどの神経症状の根本療法として固定が必要なのである。自律神経失調症状と頚椎損傷の因果関係について説明する。

　まず、足裏にその共通点を見つけることができる。足裏の異常である外反母指や指上げ足（浮き指）・偏平足・ハイアーチ足・外反足・内反足のある人は、無意識のうちに指上げ歩きをし、足裏が不安定になる。足裏が不安定になると、頚椎上部に次の３つのストレスが発生する。

　●第１に、足裏が不安定になると、第５章「足と健康との基礎理論」の中で「積木の一段目の原理」（p.62）で説明したように、その最上部にあたる第１頚椎（頭蓋骨と頚椎との接続部）が足裏の不安定を補おうとして「構造学的歪み」が起こる。

- ●第2に、その歪んだところに「地面の縦揺れ・横揺れの原理」(p.63) で説明したように、歩行時に過剰な衝撃波とねじれ波が発生し、これを第1頚椎に介達外力として伝えてしまい、「過労学的損傷」が起こる。
- ●第3に、運動能力や歩行能力の衰えと共に「竹馬の原理」(p.63) で説明したように、日常生活やスポーツなどの「環境学的条件」の中で、「構造学的歪み」や「過労学的損傷」を反復させて第1頚椎へ伝えてしまう。

このようなメカニズムで、足裏の異常つまり不安定があると第1頚椎とその上部にあたる頭蓋骨との接続部を圧迫し続け、次第に変形や破壊、微細な疲労骨折を起こしてしまうのである。変形や破壊、微細な疲労骨折が起こると、主に第1頚椎周辺から液状のカルシウムが流れ出てX線やMRIなどの画像診断では見つけられない、または写らない軟骨の肥厚や骨棘が起こってくる。石灰化が進むと、医学的には「後縦靭帯骨化症」と呼ばれる症状になる。また疲労骨折やひび割れを起こした場合は、中からは脳室やクモ膜下腔を満たしている骨髄液が流れ出し、髄液の絶対量が減少するため自律神経失調状態である、頭痛・肩こり・めまい・吐き気・著しい疲労感などが出る。医学的には、これを「低髄液圧症候群」と呼んでいる。この髄液の漏れは、スポーツや軽微な外傷でも起こってくるが多くの場合、歩行時における足裏からの「過剰な衝撃波」なのである。また、軽微な外傷でも起こるとされているがこれは既に90%の過労性の損傷が蓄積されていて残りの10%が軽微な外傷となっているのである。

頚椎と頭蓋骨の接続部には、自律神経が集中し中でも副交換神経がカルシウム液や髄液で圧迫されやすくなる。圧迫された神経は、伝達不良に陥り各器官や臓器の中立を保つ働き、または効率的な調和を保つためのホルモン伝達物質の偏りが起こってしまうのである。車で例えると、ギアがニュートラル（中立）の状態を指し、人間ではホルモンのバランスの変化によってギアが後進（機能低下）に入ったり、前進（機能亢進）に入ったりして身体を安全に、そして健康に導くようになっている。頚椎と頭蓋骨の接続部に異常があると、このギアが壊れ、その結果、健康状態であるニュートラル（中立）を保てず、どちらかに片寄ってしまうため、その先にある器官や臓器が機能低下したり、逆に機能亢進になり病気が起こっている。したがって、自律神経失調症状には機能低下あるいは、機能亢進の片寄った症状がみられるのである。その代表的なのが自律神経失調症状なのだ。

ニュートラル（中立）を保てず片寄ったために発生する、自律神経失調症状としては、首の疲労感やだるさ、肩こり・頭痛・めまいから始まり、（高血圧・低血圧）・（躁・鬱病）・（甲状腺の機能低下・亢進）・（ほてり・冷え性）・

（頻脈・徐脈などの不整脈）・（のぼせ・貧血）・（便秘・下痢）・（過食症・拒食症）・（低体温・高体温）・（不眠症・眠り病）・（肥満症・痩せ症）・（多汗症・無汗症）に分けられる。この他、メニエール氏病・パニック症・更年期障害・ED・パーキンソンなど数多くの症状がある。中には喉に何か詰まっているような感じがあると訴える人もいる。

　病的疾患としては、糖尿病や腎機能低下・肝機能低下、さらに脳内出血や脳梗塞・心筋梗塞・中性脂肪の異常・高脂血症・痛風などの大きな要因になっている。

　このように、「足裏の異常と病気との関係」を極端な考え、飛躍的な考えと思いがちであるが、ただ研究や統計的裏づけを取った人がいないため、報告されておらず認識が不足しているだけである。

　負傷の瞬間を特定できない亜急性や慢性・神経不調の人たちの足に、外反母指や指上げ足などの異常を90％の割合で見つけることができる。

　治療法としては、第1にカイロプラクティックに加え、足裏のバランスをテーピングで整え、頚椎を安定させる。

　第2に、血行の改善の他、靴の中には人工筋肉素材の免震インソールを入れ、「過剰な衝撃波とねじれ波」の吸収無害化を図る。

　第3に、最も重要な治療法として、頚椎コルセットを用いて固定を図る。頚椎への損傷度（破壊力）より安静度（治癒力）が上回るための固定を施すことにより、過剰仮骨の吸収と付加骨の添加という自然治癒力の原則に従う。固定は症状によってその判断をするが、固定が最も有効な手段であることは、固定学で説明した通りであり、これが自律神経失調症に固定が必要な理由である。

巻末付録

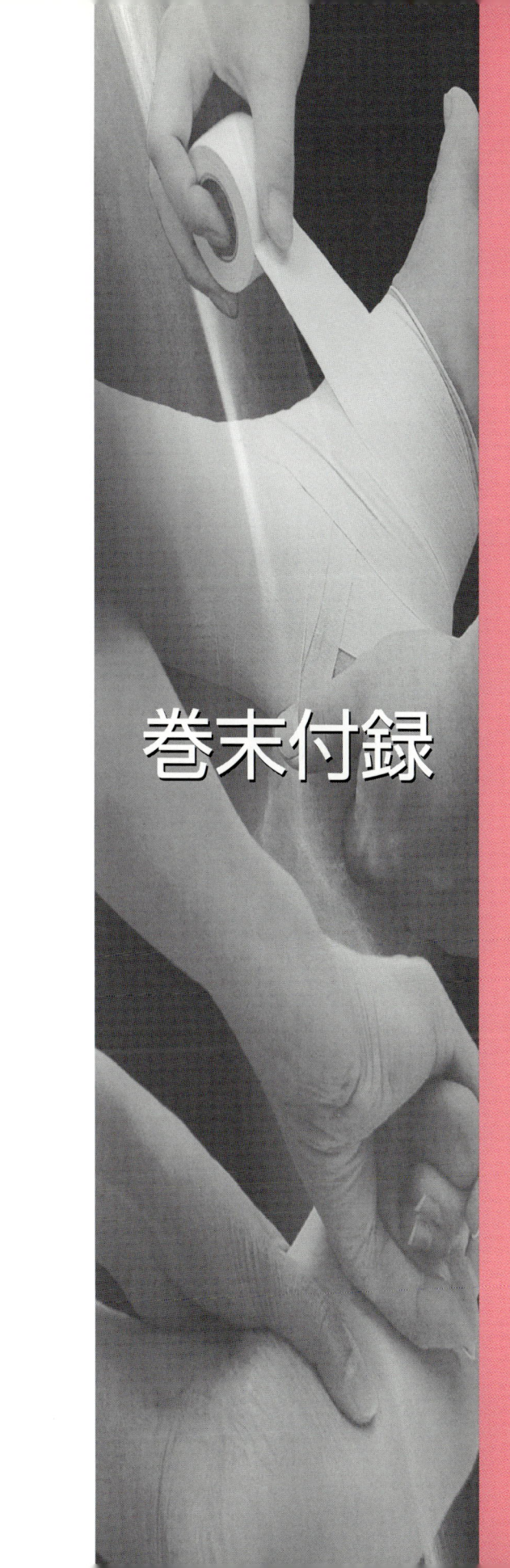

## 痛みを伴わない場合の外反母指テーピング法手順

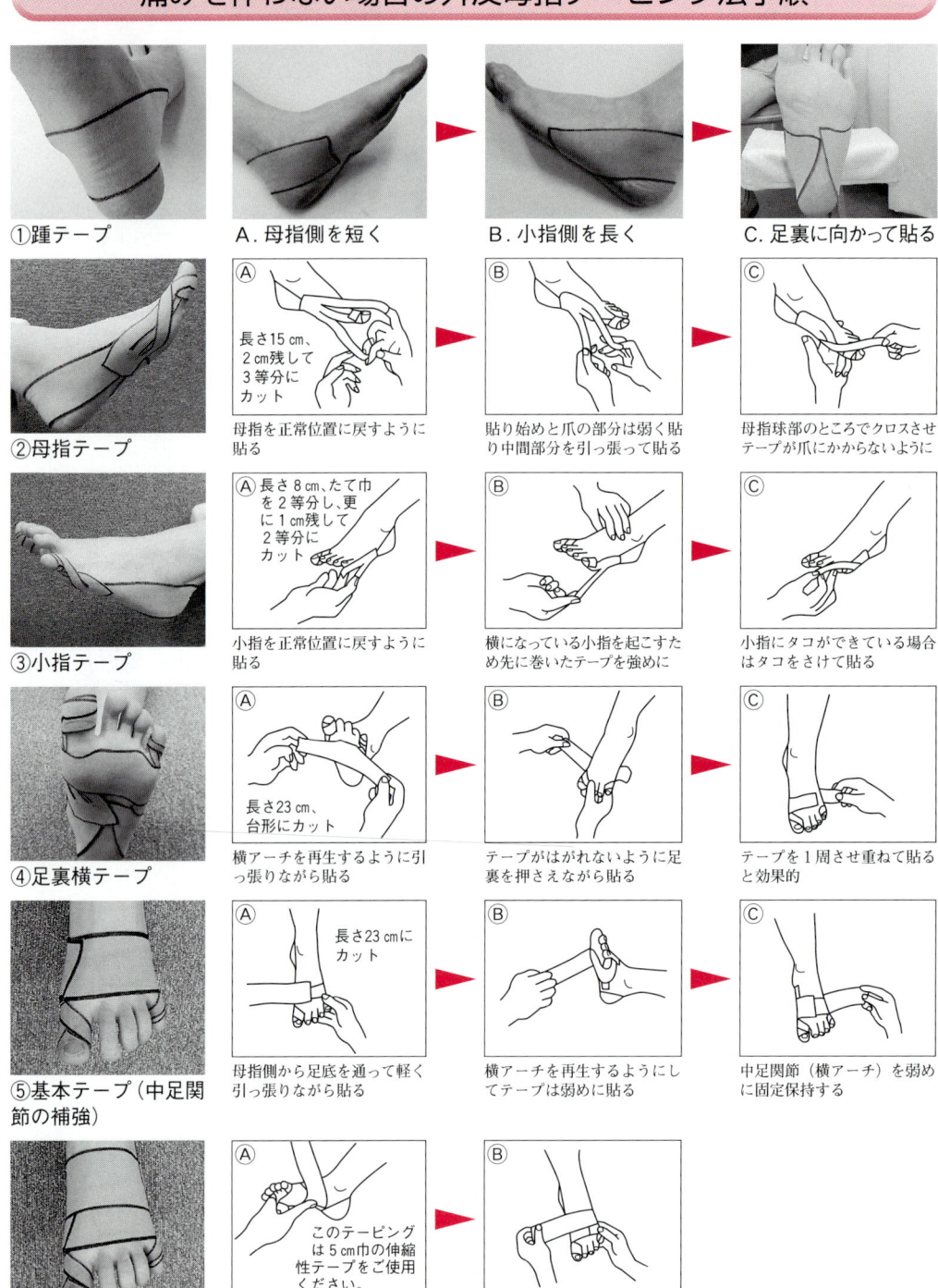

**①踵テープ**
- A. 母指側を短く
- B. 小指側を長く
- C. 足裏に向かって貼る

**②母指テープ**
- Ⓐ 長さ15cm、2cm残して3等分にカット
  母指を正常位置に戻すように貼る
- Ⓑ 貼り始めと爪の部分は弱く貼り中間部分を引っ張って貼る
- Ⓒ 母指球部のところでクロスさせテープが爪にかからないように

**③小指テープ**
- Ⓐ 長さ8cm、たて巾を2等分し、更に1cm残して2等分にカット
  小指を正常位置に戻すように貼る
- Ⓑ 横になっている小指を起こすため先に巻いたテープを強めに
- Ⓒ 小指にタコができている場合はタコをさけて貼る

**④足裏横テープ**
- Ⓐ 長さ23cm、台形にカット
  横アーチを再生するように引っ張りながら貼る
- Ⓑ テープがはがれないように足裏を押さえながら貼る
- Ⓒ テープを1周させ重ねて貼ると効果的

**⑤基本テープ（中足関節の補強）**
- Ⓐ 長さ23cmにカット
  母指側から足底を通って軽く引っ張りながら貼る
- Ⓑ 横アーチを再生するようにしてテープは弱めに貼る
- Ⓒ 中足関節（横アーチ）を弱めに固定保持する

**⑥補強テープ（リスフラン関節の補）／完成**
- Ⓐ このテーピングは5cm巾の伸縮性テープをご使用ください。
  第5中足骨部から貼り始め、その部分で重なるように貼る
- Ⓑ 基本アーチに3分の1重ね甲側にずらして貼る

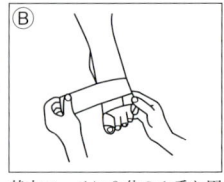

## 痛みを伴う場合の外反母指テーピング法手順

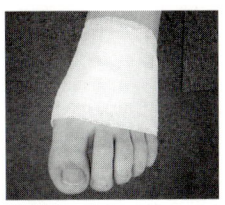

①踵テープ
5裂包帯を5回くらい巻く

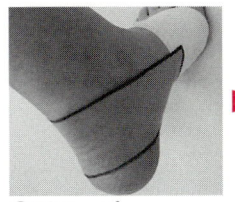

①踵テープ

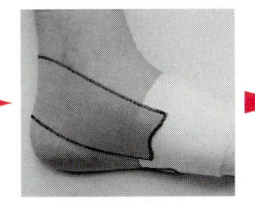

A. 母指側を短く

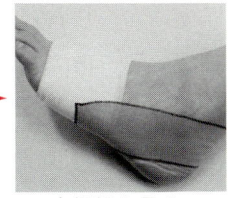

B. 小指側を長く

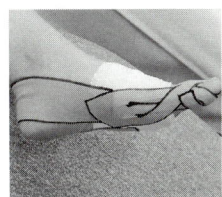

②母指テープ

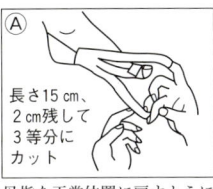

Ⓐ 長さ15cm、2cm残して3等分にカット
母指を正常位置に戻すように貼る

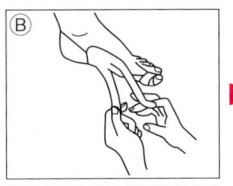

Ⓑ 貼り始めと爪の部分は弱く貼り中間部分を引っ張って貼る

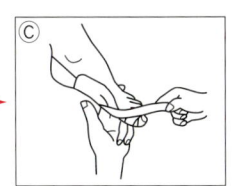

Ⓒ 母指球部のところでクロスさせテープが爪にかからないように

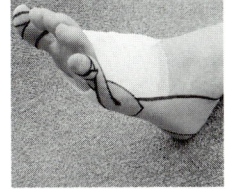

③小指テープ

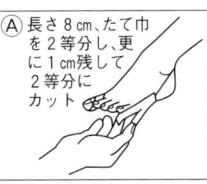

Ⓐ 長さ8cm、たて巾を2等分し、更に1cm残して2等分にカット
小指を正常位置に戻すように貼る

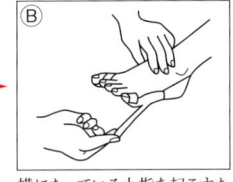

Ⓑ 横になっている小指を起こすため先に巻いたテープを強めに

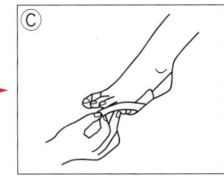

Ⓒ 小指にタコができている場合はタコをさけて貼る

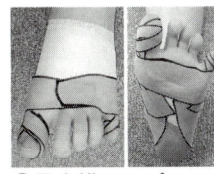

④足裏横テープ
（上下から見た様子）

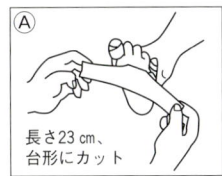

Ⓐ 長さ23cm、台形にカット
横アーチを再生するように引っ張りながら貼る

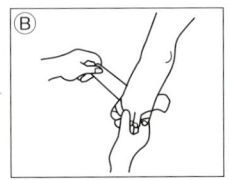

Ⓑ テープがはがれないように足裏を押さえながら貼る

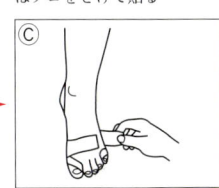

Ⓒ テープを1周させ重ねて貼ると効果的

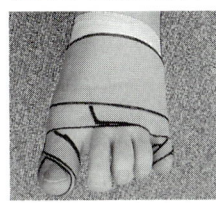

⑤基本テープ（中足関節の補強）

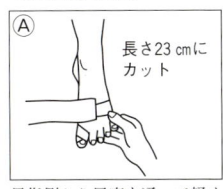

Ⓐ 長さ23cmにカット
母指側から足底を通って軽く引っ張りながら貼る

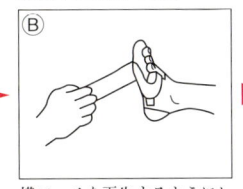

Ⓑ 横アーチを再生するようにしてテープは弱めに貼る

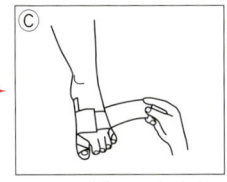

Ⓒ 中足関節（横アーチ）を弱めに固定保持する

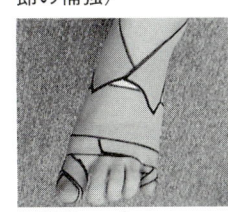

⑥踵テープ
足首から甲側へ貼る

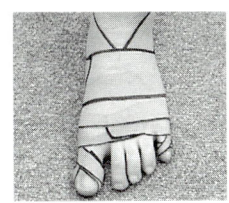

⑦補強テープ
（リスフラン関節の補強）

## カサハラ式グーパーリハビリ運動

　グーパーリハビリ運動は、足指の屈曲運動可動域の拡大を促すことで本来の機能を取り戻し、足指に力が入り踏ん張って歩けるようにすることが目的である。

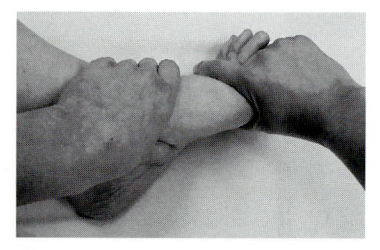

①手の示指を伸ばし、母指と残りの3本で足の母指を握る

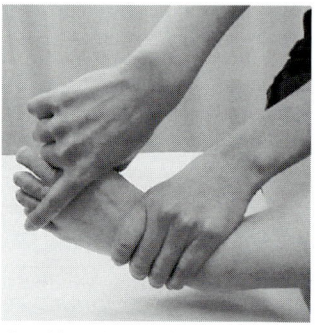

②反対の手で足首が動かないようにしっかり押さえる

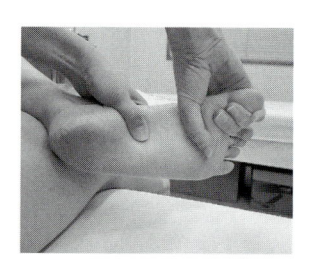

③足指を握る方の手の母指を、足の母指球の後ろに当てる

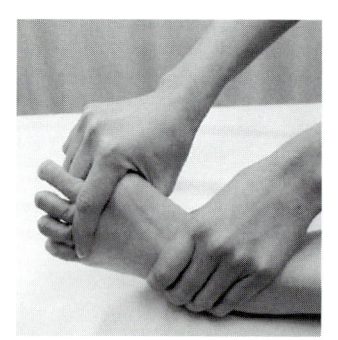

④反対の手はリスフラン関節を押さえる

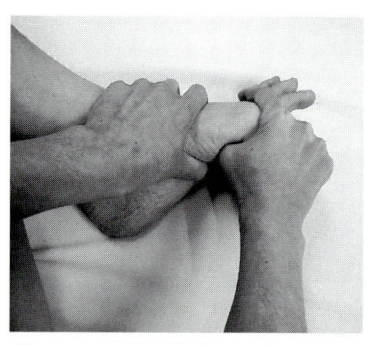

⑤テコの原理で曲げる、グーの運動

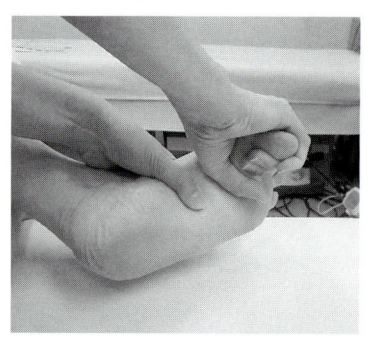

⑥左右に母指を回す、パーの運動

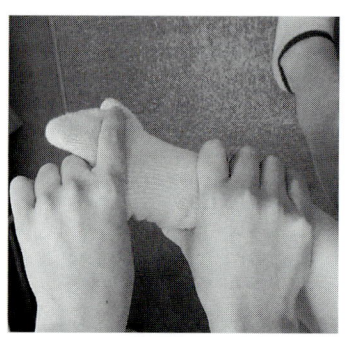

⑦テーピング靴下を履いて行うのも効果的

巻末付録 289

## カサハラ式バランステクニック

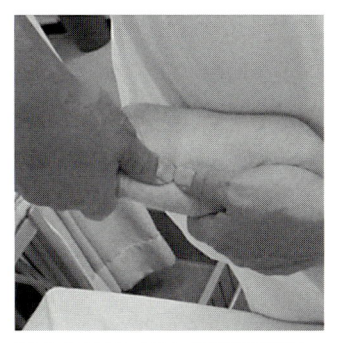

①左右リスフラン関節の整復

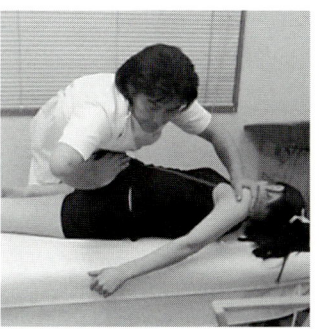

②左上の骨盤矯正

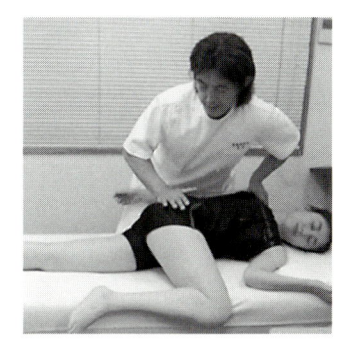

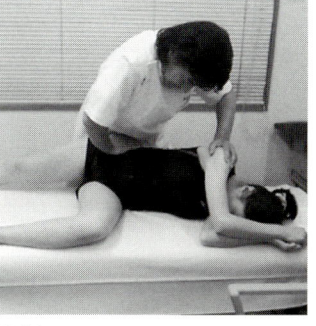

③右上の骨盤矯正

④頚椎の矯正

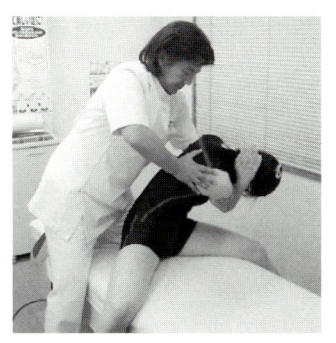

⑤脊椎右捻転矯正

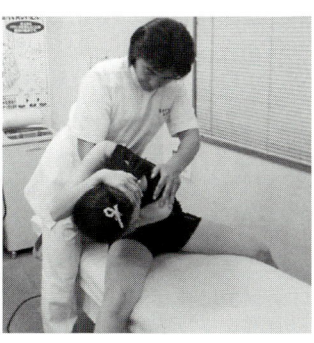

⑥脊椎左捻転矯正

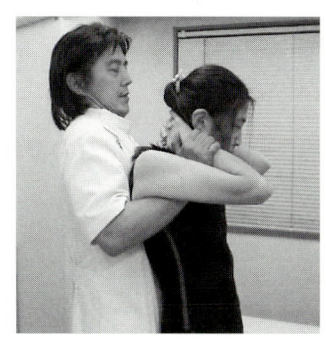

⑦背筋を伸ばす矯正

## カサハラ式腰痛体操

### 1.「背伸ばし運動」前後の歪みを取り戻す

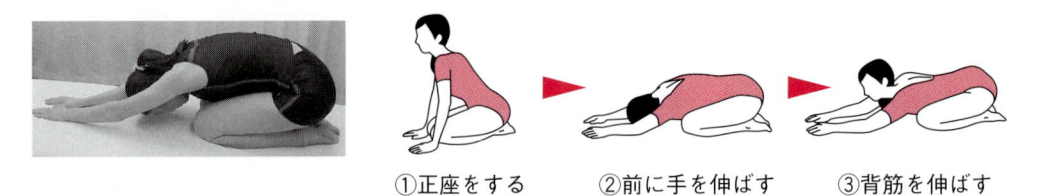

①正座をする　②前に手を伸ばす　③背筋を伸ばす

　動物が本能的に行う自然矯正法。この姿勢で伸びをする。骨盤の上に腰椎がバランスよく乗ってきて、次の行動に備えられる。どんなひどい痛みでもこの姿勢だけはできる。正座してから手を前方に出し、胸が床につくようにしていく。朝晩布団の中で2～3分行う。

### 2.「腰かかえ運動」反りすぎた腰椎を正常に戻す

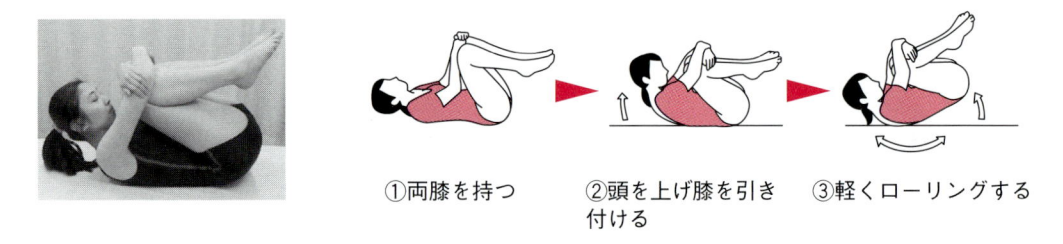

①両膝を持つ　②頭を上げ膝を引き付ける　③軽くローリングする

　反りすぎている腰椎を腹圧を高めることにより、正常位置に押し戻すことができる。両膝をしっかり抱え込み、ぐっと引きつけ2～3分耐える。この動作は必ず行う。即効性があるため痛い時は随時に行う。

### 3.「捻転運動」左右の歪みを取り戻す

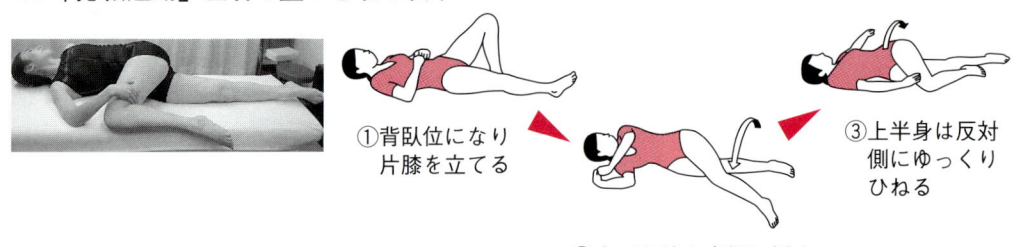

①背臥位になり片膝を立てる　②立てた膝を内側に倒す　③上半身は反対側にゆっくりひねる

　骨盤とその上に乗る上半身の片寄りと左右のねじれを戻し、骨盤・腰椎・胸椎の調整ができる。背臥位の状態で膝を立て内側に倒し、上半身と下半身を相反する方向へひねる。左右交互に繰り返すとよい。